刘茂才医论医案精粹

刘茂才全国名中医传承工作室系列丛书

主审　刘茂才

主编　卢　明　刘晓俊　华　荣

全国百佳图书出版单位

中国中医药出版社

·北 京·

图书在版编目（CIP）数据

刘茂才医论医案精粹 / 卢明，刘晓俊，华荣主编 . —北京：
中国中医药出版社，2023.9
（刘茂才全国名中医传承工作室系列丛书）
ISBN 978-7-5132-8237-6

Ⅰ . ①刘⋯　Ⅱ . ①卢⋯　②刘⋯　③华⋯　Ⅲ . ①脑病—
中医临床—经验—中国—现代　Ⅳ . ① R277.72

中国国家版本馆 CIP 数据核字（2023）第 122196 号

中国中医药出版社出版

北京经济技术开发区科创十三街 31 号院二区 8 号楼
邮政编码　100176
传真　010-64405721
河北联合印务有限公司印刷
各地新华书店经销

开本 710×1000　1/16　印张 17.75　字数 279 千字
2023 年 9 月第 1 版　2023 年 9 月第 1 次印刷
书号　ISBN 978 – 7 – 5132 – 8237 – 6

定价　68.00 元
网址　www.cptcm.com

服 务 热 线　010-64405510
购 书 热 线　010-89535836
维 权 打 假　010-64405753

微信服务号　**zgzyycbs**
微商城网址　**https://kdt.im/LIdUGr**
官 方 微 博　**http://e.weibo.com/cptcm**
天猫旗舰店网址　**https://zgzyycbs.tmall.com**

前　言

　　中医药学源远流长，博大精深，是中华民族智慧的结晶。习近平总书记指出："中医药学是中国古代科学的瑰宝，也是打开中华文明宝库的钥匙。"中医药学有着系统整体的哲学思想，内涵深厚的基础理论，行之有效的辨治方法，丰富多样的干预手段，为中华民族繁衍生息做出了巨大贡献。当前，党和政府高度重视中医药工作，特别是党的十八大以来，以习近平同志为核心的党中央把中医药工作摆在更加突出的位置，中医药改革发展取得显著成绩。"传承精华，守正创新"，继承是发展的前提和基础，"传承不足、创新不够、作用发挥不充分"是目前中医药发展建设的薄弱环节。因此，准确把握中医药的发展精髓和深刻内涵，继承其宝贵知识和经验，并使其不断发扬光大，是我们的重要使命和共同责任。全国名中医是当代名老中医药专家的杰出代表，昭显了当前中医临床诊疗和学科发展的前沿水平，其学术思想和临证经验是中医药学的宝贵财富，系统整理、深入挖掘、全面总结他们的学术精华，对推动中医药事业发展起着至关重要的作用。

　　刘茂才，首届全国名中医，广东兴宁人，教授，博士生导师，博士后合作指导老师，全国名中医，全国老中医药专家学术经验继承指导老师，享受国务院政府特殊津贴，享有"广东省卫生系统白求恩式先进工作者"、中华中医药学会成就奖、世界中医药学会联合会"中医药国际贡献奖"、中华中医药学会脑病分会终身名誉主任委员等称号和荣誉。1957年，风华正茂的刘茂才（以下称"刘老师"）进入广州中医学院（现广州中医药大学）医疗系学习，毕业后以优异的成绩进入广东省中医院工作。初到内科工作的刘老师发现，危重区有很多罹患中风的患者，他们病情危重，病死率及残疾率很高，各种后遗症给患者家庭和生活带来沉重的负担。见此情此景，刘老师生悲悯之心，立志一定要利用好中医中药，将这些患者从病痛的折磨中解救出来。打铁还需自身硬，除了在院内跟师广东省名中医林夏泉老师不断提高中医药临床诊治能力外，他从临床中深刻认识和体会到，西医知识对临床疑难病症的诊治及危重症救治的重要性。随后刘老师在中山医学院进修了内科和神经专科。1979年，在医院领导的支持下，他带头创建了广东省中医院脑病科，并全面积极开展中医脑病的临床和科研工作。1996年，他主持承担了国家"九五"攻关"高血压性中大量脑出血血肿清除术和中医药治疗的研究"课题，实现了医院及广州中医药大学获得国家科技攻关课题的零突破。该课题多中心研究结果，证明了中西医结合在救治中大量脑出血方面的优势，被科技部等四部委评为唯一的中医临床"优秀科技成果"，并获中华中医药学会科学技术进步一等奖。刘老师随后继续带领、指导研究团队，主持国家"十五""十一五"攻关中风病多中心课题研究，连续在中医药防治中风病领域取得多项重要临床循证依据。

刘老师在六十余年的从医生涯中，精勤不倦，屡起沉疴，积累了非常丰富的临床经验，形成了独树一帜的诊疗特色，尤其是在诊治中风、癫痫、头痛、痿证、痴呆等方面疗效显著，享誉四海。诊务之余，刘老师十分注重对中医经典的学习与研究，并将其密切与临床实际相结合，解决临床疑难问题。他根据《灵枢·邪气脏腑病形》之"邪之中人，或中于阴，或中于阳"，《素问·阴阳应象大论》中"善诊者，察色按脉，先别阴阳"，以及《素问·风论》中"风之伤人也，或为寒热，或为热中，或为寒中"等理论，结合孙思邈之"欲用方者，先定其冷热，乃可检方"等思想，创立了中风病"阴阳为纲、类证辨治"的诊疗体系，建立了中风病"清热、平肝、益气、通脉、破瘀、涤痰、通腑、醒神"的辨治原则，指导中风病临床路径实践，降低了中风病的病死率，减轻致残程度，缩短了住院时间和节省了平均住院费用。数十年的临床淬炼，刘老师不断总结和提高，其研制的"益脑康胶囊""益脑脉胶囊""通腑醒神胶囊""益脑安胶囊""复方北芪口服液""益气养心安神口服液"等中成药制剂，用于中风、癫痫、头痛、眩晕、失眠等病证的防治，获得良好的临床疗效。数十年来，他极其重视"脑为元神之府"的理论，主张创立新的中医脑病学，构建完整的中医脑髓理论体系，解决临床证治中的难题，是中医脑病学科著名的开拓者和奠基人之一。

2013年，在国家中医药管理局的批准下，广东省中医院成立了"刘茂才全国名老中医传承工作室"。为了更加深入地发掘中医药这一伟大宝库，更加完善地总结、传承刘老师独特的临证经验、学术思想和治学理念，工作室本着"传承精华，守正创新"的宗旨，将刘老师的研究成果、学术成就、论文著述、医案等进行了收集、整理和编纂，结集为《刘茂才全国名中医传承工作室系列丛书》。除已出版的凸显刘老师"专科专病专治"特色的《脑出血类证论治》，以及真实反映刘老师数十年的中医病证认识、临床思维、临证经验的《刘茂才医论医案精粹》之外，工作室计划陆续编纂《刘茂才赴港从医实录》《刘茂才漫谈中医》《刘茂才方药心解》等；同时，秉承刘老师"博极医源""古为今用"的治学理念，对部分中医古籍进行较为系统的研究和诠释，拟编著博采众方、广集脑病古代方论而成的《诸风纲目》，深入浅出、展现钻研汉唐医学心路历程的《汉唐医学研究札记》等。

总而言之，本丛书一方面全面展示刘老师业医六十余年所取得的成就，也介绍了我辈后学对传承、发扬刘老师医道、医术精华所做的一些工作。在此，由衷感谢中国中医药出版社为传播中医药优秀著作做出的不懈努力，为推动中医事业的传承和发展做出的杰出贡献。期待本丛书的出版，能够给我们伟大的中医药宝库再添加一笔珍贵的财富。

刘茂才全国名中医传承工作室

2023年3月28日

编写说明

首届全国名中医刘茂才老师在六十余年的医疗、教学、科研实践中，衷中参西、融古通今，逐步形成了既全面又有个人特色的学术思想，在中医临床医疗、医学教育和科学研究等诸多领域取得了一定的成果，是当代中医脑病学科最为重要的开拓者和奠基人之一。刘老师自大学毕业后一直战斗在临床一线，深耕中医临床六十余年，在长期的医疗实践中积累了大量的精彩医案，但目前公开发表的仅有数十例，仍有许多包括神经系统疑难病在内的医案有待整理和发表，这对于全面研究其学术思想和临床经验而言，不可不谓是一大憾事。基于以上认知，我们收集了刘老师从医以来亲自撰写的论文讲稿 16 篇以及 1981—2021 年间未发表的医案 100 余例，开展了对其医论、医案的整理与研究工作。在整理编写过程中，我们始终坚持刘老师对于从医的"实事求是"原则，依据中医内科学和现代医学诊断规范对医案进行了系统性的诠次，力求客观、准确、科学地反映出刘老师的学术思想和临床经验，重点彰显刘茂才学术体系中具有特殊性与规律性的事物。

本书分为杏园漫谈、医理探微、临证心悟、医案撷英四章。前三章为医论部分，大多已在出版物上公开发表，此次整理，略有删减及修订，部分为刘老师会议讲稿或早期读书笔记等，内容涉及中医药发展的思考、（脑病）学科建设的构想、临床救治的困惑及思路，以及疑难病症的治疗心得等。不管是什么时期的论文，都充分显示了刘老师所站立的非凡高度及深邃视角，即使从临床医学迅猛发展和天翻地覆变化的今天来看，仍不乏真知灼见，具有非常重要的参考价值。其中许多认识及思考，也展现出刘老师这一代人的成长痕迹，甚至是我国中医、中西医结合临床医学及学科、专科发展的一段历史印记。医案撷英部分共涉及中医病证30种，中风病、头痛、晕眩、痫证、痿证、颤证等脑病相关疑难危重疾患为主的医案比例超过一半，其中充分体现了中医药的整体辨证论治，既展示出刘老师经常强调的"基于内科（脑病），兼顾多学科"的临床诊治思维方式，又可看到其治法用药的全面性和灵活性，是其数十年从事中医及中西医结合临床工作的充分体现。每一案后附有编写者对该案的分析与思考，尝试从学生的角度对老师的辨治思路和用药经验加以总结，供读者参考。

本书受以下项目资助：①国家重点研发计划——基于"道术结合"思路与多元融合方法的名老中医经验传承创新研究（项目编号：2018YFC1704100）第二组：东部地区名老中医学术观点、特色诊疗方法和重大疾病防治经验研究（编号：2018YFC1704102）；②国家中医药管理局"刘茂才全国名中医传承工作室建设项目"、广东省中医药局"刘茂才广东省全国名中医传承工作室项目"。

本书是对刘茂才老师理论体系、辨治思维、用药经验的一次较为全面的总结，为我们日后进一步传承、发扬刘老师的学术思想和临床经验，以及凝练新理论、拓展新用途打下了坚实的研究基础。囿于编者水平所限，内容上存在的不足之处，望各位读者予以批评指正。

编者

2023 年 3 月

目 录

刘茂才医论医案精粹

第一章　杏园漫谈

一、从"脑为元神之府"谈构建中医脑病学的思考

由于历史条件的限制，在藏象学说中，《黄帝内经》（简称《内经》）把"脑"归入"奇恒之腑"行列。而中医对奇恒之腑的认识，基本上仍停留在古代解剖学的认知水平上，奇恒之腑游离于五脏各个子系统之外，其功能的正常与否直接由五脏主控，处于被支配地位。正如有学者指出：脑连属于脏腑的"资格"都不具备，更谈不上将主神明的功能赋予脑。故"脑主神明"纵然能说，必不能行，如王清任《医林改错·脑髓说》开篇即云："灵机记性不在心在脑一段，本不当说。纵然能说，必不能行。"随着现代医学的迅猛发展，诸多中医脑病工作者仍在不断努力寻求构建和完善新的脑病学说，力求贯穿脑主神明之观点。"脑主神明"说古医籍中虽多有提及，今人亦做了诸多努力，发表了大量论述，但远未能形成完整的体系以有效地指导临床，使得中医脑髓理论目前确实滞后于临床需要和现代科学发展的严峻现实。

中医学对"神"极为重视，把神视为生命之本，谓"失神者死，得神者生也"（《灵枢·天年》）。然而，几千年来，人们一直在研究、讨论神及其脏腑所属的问题，即是心神、元神之争，认为神在心者则有"心主神明"论，而"元神"论者则认为"脑为元神之府"。脑在中医学中为奇恒之腑，其病变从五脏六腑之异常辨证。

（一）"脑为元神之府"的渊源

中医有关"脑为元神之府""脑主神明"等的论述较多，《黄庭内景

经·至道章》云："泥丸百节皆有神。"（务成子注："泥丸者，脑之象也。"梁丘子注："脑中丹田，百神之主。"）《素问·脉要精微论》指出："头者，精明之府。"《备急千金要方·灸例》云："头者，身之元首，人神之所注。"李时珍在《本草纲目·木部·第三十四卷》中亦指出"脑为元神之府"，开辟了脑神学说之先河。而更为明确地提出脑主神明，并以详论者为清代王清任，《医林改错·脑髓说》指出"灵机记性不在心在脑一段"，并通过小儿为例说明言语归于脑，以痫证及小儿抽风等例说明精神意识归于脑，王氏将思维、记忆、精神意识、语言及视、听、嗅等感觉功能皆归于脑，并驳斥了"灵机发于心"的传统理论。清末医家张锡纯溯源《内经》，勤求古训，在《医学衷中参西录·人身神明诠》指出："讵知神明在脑之说，吾中华医学早先西人数千百年而发明之，且其所发明者较西人尤为精奥，而于神明之体用，又能详细之鉴别，各得其实际也。"这些认识有待于进一步完善，亦正是建立新的中医脑病学所努力之处。

（二）对中医脑病学的构想

创立新的中医脑病学，完善"脑为元神之府"学说，是发展中医脑病学术的艰巨任务，新的中医脑病学必须建立在古人论述的基础上，要去发掘它，完善它，并非标新立异。在深入研究脑主神明与人体生理病理关系时，不可脱离中医"脑神"的理论，关键在于对脑的生理、病理理论的继续深化、系统和完善，从而形成相对独立的、系统的中医脑病辨证体系。脑为元神之府，元神是人体生命活动的体现，是精神、意识、知觉运动的最高统帅，就其广义而言，元神是指统帅一切功能活动的能力和生命活动的外在象征。

1. 脑以气血阴阳为生理基础：《灵枢·经脉》有"人始生，先成精，精成而脑髓生"，《灵枢·海论》有"脑为髓之海"，《素问·脉要精微论》有"头者，精明之府"等解剖生理的论述；从其功能上认识到"髓海有余，则轻劲多力"（《灵枢·海论》）、"头倾视深，精神将夺"（《素问·脉要精微论》）等脑主神志、统调全身之功能，由此就产生了"或以脑髓为脏"（《素问·五脏别论》）之观点。

精是人体生命活动的物质基础，精包括了精髓、气血津液。《内经》将精髓、气血、津液归属于五脏，各脏均有气血阴阳，唯脑独无，这种看法是基于以心代脑之说所致，脑主神明、感知、神思、语言及运动，脑当为脏，应有气血阴阳作为其生理活动之基础。

　　脑为真气之所聚，真气所受于天，与五谷并而充身。脑之精气为气血津液化生之源泉和动力，脑气为精髓所化，但中焦脾胃化生的气血津液，通过心脉的温运而资充濡养于脑，成为脑气的另一来源，故脑气来源于肾气肾精和脾胃中气。阳升阴降，脑气的功能特点总是以下降为主，通过脑气的下降，对五脏六腑的阴阳气血起着调节控制的作用。脑气为人身之大主，故王清任谓"脑髓中一时无气，不但无灵机，必死一时，一刻无气，必死一刻"（《医林改错·脑髓说》），脑气不足则易使脑之精血津液运行失畅而成中风等脑病，一旦气脱则脑神失主，生命垂危。

　　脑之血液是精神活动之主要物质基础，脑血源于先天之精气，但又化生于后天水谷之精微。津液也是脑神活动的物质基础，来源于后天水谷之精微，化生于先天之精。津液具有濡润四肢九窍、五脏六腑、补益脑髓之作用，脑髓得其充养，才能灵机聪明。

　　脑之功能与物质可以阴阳概之，则脑之精髓为阴，脑神为阳；脑内藏精髓，化生津血为其体，喜静恶扰，为至清之脏，为脑阴；头为诸阳之会，真气所聚，以神气为用，统一身之阳气，神气为脑阳。故《医宗必读·头痛》谓："头为天象，六腑清阳之气、五脏精华之血，皆会于此。"如此阴阳相配、气血相濡养，使之阴平阳秘、精神乃治，主神明、统十二官。

　　2. 脑为五脏六腑、十二经脉之大主：脑为元神之府，脑藏精髓，脑主神志，脑主五脏六腑、五官九窍、四肢百骸。

　　（1）脑主神志：脑是人体活动的主宰，一切精神、意识、思维、情感、记忆等活动都受脑的支配。

　　（2）脑主五脏：脑为五脏六腑正常功能活动的统帅，对五脏六腑起着统一、支配、协调的作用，为五脏六腑之本，为脏中之脏。五脏六腑的功能，只有通过脑的正常调控，才能达到气血调畅，阴平阳秘。正如《灵枢·海论》说："髓海有余，则轻劲多力，自过其度。"而脑的正常功能的发挥，得靠五脏六腑的濡养，正如《诸病源候论·风头眩候》所言："五脏六腑之精气，皆上注于目，血气与脉并于上系，上属于脑。"

　　（3）脑主情志：七情（喜、怒、忧、思、悲、恐、惊）五志（喜、怒、思、忧、恐）均由脑所主，脑主情志的作用在肝主疏泄上表现得尤为明显。《素问·阴阳应象大论》云："天有四时五行，以生长收藏，以生寒暑燥湿风。人有五脏，化五气，以生喜怒悲忧恐。"由于脑位于头而象天，主五脏之神而统五志。《素问·宣明五气》说："五脏所藏，心藏神，肺藏魄，肝藏魂，脾藏意，肾藏志，是谓五脏所藏。"五脏所藏之神称为五脏神。五脏神上归于脑，脑是元首，统帅五脏之神，是众神之长。脑主五志正常，五脏才能安和而发挥正常生理功能。

（4）脑主五官九窍、四肢百骸：五官九窍是反映神态最重要的外在窗口，其正常与否最能直接反映脑的生理病理变化。四肢百骸通过督脉、诸阳经和肝经与脑密切联系，经脉的贯通对脑功能的正常实施起着决定性的作用。

（三）脑病辨证体系

1. 辨证体系的基础：新的中医脑病学必须建立在古人对脑的理论、实践认识的基础上，深入研究脑主神明与人体生理病理关系的文献，不脱离中医脑神论的理论，对脑的生理、病理理论继续深化、系统和完善，密切联系中医脑病的临床实际，阐述中医脑病的生理病理，从而形成相对独立的、系统的中医脑病的辨证体系。

2. 脑病从脑气血阴阳辨证：中医传统理论体系是以五脏为中心，六腑、奇恒之腑、五官九窍及经络皆分属于五脏，故脑的生理、病理分属五脏，脑病亦按五脏体系进行辨证论治。近代一些临床工作者虽反复辨明诸多脑病病位在脑，但在论述具体的病机所属时却常常含混不清，治疗上并非直接治脑，仍从脏腑经络入手，采用镇肝息风、滋阴潜阳、涤痰通腑、补气活血、通经宣络诸法。

脑病乃因脑之阴精阳气的失调、气血津液运行的失常，且又与五脏之气血阴阳相关，故其辨证可从脑的阴阳虚实、气血津液的病理表现入手，同时不可完全否定脏腑辨证的地位和作用。其辨证体系可建立如脑气、血、阴、阳亏虚证，脑髓瘀滞证，脑阳亢逆证，脑神失用证等，以指导遣方用药。如出血中风一病，无论其病因病机如何，其关键病机和主要矛盾在于脑髓瘀滞、脑神失用，治疗上则寻找主要作用于脑的破血逐瘀、醒神开窍的方药才是对证的，近年对脑出血的临床试验、动物模型试验以及中风病临床药理、药效学等方面的研究已经无形之中向这一方面发展。又如许多疼痛，患者所能忍受程度不同，除有气血不通外，尚有清灵脑髓参与，必须是脑之元神受扰而产生，如临证中以气血不通、元神受扰作为内伤头痛的实质，治疗上辨以通其气血、舒脑安神之法，收到较好的效果。

3. 脑病辨证体系与五脏六腑辨证的关系：脑为元神之府，脑主神志，为五脏六腑、十二经脉之大主，主运动、语言、五官九窍、四肢百骸，故五脏六腑的病变可从脑之气血阴阳辨证；同时五脏六腑的功能直接影响脑的生理病理，故脑病亦从五脏六腑辨证，脑病辨证体系与五脏六腑辨证不矛盾、不对立，只是务必寻求脑病之具体病因病机，何者为主，何者为从，再进行辨证论治。

（四）结语

任何一种医学体系，唯有有效服务于临床，才能有其真正的意义和价值，理论上重视"脑为元神之府""脑主神明"，其生命力要在临床上体现出来。"得神者昌，失神者亡"，神于临床关系极为密切，医者通过对患者机体的形态、神采气色、情感反应、语言、视听技巧性动作及复杂反应等，于外界保持联系的机敏力，审察患者的精神、意识、记忆、思维、定向力等，从而判断其精神意识状态及神之存亡、兴衰，以作为临床诊断、治疗、预防、调摄的重要依据。在辨证与诊断上，察神以明正气之盛衰，察神以定病之所在、性质；在治疗上，人的精神状态、情绪变化，既作为成为致病的重要因素之一，亦是战胜疾病的关键之一；预防与调摄方面，古人素来重视从精神情志方面的调养，以达到防病延年益寿之目的。

重视"脑为元神之府"，创立新的中医脑病学说，就应遵循中医自身发展规律和中医基础理论，结合中医当代临床实践，综合脑的生理、病理、诊断、治疗特点，借鉴现代最新科技成果，不断完善充实，建立一套系统的中医脑病学说。大胆设想，认真求证，将脑病辨证的脑气血阴阳体系用于指导临床，如脑气来源于脾肾之气，健脾补肾辨治脑气虚损的眩晕、头痛、中风等，脑的清阳之气舒展，就是要祛痰化瘀通血脉、醒脑开窍、醒神通腑，顺从脑为清灵之府，时时防范"浊害空窍"等。

中医脑科学工作者，认定是脑主神明，就要不管风吹浪打，踏踏实实研究中医脑髓、脑神的生理病理，探索和发掘中医学史上元神理论，在其指导下构建和完善中医脑科学理论，并不断修订和实践，应用于脑病临床，造福人类。

二、对临床辨证的几点看法

辨证论治是中医临床诊治疾病的主要方法，无论是应用一种或多种辨证方法，只有辨证合适，才有可能取得较好的疗效。但临床症状表现错综复杂，往往给临床辨证带来困难，辨证不当导致没有疗效甚或加重病情，同时也是临床病证复杂化的重要原因之一。以下就临床辨证谈几点看法，敬请同道批评指正。

（一）思路专一，力避西医观点的影响

中医与西医，其理论体系各异，虽然这些年来，就中医药现代化及中西医结合方面，做了非常多的工作和努力，取得了一些成绩，包括获得了国家科技进步奖等，部分成果对中医药理论创新起到了一定的补充完善。然而对于绝大部分临床工作者，似乎没有从这些成绩中获得实际可用的理论指导或临床经验。特别是近几十年中医院校的教育方式以及中医医院的现代化发展，促使诸多的中医临床工作者更多的直接以西医思维指导中医药临床应用。可喜的是，近十多年来业内外兴起学习和应用中医经典的热潮，表明传承和发展中医药的关键还是要依靠自身的中医"文化自信"才是最根本的。

对疾病的分析认识，必须各循其道。要使临床辨证能顺利进行和避免错误的发生，重要的一条，就要对四诊资料的采取与分析，做到思路专一，要遵循中医理论体系，而力避西医观点的影响。譬如不要因其高血压，便认为存在肝阳上亢证，直接用天麻钩藤饮加减；如果通过辨西医之病即辨了证，就没有了中医。也不能因体温正常，便抛弃五心烦热的阳性资料不顾，认为患者自觉发热是焦虑等。临床上更多见的是，看到是炎症，脑子里总就着"热毒"方面去考虑等；把一些中药的药理研究或动物实验结果直接应用到方药的加减中，譬如某些中药可以抗炎、抗心律失常等。有把"高血压病史"和"血压偏低"分别作为风痱肝阳

上亢型和心肾阳虚型的定型依据之一，按此推理，血压偏低和血压较高者就分别不可能有肝阳上亢和心肾阳虚的存在，然而事实并非如此。

影响中医临床思维的原因是多方面的，但是在没有长期的、大量的中医实践中形成正确的中医药辨证思路情况下，从教育心理角度讲，西医对中医临床思维的负迁移，值得我们临床注意。中药复方的组方原则包括辨证论治及方药中的君臣佐使等，其治疗作用是整体调控和综合作用，临床未按照中医理论辨证，往往会导致辨证困难或错误。

（二）开拓思维，注意一般资料，思考不局限于专科

1. 注意一般资料：通常包含性别、年龄、职业、季节、气候、地理及家居环境、起居习惯、心理情绪等，其记录并非流于形式，实与临床辨证有密切的关系，必需给予应有的注意。除了患者登记信息外，很多一般资料都在与患者的诊治互动过程中加以了解掌握和分析。

如在性别上，由于男女生理的差异，必然带来机体病变时的临床差异，通常认为男主气虚，女多血病、又易气郁。仲景《金匮要略》"妇人杂病"所立十八方中，具有活血化瘀之作用的就占一半之多。临床所见气虚头痛以男性居多，而血虚头痛则以女性为主。诚然，单凭性别辨证似嫌亏欠，但临床辨证却必须考虑男女之差异性，现代医学亦肯定男女在某些疾病方面的差异性。

年龄的不同，临床辨证亦有很大的差异。壮年多实，老年则多虚。近年对老年医学的研究表明老年人免疫功能低下、内分泌功能减退，各个脏器功能衰弱等，都说明与中医谓老年多虚证相一致。

春夏秋冬不同的季节气候，东南西北不同的地理环境，以及职业等的不同，产生着各自的多发病和不同的病变性质。所有这些因素，在辨证时都必须给予应有的注意，甚至对某些病证来说，四诊资料辨证依据不足时，这些资料便成为辨证的主要依据。

2. 辨证分析，不要局限于专科：现代医学的迅猛发展，专科及亚专科的细化及专业化，是医学进步的充分体现和必然趋势。而只按专科辨证，也常是使辨证困惑及难以取得疗效的原因之一。现在是分科门诊与分科住院，并且分科将越来越细。但由于种种原因，不可能所有病者都能按科就诊，或者同一病者同时患有多科疾病，若对此注意不够，以致采集病史、四诊资料欠全，在辨证分析时又未加考虑，因此便会使辨证发生困难和错误。

现代医学及中医学都是整体医学，而中医的辨证，则更重视五脏六腑的整体病损以及相关的病机，是否能取得一定的疗效，就需要医者注意在辨证的过程中如何去抓住重点，并权衡轻重缓急等问题。无论对于西医或中医而言，针对各专科用药可以体现其专业水平和临床经验；但针对患有多种疾患的一个大活人的时候，应该怎么样去不局限于专科进行决策和取舍，尽可能少用药甚至不用药，特别在中医药整体辨证论治的治疗中，就需要展现从医者的大智慧了。

如某医院公开的一个诊断为腘窝脓疡合并败血症患者，执笔者在"内科"言"内"，将这一病例辨证为"伏暑温病、邪犯营血"，其实患者高热、神志障碍、黄疸，局部见脓疡，旧灶未愈，诊断上应下外科病——"疔疮走黄"之类的诊断。由于思维局限于内科，鉴于"中西医结合"，把发生在夏天的腘窝部感染病灶当作暑邪入伏，像是对伏气温病有所发挥了，但是，这种诊断未能遵从中医整体辨证原则。

（三）排除干扰，注意非原病因素的影响

非原病因素，往往影响四诊资料的真实性，出现某些伪象或表象，要特别注意排除生活因素与药物等对四诊资料的干扰。

生活因素，有如进食有色素的食品，能使舌苔染色；吃醋后喝茶，可见黑苔；长期抽烟或饮用浓茶，可见黄苔；餐后或喝热水后，可使舌质偏红；晚间吃甜品，凌晨可觉口苦；睡眠张口呼吸，醒后亦常感口干；大量进食蔬菜或肉类，可见尿浊如米泔等。

患者就诊前应用过药物，亦往往对疾病的本象产生一定的影响。部分中药影响粪便或小便的颜色，如服用大黄、栀子可使尿色变黄。有的西药则更明显，如口服复合维生素 B，必然出现小便黄；用过退热剂，可表现肌肤润湿或汗多，甚至出现低温肢凉；使用阿托品，能出现口干、脉数或面色潮红，亦可使寒性腹痛表现为热病。而今临床更要注意的是，患者既往或新近的服药，亦可能因药不对证，出现温阳或清热等过极而导致的一些寒热假象或寒热错杂，如此等等，皆非原病之本色，为非原病因素对四诊资料的干扰，在辨证分析时务必加以注意。

（四）重视病程，掌握"久病属虚"和"久病致瘀"

1. 久病多虚："邪之所凑，其气必虚"（《素问·评热病论》），疾病缠绵不愈，表明正不能胜邪，故中医学向来强调久病多虚。一般杂病在发展过程中，出现脾虚证者达八九成以上，有人用补中益气汤就能治疗数十种病证。许多慢性疾病均有免疫功能的低下，即使是实证明显的癌症，亦属如此，所以近年用扶正固本法为主治疗癌症，日益受到重视，从扶正治疗印证了久病属虚。华山医院在 100 例输尿管结石合并肾积水的病例中，发现有阳虚证者 59 例，而无特殊见证者竟达 40 例之多，同样按温阳利水法给药，结果亦同样取得疗效，这些都可作为久病属虚的佐证。

2. 久病必瘀：《素问·痹论》云"病久入深，荣卫之行涩，经络时疏，故不通"，首为久病成瘀立论。及后叶天士外感温病的卫气营血学说和杂病的"初为气结在经，久则血伤入络"（《临证指南医案·积聚》），均为久病成瘀理论所引申。病久则正虚，只因气血亏虚，运行不利，血瘀自成，张仲景就是虚劳致瘀的首创者，创订大黄䗪虫丸以治五劳虚极，内有干血。另外，邪实也能致瘀，内外各种病邪，只要在体内滞留较久，则窍、脉、管道将为之阻塞而成瘀。由此可见，不论虚实或外感内伤杂病，只要病程日久，便有血瘀可能。叶天士在医案中就以"久病入络"，以病程作为辨瘀血的依据。许多慢性疾病，包括呼吸、循环、消化等各系统，无论内、外、妇、儿各科，均常有血瘀之见证，运用或合用活血化瘀治疗，均可得到改善。

久病多虚和久病必瘀论，在指导临床实际工作的重要意义，主要在于对病程较长，或宿疾新发，在虚证或瘀证的见证缺少，甚至并无外表见证之情况下，或采用他法而不见效之时，在辨证施治时就要考虑有虚或瘀的可能，从而给予相应的立法处方遣药。

（五）结合实践，考虑患者平素耐受与诊前用药效应

临床辨证，必须了解病者的素质，包括对饮食与药物的耐受与反应。中医向来重视内因在疾病过程中的主导作用。不同的病邪能引起机体不同的反应，但病变的反应很大程度上取决于机体的素质（内因）。同受外邪侵袭，有的生病，有的健康如常，就是机体素质不同的缘故。人们平

素对药物与食物的耐受和反应亦有所差异，有人喜爱辛辣，有人则不受温补，有临老也日饮凉茶，有壮年便畏生冷，有人日进参、茸，有人虚不受补。这都是病者亲身实践的反映。实践是检验真理的标准，因而是辨别寒热虚实的最客观、最确实的根据。病者诊前对服用过中药的反应情况更是如此，我们必须掌握或了解，这对帮助辨证的意义是重大的。有如《张氏医通·神志门》一案说："治老僧伯庵，心悸善恐，遍服补养心血之药，不应……乃求治于石顽……遂以导痰汤稍加参、桂通其阳气，数服而悸恐悉除。"张氏之所以用导痰汤加味，其原因之一就是参考前医"遍服补养心血之药不应"之经验。叶天士对"肝气"的辨证与治疗亦极重视用药的反应，以"疏肝理气之药不效"而推断其"此系营气痹塞，脉络瘀阻"，从而定出"治宜荣通血浆……所谓治经不愈，当治其络"的治法，对"肝气胀甚"以"疏之不应或更甚"，从而再立"柔肝之法"，这都是根据前药的反应来辨证立法的。

辨证立法施药前要掌握患者的体质各方面因素，而患者复诊时，对于医者而言，关注前诊用药是否有肠胃不适、寒热太过等表现，往往比是否有疗效更为重要，同样是评判理法方药的合理性和指导总体辨治方法的重要四诊信息。因此，辨证必须结合患者各方面的表现，并以实践为准绳，才不致耽误病情，取得更好疗效。

（六）全面分析，综合测断

在分析四诊资料时，要解决正确对待四诊资料的问题。

首先要知道，任何一项四诊资料的所主所属，都是相对的，仅表示其倾向性，而不是绝对的；而有些四诊资料所主所属是多项的而非单一的。

其次，有些传统主张，不一定与临床相吻合，尚待商榷。如舌象，仲景时代对舌象不很重视，至温病学说兴起，舌象在四诊中占有重要位置，这当然是个进步。但从大多临床来看，舌象在温病、外感或脾胃病证中有较大意义，而在杂病尤其是久病多重用药后的患者中，则可能意义便少得多了。王孟英曾祖王学权更大胆提出"淡白舌苔亦有热证，黄厚满苔亦有寒证，舌绛无津亦有痰证，当以脉证、便溺参看"（《重庆堂随笔·论看法》），临床亦确实如此。而在脉象方面就更为复杂，浮沉定表里，迟数分寒热，都不能一概而论，往往有相反的结果。而部分医者认为通过三部九候即可窥全貌，窃以为就有失中医整体辨证之精髓，至少在临床实际中，难以被大部分医者所学习运用了。其他四诊资料如痰色黄白分寒热，痢疾的赤白分寒热，自汗盗汗分阴阳等，都不能绝对化。

最后，虽然中医学强调"有诸内而形诸外"，但在临床实践中，也暴露出其不全面性。有些疾患在外没有具体体现，抑或靠医者本身无法发现其"形诸外"，此时可以通过"微观辨证"去充实、补充传统的宏观辨证。如各种先进的技术在医学领域中的广泛应用，尤其是影像学、病理学、基因诊断等的采用，对于揭示疾病的本质发挥了一定作用，这些微观认识手段不仅拓宽和加深了传统"四诊"视野，应用得当必然提高中医辨证的水平。如临床脑出血患者，在传统中医四诊中无法得知其为出血，通过"望诊"可以认识到这是"离经之血，则为瘀血"，对指导治疗有重要的参考价值。

总之，对具体病例中的四诊资料，辨证必须全面地综合分析，既不可把四诊资料表现绝对化，思想上被框框所束缚，又不可单凭一两个四诊所见，便轻率做判断，否则辨证就会遭受困难，感到资料间矛盾重重，无法统一，甚至做出错误的诊断。

三、辨证求第一因和主要病机

辨证论治是中医的精华，辨证是中医认识和诊断疾病的方法，是根据四诊所收集的病情资料，从病史和临床表现入手，通过分析、综合，辨别其属于何"证"，并以此作为治疗的依据。辨证的目的在于寻求病因和病机，而其中最主要的目的在于求第一因和主要病机，辨证是论治的基础和关键所在。求第一因和主要病机最能体现中医的辨证特色。

（一）第一病因的特点

病因是导致疾病发生的原因，所谓第一因是引发疾病的最原始病因，而不是导致疾病的直接原因。从第一因到发病，可能存在第二因、第三因等。最后一个与发病直接相关的原因则为直接病因，直接病因可以为第一因，也可以不是。当第一因也是直接病因时，病情一般不复杂，辨证比较容易，病效也较好。当第一因不是直接病因时，病情则较为复杂，辨证的难度也较高，第一因与直接病因相隔愈远，辨证求因的难度愈高，疗效亦多较差。由于第一因较为复杂，不易求得，所以，中医所谓的疑难杂证，多出于此。

1. 隐蔽性：第一因相对于直接病因而言，一般较隐蔽而深远，不易察知，也往往易被遗漏，因为第一因不是直接病因时，与症状和体征不一定有直接的联系。求第一因时，若要无限地寻求，有时可能找不到，也不必要，一般只要求到医药所能及的第一因则可。因此，第一因也是相对一定范围而言的。例如，一个人由于工作压力，心情紧张，肝气郁结，肝郁化火，肝火犯肺，咳嗽，相对于整个发病过程而言，工作压力是第一因；相对于心理（七情）而言，心情紧张是第一因；相对于生理而言，肝气郁结是第一因，肝火犯肺是直接原因。若再要追寻造成这个人工作压力的原因，还是有因可寻的，这样追寻下去，可能还有一连串的原因，但可能已与治病无关。所以，一般能求到生理、心理和外邪的第一因则可。

2. 可变性：第一因致病后可保持不变，也可产生变化，可从一种性质变成另一种性质，或变得模糊不清，甚至消失。所以，对某一个病而言，第一因可能求得到，也可能求不到，有时可能求到，但已不存在，这种现象在外感病发生传变时最为常见。例如，从风寒感冒开始，转变成痰热咳嗽，风寒之邪已不再存在，但从病史中还可得知其第一因为外感风寒。在七情内伤病中，这种现象也较常见。例如：一个人从情志不遂开始，出现肝气郁结，致肝火犯肺而咳嗽。后来，这个人观念发生变化，变得较为达观，已没有情志不遂的现象，但咳嗽仍然存在。显然，情志不遂为第一因，这第一因消失后，其所引起的病并没有消失。

3. 多元性：形成疾病的原始病因可以只有一个，也可以有两个或两个以上，这是第一因的多元性。固然，一个原始病因就可以引起很复杂的病变，但原始病因也可有两个或两个以上同时存在，共同引起一系列复杂的病理变化，这也是很常见的，特别是外感和内伤同时出现、同时存在时，情况尤其如是。例如，肺气虚加上外感风寒而咳嗽，外感风寒和气虚同为第一因。

4. 心因性第一因："形者神之体，神者形之用；无神则形不可活，无形则神无以生。"（《类经·针刺类》）由此可知，生理和心理是相互作用、相互影响的。中医把心理的变化概括为七情，七情变化过度，导致心理和生理性疾病时，则为心因性疾病。心理因素作为第一因而导致疾病，在临床上很常见，但不易发现，发现后往往也得不到足够的重视，这会大大降低药物的疗效，并且使疾病得不到根治，因为心因性疾病单用药物治疗时，致病的第一因并没有消失，这一点应引起高度重视。心理因素作为致病的第一因时，单凭药物是不能将疾病彻底根治的；当心理因素导致生理性病变时，单用心理治疗也不行。临床常见之郁证就是如此，即使长期服用抗抑郁药，也不能根治；或只用心理辅导治疗，其疗效亦多较差。

（二）主要病机的特点

病机是疾病发生发展与变化的机制。从原始病因开始到出现症状，其中可能经历了一系列的变化过程，而这一系列的变化过程又是密切相关、相互联系的。通过四诊，弄清这一系列的变化过程之后，通过比较，才会明白主要是哪一个机制造成当前的临床症状和体征，这个就是主要病机。显然，要求主要病机，首先要弄明白病机发展的全过程，又要清楚主要是哪个过程引起当前的主要临床表现，在此基础上，才能有把握求到主要病机。《素问·至真要大论》曰："谨守病机，各司其属，有者求之，无者求之，盛者责之，必先五胜，疏其血气，令其调达，而致和平。""必先五胜"就是寻找疾病变化的主要矛盾，即辨证求主要病机。疾病是不断变化发展的，病机亦随疾病的变化而变化，但不管怎样变化，病机如何复杂，总是有一个最主要的病机，这个病机在疾病发展中，往往起主导作用，只有有效治疗这一主要病机，才能控制病情的发展。例如上述病例，肝郁化火是咳嗽的主要病机，五行火胜金也，所以，治疗上针对主要病机，就要疏肝泻火。很多疾病都有共同的病机，发现、掌握共同病机是异病同治的关键。

（三）第一因与主要病机的关系

第一因与主要病机的联系是很密切的。

1. 恒变：第一因虽然也可变化，但是相对于病机而言，则较为恒定，而主要病机则变化较大，一般随病情的变化而变化。

2. 关联：第一因不等同于主要病机，第一因一般通过一定的作用，引起一定的变化，才导致主要病机的出现，所以第一因往往与主要病机不对应。但当第一因也是致病的直接原因时，则第一因与主要病机相对应，对第一病因治疗也就是对主要病机治疗。

3. 标本：第一因相对主要病机而言，第一因为本，主要病机为标。治疗既要对第一因，又要对主要病机，才能标本兼顾。所以，所谓辨证论治，首先是求第一因和主要病机。

4. 缓急：第一因是根治疾病的关键，而主要病机则是控制病情发展的关键。故一般治病的模式是治疗第一因，同时对治主要病机，才能彻底、快速而有效。当然，还要看病情标本缓急而分先后主次。

5. 致病：同一因可致不同的疾病，这是同病异治的基础；不同的疾病可有相同的病机，这是异病同治的基础。每一类疾病发作都有其核心机制，这个核心机制就是主要病机，当某些因素触发这一核心机制，则疾病发生，这些触发因素就是病因。

（四）病因病机与治病模式

疾病的发生发展，无非与病因和病机有关，那么，中医治疗疾病，也无非是对病因治疗和对病机治疗，传统中医制定了很多治疗法则和治疗方法，都没有超越这两种模式。

治病的最高原则是消除所有的病因和调节好所有的病机，但治病是有过程的，往往不可能一下子消除所有的病因和调节好所有的病机，这时首先治疗的当然是主要病机和第一因，则治疗主要病机和第一因是治病的总模式。病机往往随病情的变化而变化，疾病发展的不同阶段，往往有不同的主要病机，现在的主要病机经治疗后，可能已消失，原来的次要病机，则有可能转变为现在的主要病机，这时应根据主要病机的不同把治疗做相应调整，但治疗模式仍然是治疗主要病机和第一因。由于标本缓急的不同，治疗第一因和主要病机则有所侧重和先后。《素问·阴阳应象大论》说："治病必求于本。"这里所说的本是指疾病变化过程中的主要矛盾，就病机而言，指当时的主要病机；就病因而言，指原始病因。

（五）临床意义

辨证求第一因与主要病机是诊断疾病的关键，治疗主要病机和第一因是治病的主要模式。所以，辨证求第一因与主要病机对诊断和治疗疾病有普遍意义，尤其是诊治疑难杂证和慢性病时，更能体现其重要性。可以说，绝大部分疾病都在这一辨证模式下取得较好的疗效，甚至根治。但在实际临床中，病情的变化是复杂的，有时不能硬套上述模式，尤其是多脏腑同病时，更不能一味只攻主要病机和第一因，而应考虑周全，面面俱到，灵活治疗，才能取得好的疗效。

（李景祥　刘茂才）

四、中医脑病证治思路

人类被誉为"万物之灵"，这是因为人类具有高度发达的大脑。从古至今，人们一直非常关注着大脑，尤其是 20 世纪 80 年代以后，脑的研究成为最富有挑战性的科学研究课题之一。由美国科学家倡议，并于 1989 年美国国会通过了"命名自 1990 年 1 月 1 日开始的今后 10 年为'脑的十年'"的提案；同年 7 月 15 日，布什总统签署了这一法案。后来，世界各国相继制订脑科学的研究计划，并且取得丰硕的成果。作为从事中医脑病临床工作者，在新形势下应对汹涌而至的挑战，探讨一下中医脑病的证治，知己知彼，融入现代科技发展中医脑病，提高疗效，造福人类也将是有着重要意义的。

（一）中医脑病证治现状

1. 中医脑病的范围：中医脑病是指各种致病因素直接或间接作用于脑、脊髓而导致脑和脊髓功能障碍或异常的一类疾病，内容极广，通常包含外感性、内伤性、外伤性、先天性、中毒性、心因性及其他一些原因所致脑病，包含着现代医学之神经、精神两大类疾病在内。外感性脑病是指由于感受风寒暑湿燥火六淫邪气及疠气而导致脑功能失调的一类脑病，包括春温、暑温、暑厥等，以发热、神昏、惊厥等神志异常变化为主要特点；内伤性脑病是指由于气血津液和脏腑等生理功能的异常而导致脑功能失调的一类脑病，包括中风、痴呆、痫证、癫狂、不寐等，表现多样，症状多变。外伤性脑病是指由于外界物理性因素如枪弹、金刃伤、跌打损伤等引起脑功能失调的一类脑病，有明显的外伤史，随受损部位及受损程度不同而可出现不同的症状。

2. 中医脑病证治概况：虽然脑主思维论可追溯到公元前 11 世纪左右，《素问·脉要精微论》亦有"头者精明之府"说，后世亦有明确指出"脑为元神之府"。但《内经》藏象归属中，脑为"奇恒之腑"，而"心"则为五脏六腑之大主。《素问·六节藏象论》明言"心者，生之本，神之变也"，《素问·灵兰秘典论》"心者，君主之官，神明出焉"，《灵枢·邪客》"心者，五脏六腑之大主，精神之所舍也"，结合中国社会制度传统的君臣制观念，形成了《内经》以君臣相传论脏腑，其中心主神明为君主之官的思想。因而，中医学长期以"心主神明"理论为主导，形成了"以心代脑"的格局。

随着世界性的脑科学的兴起，当今中医脑病工作者，欲改变"以心代脑"的格局，1993 年《实用中医脑病学》面世，从中医脑髓理论的研究，进而研究脑髓生理、病理、临床特点以及辨证论治等，以求中医脑髓理论形成体系，促进中医脑病学的发展。

近年来，中医脑病的研究，从理论的探索、临床的研究、中西医结合的尝试、药物的研究，乃至动物实验等各方面都取得了长足进步，但在理论上尚无重大突破，脑髓理论尚未能形成完整的体系。因而在临床证治方面，进行辨治大体上仍然存在三方面的差异：①对中医脑髓病，仍以心主神明为指导，而进行临床辨证施治；②对中医脑病以中医脑髓理论、脑主神明为指导，进行临床辨证施治；③中西医结合，对中医脑病以西医辨病、中医辨证，辨证中以前两者或兼而有之进行辨证施治。三者辨证虽然字义上有所不同，如对脑病神志障碍的描述，以心主神明者，套之于心神失养、上扰心神、扰动心神、迷塞心窍、蒙闭心神、蒙闭心窍、心神被蒙等；以脑主神明者，则套之于上扰神明、上扰清窍、上蒙元神、上蒙清窍等，究其用药治疗却无多大差别，因而，它们之间并无本质之别。

3. 病、证走向规范化：近十多年来，诸多脑病在病名诊断、病类诊断、证类诊断、疗效评定等方面都先后定出了试行标准，如中风、呆证、颤证、癫痫等病，特别是关于中风病从 20 世纪 80 年代开始，经过反复修订，取得了较好共识，促进了学术交流，推动了临床研究的发展。在对脑病的治疗上则仍然体现出中医药的丰富多彩，灵活多变，多样化的局面。

4.**药物开发**：清开灵、醒脑静、安脑丸等一大批新剂型、新品种问世，方便了临床运用，提高了疗效。但药品的质量，乃至疗效尚需进一步提高，剂型尚需进一步改进，高效、速效的品种尚需加快开发。

（二）面临的挑战与机遇

1.**面临的挑战**：自 19 世纪西方医学以神经解剖学、生理学、生化药理学以及实验心理学的进展为基础，将神经细胞、脑的功能与行为联系起来，开启了西方医学脑研究的大门，历经发展，直到 20 世纪五六十年代神经学科才作为一门统一的综合性学科展现在世人面前。随着物理学、化学、分子生物学等多学科知识的引进与运用，使西方医学脑研究发生了一次又一次的巨大飞跃，尤其是近年来神经生物学、分子生物学的进展极大地深化了脑的研究。分子生物学的广泛应用，使得研究的触角深入到分子水平和基因水平，在此基础上发展起来的转基因动物模型和体内基因替换方法深化了人们对于神经肽功能和结构的认识，同时为多种遗传性疾病的治疗带来了曙光。

西医脑研究从既往单纯描述性研究发展到如今细胞、分子、基因等水平，从既往的束手无策，或是以各种休克疗法，如电休克、胰岛素休克疗法等对待精神病患者，到可以改善或控制某些疾病的症状，在可以看到的将来有可能根治某些遗传性疾病，这些无疑为中医脑病研究带来了巨大的压力和紧迫感。"逆水行舟，不进则退"，这虽是一句老话，但也是一句实话，如何结合中医本身的特点和优点，利用当今自然科学、人文科学研究的成果发展中医脑病学成为摆在我们面前的重大课题。

2.**存在的机遇**：尽管困难重重，但是我们也应看到，当今科学技术爆炸式发展给中医脑病学带来的机遇。综观中西方医学发展史，我们可以得出结论，医学的发展是基于当时科学技术发展水平上的进步，科学技术是促进医学进步的动力。西医学是直接运用了文艺复兴以来、工业革命时代所发展起来的物理、化学、生物学等相关知识和技术，用科学技术武装起来的，今日其科技内涵已与现代科技发展呈现同步化趋势。中医学的形成与发展也与古代中国科学技术的发展息息相关，中医的进步同样是基于天文、地理、植物、动物乃至军事学的发展基础之上。当然，由于明清以后中国科学技术的落后，近代中国半殖民地半封建状态使得中医学的科技内涵演化缓慢，无法跟上科学技术发展的步伐，无法吸收近现代以来科学技术革命的成果，因而难以直接运用近现代科学技术解决医学问题。因此，如何搭上当今科技飞速发展的列车，吸取近代以来特别是当今神经生物学、形态学等方面的研究成果，促进中医以及中医脑病学的发展，成为我们中医脑病研究者肩上的重任。

充分利用后发效应是推动中医脑病学发展的有利因素，所谓后发效应是指科技水平落后的国家通过吸取科技发达国家的先进科技成果，在科技和社会经济发展上取得跳跃式发展的现象。追溯中西医学发展初始，从整体而言，发展水平是难分轩轾的。在中世纪西方医学的发展陷入了低谷，停滞不前甚至倒退，而此时的中医学历经唐宋时期中国封建社会发展的高峰，通过吸收当时中国科学技术成果，创建起自己相对完整的理论体系，达到了中医学的顶峰时期，这是中医学目前为止最为辉煌的千年，中西医学呈现出"东高西低"的格局。然而到了近代，文艺复兴运动的兴起打碎束缚西方医学发展的思想枷锁，资本主义制度的建立为西方医学的发展提供了全新的社会政治条件，工业革命为西方医学提供了有力的杠杆，西方医学通过吸收工业文明成果脱胎换骨，更由于资本主义的全球扩张逐步国际化而成为世界性的医学体系，加之先进发达的资本主义国家在医学研究上的巨大投入，进一步促进了它的发展。与之相反，明清之际中国封建社会趋向没落，社会和科学技术的进步陷于停滞，思想保守更是严重地束缚了中医学的发展。近代以来中国落后挨打的局面更不可能为中医学的发展提供良好的社会、政治、经济环境，中医学的发展远远落后于西方医学的发展水平，直至今天依然是"西高东低"的局面。随着我国社会稳定和经济的高速发展，为中医学的发展提供了客观良好的社会、经济环境，伴随着我国科学技术水平的提高，大量先进科学技术的介绍和引进，为中医学实现跳跃式发展创造了条件，因此如何吸纳当今世界科学技术的先进成果，为我所用，用以改进中医，改进中医脑病的现状，是我们应该严肃思考的一个重大课题。

（三）理论和临床的困惑

中医脑病的发展虽然历经千年，在脑的生理功能、病理机转、临床诊治上已经形成具有自己鲜明特色的学科，然而由于时代的原因，人们认识的局限性，对于脑的认识及临床诊疗方面仍然存在许多难题，较之当今脑科学的发展，知己知彼，要敢于正视自己，要有危机感与紧迫感，努力寻求中医脑科学的发展。

1. 理论体系，未能形成：诸多脑病工作者，都意欲改变"以心代脑"的现状。自从《黄帝内经》开始，心主神明还是脑主神明，或者心、脑共主神明？脑属脏还是属腑？就一直被争论不休。在当今现代科技高度发展的今天，仍然对此争论不休，我认为是无谓的。不论是心主还是脑主，或心脑共主，或属脏或属腑，都未能把当今中医脑科学内涵构建成完整体系。尽管脑病专著从1993年始接连出版，但仍然离不开脏腑辨证等体系。脑属脏也好，属腑也好，其与何者构成表里关系呢？在五行中，脑又与谁相生相克呢？要使中医脑髓理论构建成完整体系，使其更好地指导临床实践，尚须同道不懈的共同努力，要勇于摆脱旧框架，要有质的飞跃。

2. 证型无规范，评价缺标准：辨证论治是中医学的基本特点之一，也是中医学的精华所在，是指导中医脑病临床实践的关键点。然而由于历史的原因，在疾病的定义、具体证候的命名以及诊断标准方面缺乏必要的规范，从而给脑病的临床、科研以及学术交流带来相当的困难和阻力。虽然不少脑病学者在此方面做了大量的工作，也取得了一定的成果，把中风、呆证、癫痫等诸多常见脑病都制订了病类、证类、疗效等试行标准，但这些标准中尚以宏观指标为主，缺乏微观指标，操作起来仍然带有较大的随意性，疗效标准中尚缺少能体现中医特色的标准。当一项临床试验不能以病死率或致残率作为评价中西医干预措施的有效性时，就不能体现中医药"整体调节"及有较高生存质量的优势。因而，对于脑病的规范化工作还有很长的路要走。

千百年来中医多采取个案报道的方式来总结临床疗效，在当时的条件下通过这种方式总结经验，逐步将临床个人经验上升为理论，对于奠定中医药基础、推动中医药发展，发挥了不可泯灭的作用。但是这种方式带来的一个副作用是片面强调个案的规律，容易陷于个性特殊规律性的认识，忽略对成批经验的分析和理论综合，不能概括总结其具有共性的规律。中医脑病在多年的发展过程中已经注意克服片面强调个案经验的弊端，但是在确立和选择适宜的评价标准上仍然存在很大的欠缺，所取的疗效结果的可信度和可重复性存在严重问题。评价标准是注重临床症状改善为主，还是以改善客观指标为主，是以提高近期疗效为目的，还是着眼远期生存率，减少复发率以及致残率等方面同样存在混乱。提高临床疗效是中医脑病治疗的生命，而临床疗效的提高又须依赖一个客观准确的评价标准来衡量，假设没有一个准确而可行的疗效评价标准，则难以衡量疗效的高低，无法得出正确可靠的疗效结论，即便通过这种途径取得了"良好"的疗效，但也无多大的实际价值，反而易给人造成假象，浪费大量人力、物力，阻碍学术的进步和发展。因此必须提倡严谨的研究学风，在脑病研究过程应该遵循正确的科研程序，严格把握样本大小、对象选择、对照设置、指标制定、资料分析等环节，历经严格科学验证才能最终确认疗效可靠，具有可重复性的新药以及新疗法，从而推动中医脑病临床疗效的提高。

3. 危重脑症，少术乏策：由于脑在人体中的重要地位以及脑病病因、病理的复杂性，决定了脑病具有高病死率、高致残率，脑病诊治过程中的紧迫性和临床治疗的高难度性等特点。尽管近年来中医脑病研究日益深化，对脑病病因、病理以及临床诊治规律的认识进一步深入，治疗手段不断丰富和完善，治疗药物的剂型和品种不断增加，但从危重脑病救治的实际情况来看，仍然缺少有效的制剂和手段。

4. 疑难脑病，疗效欠佳：脑系具有多种生理功能，在人体内居于重要地位，与五脏六腑、经络组织存在广泛联系，脑病的病因病机又复杂多端，或外感六淫邪气，或内伤七情，或外伤跌仆，加之许多脑病发病机制目前还尚不明确，临床症状也千变万化，因而在疑难脑病的诊治上具有相当大的难度，单从一个环节入手进行治疗，未能取得满意的疗效。

（四）发展的思考

要改变"以心代脑"的现状，构建中医完整的脑髓理论体系，进而指导临床、解决证治中的难题，提高临床疗效，乃是一项多学科的综合工程，要有多学科的参与，共同攻关方能完成。

1.扩宽思维。要构建新的中医脑髓理论体系，必须敢于打破旧框架、旧观念，摆脱谁主神明、脑应属脏还是属腑的无谓争论。要像《伤寒论》那样，构建六经辨证体系；要像"温病学说"那样构建卫、气、营、血体系，真正使中医脑髓理论有质的飞跃。

2.高起点、求突破。要敢于借助现代科技手段，吸入或运用现代物理学、化学、生物学等多学科成果知识，为我所用，力求理论创新求发展。

3.突出中医特色与优势。中医药学科的优势，集中体现于中医药认识生命与疾病的科学理论中。中医药强调机体与外界环境的协调统一，强调机体内在因素对各种致病因素的反应状态的宏观把握。在治疗上，突出整体状态的综合调节和提高内在抗病能力；在治法上，运用复方药物、个体化治疗、多种疗法的协调治疗。其作用具有多效性，在多个有效组分的配伍，在多环节、多靶点的整合调节，改变疾病状态下机体失调的内部环境，或多组分药物协调作用的化学环境影响靶部位的功能状态，调整或逆转病理过程，具有安全、有效、低毒等优势。

4.走中西医结合道路。中西医各有所长，取长补短。辨证上，可将西医辨病与中医辨证相结合；治疗上，发挥各自优势，相辅相成，提高救治水平。

5.迈向规范化。病名、病类、证类、疗效评定都要进一步规范。在诊断方面的标准，既要有宏观的标准，也要有微观的标准，要宏观与微观相结合。疗效评定上，既要有现代医学的标准，也要有能体现中医药治疗优势的、含有中医证的内涵在内的标准。

6.改革剂型，开发高效、速效的新药。

（五）结语

发展中医脑科学，构建中医完整的脑髓体系，任重而道远。提高临床诊治水平，解除广大患者的痛苦，更是迫在眉睫。但愿同道共同努力，风雨同舟，勇往直前，前途必将是光明的。

五、疑难脑病临床治法思考

脑位于颅内,由髓汇集而成,故名"髓海",为元神之官,生命之主宰。脑藏髓,主神志,智能出焉。脑为发令之官,髓为传令之使,督脉通贯脑髓,连输五脏,协调于五脏六腑,统辖于四肢百骸。脑开窍于五官,灵机则现于瞳子,应于语言。脑之经脉为督脉而统帅诸阳,通过督脉贯穿脑髓而共同发挥协调五脏六腑的生理作用。

中医脑病是指各种致病因素直接或间接作用于脑、脊髓而导致脑和脊髓功能障碍或异常的一类疾病,通常包含外感性、内伤性、外伤性、先天性、中毒性、心因性及其他一些原因所致脑病,包含了现代医学神经、精神两大类疾病在内。脑病范围极为广泛,而且诸多脑病目前皆属疑难病症,结合我们门诊主要接诊的病种,多是急性期后中风病、眩晕、拘证、颤证、癫痫、呆证、痿证、痹证、骨繇、失眠、头痛、郁证等,面对这些病种,总体防治策略为调气血,健脾肾,祛痰瘀,护血脉,合调肝,安脑神。

(一)调气血

气血是构成人体和维持人体生命活动的基本物质。生命活动离不开气与血。有血气才能有神气,人的精神、思维、意识、生命活动才能正常进行。

《素问·调经论》载:"人之所有者,血与气耳。"《寿世保元》载:"人生之初,具此阴阳,则亦具此血气。所以得全性命者,气与血也。血气者,乃人身之根本乎,气取诸阳,血取诸阴。血为荣,荣行脉中,滋荣之义也。气为卫,卫行脉外,护卫之义也……阴阳相贯,血荣气卫,常相流通,何病之有,一窒碍焉,则百病由此而生。"说明气与血在人体生命活动中占有重要的地位,必须首先顾护气血。

气主要来源于先天之气和后天之气。先天之气禀受于父母,先身而生,是构成生命机体的原始物质;后天之气包括饮食物中的营养物质即水谷之气和存在于自然界的清气,它们都在后天通过饮食和呼吸活动从自然界摄取。

气在人体内是不断进行着升降出入运动的精微物质,气的升降出入是脏腑功能活动的表现形式。在人的机体内，气主要发挥着推动、温煦、防御、固摄、气化和营养作用，是构成人体、维持人体生命活动的最基本物质。

血是运行于脉中而循环流注全身的富有营养和滋润作用的红色液体，是构成、维持人体生命活动的基本物质之一。《灵枢·决气》曰："中焦受气取汁，变化而赤，是谓血。"血来源于水谷精气，通过脾胃的生化，输注之于脉，化而为血，由心所主，藏于肝，统于脾，循行于脉中，到达全身各部。全身脏腑、五官九窍、四肢百骸无一不是在血的濡养之下发生正常的生理功能的。

《素问·五脏生成》云："肝受血而能视，足受血而能步，掌受血而能握，指受血而能摄。"《景岳全书·补血证》亦云："故凡为七窍之灵，为四肢之用，为筋骨之和柔，为肌肉之丰盛，以至滋脏腑，安神魂，润颜色，充营卫，津液得以通行，二阴得以调畅，凡形质所在，无非血之用也。"气与血，生命之所依，临床必须时时、处处、事事都要给予呵护，呵护的同时也包含着防与治，气血旺盛，身体健康！

（二）健脾肾

肾为先天之本，肾主藏精，为人体生长、发育、生殖之源，为生命活动之根。肾藏精、主水、纳气、生髓、主骨、通于脑。肾藏先、后天之精，先天之精来源于父母，是人体生育繁殖的基本物质，后天之精是饮食精微经脏腑所化生而输藏于肾。肾藏精而能促进人体生殖、生长发育的功能称为肾气。先天之精是化生脑髓的物质基础，后天之精是充养脑髓的精微物质。在先天之精的推动下，利用后天之精，脑髓才得以化生。肾为水火之脏，它的作用可概括为肾阴肾阳两方面。肾阳亦称"元阳"或"真阳"或"命火"，有生化、温煦各脏腑的作用。肾与脑的关系：肾精化生脑髓，从而保证脑神之用，只有肾气旺盛，肾精充足，才能生髓而上注于脑。唐宗海在《中西汇通医经精义》中指出："人之才智，均出于脑髓……盖髓者，肾精所生，精足则髓足，髓在骨内，髓足则骨强，所以能作强，而才力过人也。"

脾为后天之本，《医宗必读》云："一有此身，必资谷气，谷入于胃，洒陈于六腑而气至，和调于五脏而血生，而人资之以为生者也。故曰后天之本在脾。"人出生后，所有的生命活动都有赖于后天脾胃摄入的营养物质。脾的运化水谷精微功能旺盛，则机体的消化吸收功能才能健全，才能为化生精、气、血、津液提供足够原料，才能使脏腑、经络、四肢百骸，以及筋肉、皮、毛等组织得到充分的营养。反之，若脾的运化水谷精微功能减退，则机体的消化吸收功能亦因此而失常，故说脾为气血生化之源。

治气血虚者，莫重于脾肾。水为天一之元，气之根在肾；土为万物之母，血之统在脾。气血旺盛，二脏健康，他脏纵有不足，气血足供挹注。所以，气血与脾肾，乃本中之本，也是健康长寿之本，临床必须抓住根本，首先给予呵护！

（三）祛痰瘀

痰和瘀既是脑病的病理产物，又是引致脑病的一个原因，可互为因果，造成恶性循环，加剧病情。古语有云"百病多因痰作祟"，百病虽未必尽都有痰，但在脑病的诸多疾病中，确与痰密切相关。《内经》有"饮"而无"痰"，但描述痰症、痰病的记载则多处提及。如《素问·评热病论》有"使人强上瞑视（头项强直，视物不清），唾出若涕""咳出青黄涕，其状如脓"等。汉代张仲景首创痰饮病名（仲景立五饮之名：痰饮、悬饮、溢饮、支饮、伏饮），至杨仁斋《仁斋直指方》首先将痰、饮分为二门，严用和、张子和、朱丹溪等都有痰病专论。

痰的表象分狭义与广义两大类。狭义之痰主要指肺系疾病的分泌物，多数可随呼吸发出鸣响而闻及，或可随咳嗽而咯出，视之可见（肺系中亦包含有视而不见者）。广义之痰是人体肺系之外其他部位之痰的总称。其在胃者，多可随呕吐而出；在肠者，多可随大便而出；在浅表的肌肤经络筋骨者，因局部肿块、结节而触及，皆有形可见；在头颅、椎管及深在的经络、筋骨、脏腑等深在部位之痰，则不能只凭简单的望、闻、切所能见之，而只能借助证候的分析、病机的推导及有关辅助的理化检查（四诊的延伸）做出判断。痰的临床表现极为复杂，变幻百端，甚至离奇古怪。其之为病，有如"无端弄鬼，似祟非祟"，故有"怪病多痰"之说。《证治汇补·痰证》（王隐君）论痰的病证："痰之为物，随气升降，无处不到。为喘为嗽，为呕为泻，为眩晕心嘈，为怔忡惊悸，为寒热肿痛，为痞满隔塞。或胸胁辘辘如雷鸣，或浑身习习如虫行。或身中结核，不红不肿；或颈项成块，似疬非疬。或塞于咽喉，状若梅核；或出于咯出，形若桃胶。或胸臆间如有二气交纽，或背心常作一点冰冷，或皮间赤肿如火，或心下寒痛如冰，或一肢肿硬麻木，或胁梢癖积成形，或骨节刺痛无常，或腰腿酸刺无形，或吐冷涎绿水墨汁，或梦烟火剑戟丛生，或大小便脓，或关格不通，或走马喉痹，或齿痛耳鸣。以至劳瘵癫痫，失音瘫痪，妇人经闭带下，小儿惊风搐搦，甚或无端见鬼，似祟非祟，悉属痰候。"综上所述，痰候可谓之包罗万象。王维治在《神经病学》之"血栓形成性脑梗死"中指出脑干首端网状受损者"常在黄昏时出现，以形象、生动、具体的视幻觉为主，如看到活动的人和动物，丰富多彩的画面和景色，复杂的曲线等"及"脑桥幻觉看到墙壁弯曲、扭曲或倒塌感，有时仿佛隔墙看见邻室的对象，甚至见人经墙进入邻室"，可属中医之痰瘀内扰神门或痰瘀痹阻脉络之候。

从痰的含义上说，痰乃津液不从正化的一种病理产物。清·李用粹《证治汇补·痰证》云："荣卫不清，气血浊败，熏蒸津液，痰乃生焉。"因而可以认为现代医学之高脂血症，类似中医痰浊；动脉内膜深层的脂肪变性，胆固醇的沉积，所形成的粥样硬化斑块可视为痰浊之积聚产物。痰浊可以滞阻脉道或沉积血府而促发高血压、动脉硬化，两者并可造成恶性循环，而高血压、动脉硬化是脑血管病最重要的原因之一。

痰浊或因痰浊沉积血府所形成的硬化斑块的存在（为肝风内动打下病理基础），轻者可无明显症状，但埋伏着危险因素，可视之存在伏痰；轻则可现头痛、头胀、记忆下降、失眠、肢麻等症；重则可发为中风、痴呆，或使清窍闭塞，为闭为脱，阴阳离决，危及生命。在脑病临床中，脑血管病是最常见的疾病之一，而又是三大死因之一，可知痰致脑病之常见与重要性。

血瘀证：指血行不畅，甚至停滞凝聚，或离经之血积于体内，影响气血运行所产生的各种临床表现的概称。瘀与痰相似，同是临床多见而危害极大的病邪之一。

动脉粥样硬化（AS）是一个多因素参与、多基因异常调控的复杂病理过程。中医认为AS的病因病机为本虚标实，标实为痰和瘀。"瘀"的本质研究认为"瘀"实质包括AS斑块、血栓形成、高血凝及高脂血症的病理解剖及病理生化的有形变化。

血蓄证：离经之血积于体内，如脑出血血肿停留或大面积脑梗死之类，产生水肿压迫周围组织出现相关症状。《景岳全书》："血有蓄而结者，宜破之逐之，以桃仁、红花、苏木、玄胡、三棱、莪术、五灵脂、大黄、芒硝之属。"

（四）护血脉

脉是血液运行的管道，又称"血府"，具有运行血液的作用。血液在脉中循环于全身，内至脏腑，外达肢节，为生命活动提供营养物质，发挥营养和滋润作用。脉道不畅通，势必影响血液对机体组织器官的营养与滋润作用。

《素问·脉要精微论》载："夫脉者，血之府也，长则气治，短则气病，数则烦心，大则病进，上盛则气高，下盛则气胀，代则气衰，细则气少，涩则心痛，浑浑革至如涌泉。病进而色弊，绵绵其去如弦绝，死。"脉的不同表象，反映人的脏腑、气血强弱和疾病轻重的不同。动脉粥样硬化斑块的钙化和溃疡、血栓形成及出血等复合性病变，引起血管弹性减弱、血管狭窄及血液流变学改变而发生瘀滞或缺血的状态，必然影响脉道的畅通与完整，为肝风内动构成了病理基础。

临床全方位防治中风病，往往强调从日常良好的生活习惯、良好的心态、健康饮食、适宜的体育活动及相关疾病如高血压、糖尿病等的防治开始，很大程度上就是在防治动脉硬化，就是在呵护血脉。从临床角度说，绝大多数中医脑病都与痰瘀关系密切，从祛痰瘀、护血脉为突破口，使脑脉畅顺，气血充足，髓海充盛，灵机得养，元神得守，致使诸多脑病获益。正如《灵枢·平人绝谷》云："血脉和利，精神乃居。"

痰瘀的防治，实质也在于呵护血脉。脑病的防治，就在于把中风作为突破口。

脉道畅通与否或畅通的程度，仅从中医角度尚缺乏能够客观表述的确凿依据，只能通过四诊手段，把握四诊信息（特别是风、痰、瘀血的表象），综合推断。当今现代中医学，完全可以借助现代科技检测手段，作为四诊的延伸，辅助诊断包括动脉硬化、血管狭窄、斑块形成、血管畸形、动脉瘤、肿瘤压迫等有痰瘀之象的病症。

（五）合调肝

1. 肝主疏泄：泛指肝脏具有疏通、条达、升发、畅泄全身气机的作用，包括促进精血津液的运行输布、脾胃之气的升降、胆汁的分泌排泄以及情志的舒畅等功能。从脑科来说，特别是人的精神活动与肝的疏泄功能密切相关。

2. 主藏血：肝脏具有贮藏血液、调节血量和防止出血的功能。①贮藏血液：肝贮藏一定血液于肝内及冲脉之中，以供机体各部分生活活动所需。肝又称"血海"。②调节血量：肝根据生理需要调节人体各部分血量的分配。③防止出血：肝主凝血以防止出血。气有固摄血液之能，肝气充足，则能固摄肝血而不致出血；又因阴气主凝，肝阴充足，肝阳被涵，阴阳协调，则能发挥凝血功能而防止出血。

肝藏血功能失职，可引起各种出血，其病机大致有三：①肝气虚弱，收摄无力；②肝阴不足，肝阳偏亢，血不得凝而出血不止；③肝火亢盛，灼伤脉络，迫血妄行。

3. 风气通于肝：《素问·阴阳应象大论》曰："东方生风，风生木，木生酸，酸生肝，肝生筋。""神在天为风，在地为木，在体为筋，在脏为肝。"《素问·至真要大论》："诸风掉眩，皆属于肝……诸暴强直，皆属于风。"风为阳邪，轻扬、主动、善行、数变，通于肝，为百病之长。肝脏气血阴阳平衡失调，肝失所养引起的以眩晕欲仆、抽搐、震颤等具有动摇特点的一类证候，常称之为肝风内动证。如肝阳化风、热极生风、阴虚动风、血虚生风等。

综合祛痰瘀，护血脉，调和肝之气血阴阳，扩宽脑病防治，畅达气机，风木不动，阴平阳秘，神机得用，元神得安。

（六）安脑神

脑为髓海，元神之府（元神寄居之所），以统全身。脑具有主持思维、发生感情、产生智慧、控制行为、支配感觉、统帅全身的作用。《备急千金要方》云："头者，身之元首，人神之所注，气血精明，三百六十五络，皆上归于头。头者，诸阳之会也。"程文囿《医述》引《会心录》曰："夫六腑清阳之气，五脏精华之血，皆会于头，为至清至高之处，故谓之元首，至尊而不可犯也。"《素问·脉要精微论》云："头者精明之府。"《本草纲目·辛夷》指出："脑为元神之府。"《灵枢·海论》："髓海有余，则轻劲多力，自过其度；髓海不足，则脑转耳鸣，胫酸眩冒，目无所见，懈怠安卧。"

脑病范围极为广泛，治疗方法多种多样，本文只是针对门诊常见脑病而提出的一种防治思考，即通过顾护气血、强健脾肾之本，防治痰瘀之患，结合疏肝理气，确保脑神得于安宁。脑病多是疑难杂症，临床往往难于见效。临床有时面对复杂病情，一时感到困惑，或者几经常规辨证治疗而未见疗效，或病者已经多方求治而未效。此时，可根据病者体质与证候，试从调理气血，或予补益先天之肾，或予补益后天之本脾胃等入手，增强人的自身抗病能力，取扶正以祛邪之功；或从痰从瘀论治，而取祛邪以扶正之功；或从疏肝理气、畅泄全身气机，舒畅情志，元神得用，以统全身等。

脑病临床的防与治，目的在于通过防治手段，务求髓海充盛，灵机得养，元神得守，神明得用，使脑能为发令之官，髓能为传令之使，以统全身。脑神安康，健康长寿！诚然，临床实际仍得把握四诊资料，综合分析，给予辨证施治。

六、浅谈中医药延缓衰老的综合工程

衰老是人类生理、病理过程的必然趋势，延缓衰老已成为当今世界性的重大卫生事业课题，延年益寿、健康长寿是全人类不断追求的目标。中医药在疾病防治、养生保健以及延缓衰老等方面，对促进人类健康长寿有独特的经验与优势，是一个方便而实用的健康保障体系。

（一）中医药延缓衰老的历史

中医药学在我国的文化历史长河中，具有举足轻重的地位。从春秋时代开始，中医药学对衰老就有深刻的认识，并充分体现了对"长命百岁"的希冀，如《灵枢·师传》载："人之情，莫不恶死而乐生，告之以其败，语之以其善，导之以其所便，开之以其所苦，虽有无道之人，恶有不听者乎？"《素问·上古天真论》说："食饮有节，起居有常，不妄作劳，故能形与神俱，而尽终其天年，度百岁乃去。"《华氏中藏经·论服饵得失第四十五》明确论述用药是否得当是延年益寿的关键："基本实者，得宣通之性，必延其寿；基本虚者，得补益之情，必长其年。"至晋代，由于道教观点的影响，创立不少以金石类药物为主的炼丹方剂服食，严重背离了中医药学正轨，到唐代已有立补肾为抗老延年之法，但在用药上，仍有不少的矿石类药物；宋代基本摒弃了炼丹服食的错误方法，用植物补虚为主，但仍缺乏较深入的延缓衰老理论，直到金元（南宋）、明时期，开始普遍形成了脾肾虚衰致衰老的观点，其后清代完全承续了这一观点。

中医药延缓衰老的现代研究，自 1970 年代至 1980 年代末基本上是补肾、补脾和脾肾双补为主的三类方。而自 1980 年代末以后，则相继认为血瘀、痰浊等"实"也是导致衰老的重要原因，组方用药突破了传统"补益脾肾""从虚立论"的延缓衰老组方理论，补虚祛实并用的理法方药，是近年来中医药延缓衰老的重要发展。

（二）中医药延缓衰老学说

目前就中医衰老学说而言，可概括为主虚说与虚实说两大类。主虚说主要有肾虚衰老说、脾胃虚弱衰老说、津液不足衰老说等。汉魏六朝就提出了虚实与衰老相关学说，只是发展较慢，目前的虚实说主要有气虚血瘀衰老说、肾虚血瘀衰老说、脾肾两虚夹瘀衰老说、多脏器虚损与气滞血瘀痰浊衰老说、脾肾虚胃肠郁滞致衰说以及综合衰老学说等。

（三）中医药延缓衰老的现代研究

中医药延年益寿的应用有几千年的历史，有关抗衰老中药方的记载多种多样。1959 年，中国科学院动物研究所从《本草纲目》《备急千金要方》等 20 多种中医药书籍中，搜集了抗衰老药方计 152 种之多。近些年，不少中医药工作者对中医药抗衰老进行了大量的实验研究，或从治则、法、方、单味药、单体等主体，采用不同的动物模型或人体，从药物功效、药理以及动物的整体、组织、细胞、分子等多层次地研究中医药延缓衰老的可能作用机制。研究发现，部分单味药及其提取物（包括人参、黄芪、当归、枸杞子、巴戟天、淫羊藿、补骨脂、红景天、菟丝子、冬虫夏草、绞股蓝）、复方（如四君子汤、六味地黄丸等）可能通过提高氧化酶活性、清除自由基，调节免疫功能，延长细胞体外寿命、动物整体寿命等途径起到延缓衰老的作用，而对微量元素的影响、促进性功能作用、促基因损失修复等也是新近研究中医药延缓衰老的方向。

尽管有衰老虚实学说的共识，但研究药物的一个特点是大多数仍为滋补类药物；而对于中医药药物以外的抗衰老方法研究则较少，这与中医药抗衰老发展史和我国的传统文化有一定的关系。

（四）中医药延缓衰老的误区

无论从目前的抗衰老研究领域、"抗衰老"药物的市场，还是消费者本身，都存在一个严重的误区：即片面地寻找一个单复方或方法、研制一个新药、或服用某一种药物、一个秘方，利用一种方法，即可以延年益寿，甚至长生不老。而一些专家或中医药临床工作者认为，许多工作尤其是实验研究越仔细、越深入，临床越难操作，实际运用价值就越小。

人类衰老是一个漫长而极其复杂的过程，现代医学对其机制的研究集中在生理或生化等方面，国内外提出超过 300 种学说和假说，如与中枢神经系统功能衰退、自身中毒（如肠道中毒）、自由基学说、生物神经理论、内分泌功能、体细胞突变学说、差错灾变学说、衰老色素、交联学说、遗传学说、水代谢障碍、微循环障碍等因素有关。

人类机体及其变化的复杂程度超过了人类本身的认识和想象，以及精神和肉体的交互作用、人群与社会的相互关系、人类与自然的互相影响等的复杂性，是我们研究抗衰老难于解决的问题。

（五）延缓衰老、促进长寿是一个综合工程

结合中国古代文化和中医药理论体系，中医药是最具优势的延缓衰老学科，因为它本身综合、整体的理论与治疗体系，它的方法学也是整体的调整、综合的对待，其整体观念及辨证论治的核心精髓理论，决定了中医药在延缓衰老、促进长寿的综合工程中的重要作用。

1.综合方法：延缓衰老的具体措施，贯彻到生活的每一个角度、层面。

运动：运动方式可以自便，但有量与度的限制。对延缓衰老而论，不做剧烈的竞技性运动，而最适于延年益寿的运动量以微微汗出为宜，

推荐太极拳、五禽戏等传统体育项目，游泳、跳绳有助于中老年人延缓衰老，突出的效果是改善心脏功能、减肥、增加骨质的密度。现今大数据时代，有很多具有普适性的方法和建议，当然，主要应根据个体的体质、习惯、季节等来选择，而且需要适时主观和客观评估运动效果等。

心理：健康的心理状态是长寿的根本，包括自我七情调节，如信仰与志向、情绪的宣泄等。从中医角度来说，气机的升降出入顺畅是维持脏腑正常生理功能和正气抗邪的基本条件，也是延缓人体阴阳虚衰的基本保证。摒除各种消极思想和理念，积极面对身心的生理、病理状况和环境、社会等问题，是每一个人健康、延年益寿的基本心理要求。

睡眠：睡眠不足，熬夜、失眠等，是延缓衰老的大敌。天人合一、阴阳调和是中医的重要理论核心和疾病防治的理念，现代科学的诸多研究也表明，合理充分的睡眠对人体健康长寿的重要性。

饮食：要达到延缓衰老的目的，饮食方面必需把握两个原则：一是适度饥饿；二是食性宜杂。对于患有某些疾病，如糖尿病等需要禁忌的，不能过度偏食或禁食诸多食物。食物的繁杂性不仅保证了人体基本全面的营养需求，亦避免了食物的偏性及其他因素影响人体的健康。

药物：因时、因地、因人、因需要选用药物，不宜滥用，更不能盲目久服。如今，各种保健品、食品等充斥市场，亚健康调理、治未病等更是让人目不暇接，无论从医者还是对延缓衰老有需求的主体，常常是盲目无序的，此时更需要保持科学和冷静的心去思考和行动。一味依赖保健品、补益中药等偏颇方法是不合适的。

针灸按摩：针刺可选关元、中极、足三里、涌泉、中脘、肾俞、膏肓，亦可灸、按摩。非专业人士可通过学习、实践，掌握一些简易的操作，进行自我体验，寻找适合的方法。

浴身：根据条件，选择适合的水温和沐浴种类。洗冷水澡可以改善循环系统，提高免疫力和生育力，并降低心脏病发作。值得一提的是，现有部分温泉环境和设施等良莠不齐，应充分评估或在专业人士指导下选择试用。

兴趣爱好：有研究表明，有唱歌爱好常常是长寿的重要特性。用音乐延缓衰老，主要是"欣赏""演唱""演奏"三方法，从中医角度来说，其主要功能有调畅气机与疏肝理气作用。与音乐促进长寿相类似的还有舞蹈、书画、对弈等。而兴趣爱好尚有养花弄草、遛狗养鸟等，有寄托，情绪舒畅，也算是人与自然的统一而延年益寿吧！

尚有其他影响健康长寿的因素，如地域、温度、地位、职业、居住环境、遗传与体型等，均当从客观、主观方面去分析，加以针对性的调节。

2. 综合应用：对于以上介绍的有利于延缓衰老的众多方法，应结合具体情况综合应用。同时注意以下情况。

因人而异，根据个人的体质、喜好、耐受能力等选择。很多具有普适性的养生保健或延年益寿建议原则是适合大部分人群的，当然，每个人都具有各自的生理特点或基础疾病，即体质及疾病的异同，采用的具体方法就要有差别。习惯可以养成，喜恶不可强迫；详询相关的专业人员，进行具有个体性的指导，并适时调整，是很重要的。

因时而异，即根据一年四季、阴晴圆缺、一日二十四小时来选择适合的方法。《素问·四气调神大论》说："故阴阳四时者，万物之终始也，死生之本也。逆之则灾害生，从之则苛疾不起，是谓得道。道者，圣人行之，愚者佩之。从阴阳则生，逆之则死，从之则治，逆之则乱。"当今社会，大部分人都是打工族，常常起早贪黑，甚或加班加点。为了健康并长寿，为了更好地生活，去享受更多的美好日子，甚或与"日月同辉"，就应尽可能顺应自然，适四时气候之变，调整自我，阴平阳秘，减少疾患发生，从而使心身康健。

因年龄而异。理论上说，衰老的生理过程，从出生一开始，部分组织就开始老化了。延缓衰老，是中年就要开始重视的问题，而对于老年人群来说，如何保证健康而长寿，更是每一天的主要任务，要根据年龄不同选择不同的方法。

因性别而异。男女生理不同，选择的方法自当有异。尤其是女性在围绝经期采用中医药综合调理，对延缓女性衰老起到非常重要的作用。相对而言，男性的衰老未能取得更广泛的关注。

因条件而异。当根据所处的地理、自然环境、个人的生活、工作条件等而论，充分而全面地客观评估所处的各种外界条件，根据自身的生理、病理特点，进行综合性的选择应用，不可盲信，并随机应变。

（六）结语

衰老是人类生理、病理过程的必然趋势，延缓衰老、益寿延年是人类的共同愿望，寻找健康长寿的途径一直是人类梦寐以求的理想。中医药学是我国四大发明之外的第五大发明，是五千年中华民族文化的重要组成部分。1958 年 10 月 11 日，毛泽东主席在有关卫生部党组工作会议的批示中强调："中医药学是一个伟大的宝库，应该努力发掘，加以提高。"六十多年过去了，今天，我们全国上下坚定不移地贯彻习近平总书记关于中医药工作的重要指示精神，坚持以人民为中心，加强中医药法贯彻实施，依法促进中医药事业高质量发展，努力满足人民群众卫生健康的需求，为实现中华民族伟大复兴而奋斗。人民健康而长寿，是我们每一位中华儿女的人生希冀，延缓衰老、促进长寿是一个综合工程，需要我们通过不断的努力和探索，充分挖掘和发挥中医药特色优势，大力开展中医药延缓衰老的研究和应用，建立具有文化自信的中国特色延缓衰老综合工程。

第二章　医理探微

一、扶正补虚的认识及临床应用

"万病不出乎虚实两端，万方不越乎补泻二法。顾治实之法，犹易知易行，姑置弗论。惟是治虚之法，自古难之。"（清·叶天士《叶选医衡》）扶正补虚是中医治病养生要法，但在实际运用中往往因虚中夹实、病证错杂而难以驾驭，常有助邪生变之虞。在长期的临床工作中，对中风、痫病、不寐及其他需要长期调治的内科疾病，尤其是中老年人或久病之人，应重视脏腑正气，在决策是否当"补"时，主张辨病求本，不囿表象；在处理扶正与祛邪的关系时，力求揆度虚实，进退有度；具体运用补法时，擅长补中寓通，不拘一法。

（一）辨病求本，不囿表象

多种内科疾病，尤其是中老年人的内伤杂病，往往根源于脏腑气血阴阳亏虚，在此基础上内生痰浊、瘀血等，而成本虚标实、虚实夹杂之证。虚象者自当以"虚则补之"为治则，但临床上许多患者虚象并不显著，甚或表现为痰、瘀、热等实象，对此亦同样重视补益，不应为某些表面病象所掣肘，"治病必求其本"，只要辨明该患者确实有"虚"，就应处处顾护正气，辨证施补。

1. 综合分析患者的一般资料及体质，细察"虚象"：要注重综合分析各项临床信息，将患者的年龄、性别、职业、发病节气、所处环境、心理状态等作为选方用药的重要依据。刘老师指出：老年人多为肝肾不足，尤其是肝肾阴虚，故对老年患者常以补益肝肾为大法，随证加减。幼儿形气未充,肺脾肾不足,尤其以脾胃稚嫩为主,常注重健脾理气和胃。妇人中年以后,易出现血虚及气血郁滞,常需兼顾养血活血、疏肝理气,并注意月经对气血盈亏的影响。脑力劳动者可因心血暗耗而成心脾气血两虚,或长期熬夜折损气阴,应酌情予健脾补气或益气养阴。同时也应注意鉴别患者受心理因素影响而描述出的种种"虚象",其实质可能是气郁而非气虚,如某些患者若情绪焦虑或抑郁,或希望得到更多关注时,可能会将倦怠、乏力、气短、胸闷等症状描述得很重,有的还会"装"出声低息微的虚弱之状,这时尤其需要医者四诊合参、细辨真伪。另外,要细心留意患者面色善恶、声息强弱、穿衣多少、肢体温凉,以及追问其烟酒嗜好、饮食寒热喜恶、既往用药反应等,以辨析患者素体体质,以求辨证准确、全面。

2. 从病因病机及发病规律把握"虚证":中医对不少疾病的病因病机及发病规律已有较为明确清晰的认识,这可作为分析是否有"虚"的重要参考,例如中风以脏腑气血亏虚为基本发病基础,呆病的总病机不离髓海失养等,这些病虽常兼有瘀血、痰浊等邪实,但究其根本仍为因虚致实。

(二)证治揆度虚实,进退有度

内科杂病,尤其久病、老年病大多本虚标实,"正虚"与"邪实"往往分属不同的脏腑,而"正虚"又有气血阴阳和脏腑之别,这使得病情复杂多变。因此扶正补虚必须衡量邪正关系,把握"补益"之度。

1. 祛邪宜衰其大半,注重护本:临证时祛邪务求及时,却不强求彻底,尤其对内生诸邪,常"衰其大半而止"(《素问·六元正纪大论》),只要没有明显禁忌,都要尽早用上扶正补虚的药物。如治疗中风,许多中风患者起病时以肝风、阳热之象为主,常用天麻、钩藤、夏枯草、葛根、桑叶、菊花、毛冬青等平肝息风清疏之品,兼痰瘀、腑实者加法半夏、天竺黄、竹茹、丹参、桃仁、红花、益母草、王不留行、虎杖等。但单用治标之剂的时间甚短,一般不超过 5 ～ 10 天,只要病情稳定、实象未见加重,即开始酌加太子参、山萸肉等平补之品。察其症状、面色、舌脉有由实转虚的迹象时,就应逐渐减少攻伐而加大益气血、补肝肾的力度,予黄芪、党参、杜仲、桑寄生、巴戟天、熟地黄、菟丝子、枸杞子等；仍有大便秘结也不宜再攻下，可予何首乌、肉苁蓉或果仁类药以补虚、润下；若需活血化瘀则可转投平缓或兼养血、舒筋的活血药，如鸡血藤、牛膝等；化痰则不宜过用寒凉，可合用茯苓、白术健脾以化痰。中风急性起病时所表现的"邪盛"之象是由脏腑气血逆乱所致，究其本乃是脏腑气血亏虚，治之太过必加重其虚，及至表现明显虚象时，脏腑元真已受重创，补之已晚。另一方面，痰瘀贯穿中风病始终，虽因气虚无力运津行血，而生痰成瘀，但单用涤痰化瘀难收良效，故通过运用益气补虚可达"防邪""祛邪"之效。

"风雨寒热，不得虚，邪不能独伤人"（《灵枢·百病始生》），对于外邪入中经络引起的疾病，如面瘫，治疗时应特别注重"脉络空虚"的一面，祛风散寒或疏风清热均中病即止。初期尽量避免使用蜈蚣等温燥动火之品，以防耗伤阴血，筋脉失养，导致面肌痉挛；后期则常加益气养血、养阴生津之品以活血通络、濡养经脉。

2. 扶正当以平为期，稳中求效：年老脏腑精气虚衰总是难以逆转，许多疾病（尤其是神经内科疾病）一旦发生就难以完全恢复。因此，扶正补虚往往是一个长期的过程。刘老师推崇"以平为期"（《素问·至真要大论》）的治疗理念，认为补虚不是强求回复既往的"强健"，而是要让机体在新条件下达到平衡；遣方用药力求稳中取效，避免破坏气血阴阳的稳态。补虚的治法一旦选准，就不宜因为机体暂时出现的"实象"而大做调整，因为骤用攻补常易打破阴阳平衡而使病情更加复杂，用药时在药量或同类药物之间稍做调整即可。如前所述，在治疗中风病后期用补肝肾、益气化痰活血为法，若患者因不能耐受而出现咽干口渴、心烦、苔黄等燥热之象，临床常保留人参和黄芪等补药不变，而在化痰、活血、通络等药上做调整，如将法半夏改为竹茹，川芎改为丹参或赤芍，徐长卿、伸筋草等改为秦艽、忍冬藤、络石藤等，或再改党参为太子参，酌减补气或补肾阳的药物，也可稍佐生地黄、麦冬等养阴清热、生津润燥之品。若出现脾胃积滞、便秘、咳嗽、咳痰等变化，原方相应加减即可。其间还需鉴别是补气药导致燥热内生还是兼有阴虚内热的情况。刘老师认为慢性病或疾病后遗症期机体难免会出现一些"邪实"的症状或舌脉象，甚至掩盖了原有的虚象，必须注意，这些往往只是反映了机体的局部情况，不可以偏概全而忽略了原有的基础病变。另外，天气、饮食、起居、情绪等因素均可导致机体发生变化，应随之调整。临床使用补益药物多从小量逐加，循序渐进。刘老师常以黄芪、党参作为补气药对，黄芪有时会重用至100g以上，但常从30g起始，待患者能适应才逐渐加量，或先用补气力度和温燥之性稍弱的南芪；用党参则多从10～15g开始，或先用太子参，再根据患者的病证变化及身体接受程度而调增。用龟甲、鳖甲、熟地黄、当归等滋阴养血之品亦遵此理。

（三）补中寓通，不拘一法

临床运用补法不仅要补而不滞、补不留邪，更要补中寓通、补而能消。

1. 补益肝肾与益气血合用：肾、精、髓、脑密切相关，肾与脑借督脉相通，肾精由督脉上输于脑。另外，精、髓、血同源，脑又离不开气血的濡养。因此，呆病、痿病、截瘫等脑髓病变常与肾精及气血有关。刘老师由此确立补益肝肾与益气血合法的治疗思路，常用龟甲、枸杞子、黄精、肉苁蓉或鹿角霜、淫羊藿、巴戟天、杜仲等滋肾阴、补肾阳以益精生髓；用黄芪、党参、白术、茯苓等健脾益气生血，常重用黄芪取其补气升提之效；兼有阴血亏虚者，加山萸肉、白芍、何首乌、熟地黄以滋阴养血。

2. 滋阴之剂少佐凉血活血：临床上不少失眠、郁病的患者证属阴虚内热，其常效法丹溪大补阴丸之法治以滋阴降火，予龟甲、熟地黄填补肾中元阴，并选加麦冬、沙参、玉竹、石斛养阴生津，或白芍、酸枣仁等滋阴养血，知母、黄柏、生地黄、玄参等清热养阴。匠心独运之处在于合用少量凉血活血之品，因为血属阴，阴虚可致血滞，同时滋阴药大多滋腻，加用活血药可使静中有动、补而不滞，凉血又助降火清热，一举多得。阴虚兼有五心烦热或骨蒸发热者常用牡丹皮，兼有肝火者常用赤芍，兼有肝郁气结者常用郁金，往往疗效较佳。

3. 益气养血化痰瘀，以补为消：痰瘀等内生之邪，多为"因虚致实"，前人已早有健脾化痰、益气活血等法。刘老师认为痰瘀同源，可痰瘀同治，二者均因水液代谢失常而生，常互相转化、互结为患。中医脑病中的中风、眩晕、头痛、呆证等就常因痰瘀阻络、清窍受扰而起，应活血与化痰并行。因此类病症根本病机都与脏腑气血亏虚有关，且气能行血、行津，故以益气为主，血虚则佐以养血活血，津亏则配合滋阴生津。常以补气力胜、性动而能行滞的黄芪为补气主药，活血化痰方面常选泻中有补的药物，如以鸡血藤、丹参、益母草等活血补血，以茯苓、白术、陈皮、法半夏健脾化痰，再视具体情况加用活血通络、化痰除湿之品。痰瘀蕴而化热时，补气药可继续用，而且需继续用，配合清热化痰、活血凉血即可。刘老师指出，攻伐之性太强的药物易耗损气血，反而使痰瘀更难消除，正如叶天士所言，"因虚致病者……与其去病而虚不可保，毋宁补虚而病可渐除"（《叶选医衡·因病似虚因虚致病论》）。

4. 重视脏腑特性及其相互关系，补中寓通

（1）立方选药时重视顺应脏腑特性，不用猛药重剂往往获效甚佳：脑为清阳之府，既需气血精华濡养，又易受痰瘀浊气蒙蔽，故在补气血、益精髓时，注重涤痰瘀，保持大便通畅以降浊气，同时配伍川芎、白芷、天麻等上行疏利头目，或选用石菖蒲、远志、郁金等开窍之品。脾胃虚弱则易生痰湿、易有积滞，故健脾补气常需佐以理气、除湿、消滞。在岭南湿热之地，理气除湿又不宜过于温燥以免助生湿热，常用枳壳、厚朴、苍术、绵茵陈、鸡内金、谷芽、麦芽等，还常选用岭南地方药物，如布渣叶、火炭母、芒果核、鸡蛋花、田基黄等。肝为刚脏，性喜条达，又因其体阴用阳而气常有余、阴血常不足，治疗癫痫、抽动症等肝风为患的疾病，发作期除了平肝息风止痉，还常配伍疏肝、清肝之品，如柴胡、郁金、菊花、夏枯草、牡丹皮等，缓解期则需注意养肝、柔肝，用白芍、酸枣仁、山萸肉、生地黄、麦冬等。

（2）善于利用脏腑生克关系提高疗效：治疗失眠证属肝郁脾虚者用抑木扶土法，常以党参、白术、茯苓、法半夏、柴胡、郁金、合欢皮、酸枣仁为基础方加味；治疗癫痫证属阴虚肝风内动者用滋水涵木法，一方面以钩藤、羚羊角骨（或羚羊角胶囊）、水牛角平肝清肝，或加蒺藜、天麻增强息风之效，另一方面重用龟甲滋补肾阴，加白芍、玄参、生地黄、麦冬、沙参、山萸肉等加强养阴清热，再合用化痰、通络之品，对控制癫痫发作常收良效。

（黄婉怡　刘茂才）

二、"血行"刍议——当归治痫的联想

(一)"风痰"在脑病临床治疗中的地位

已故广东省中医院名老中医林夏泉善用当归作为主药治疗癫痫病取得显著疗效,"除痫散"是一例证。当归乃为中医血之圣药,具有补血调经、活血止痛等功效,用之者治血也。痫之为病,风痰是要素,痫病之发,风之动也。当归治痫,治血而达息风也。古云"治风先治血,血行风自灭"也。(此语目前多认为出自:宋·陈自明《妇人大全良方》;明·李中梓《医宗必读卷十·痹》)。究其本意,《诸病源候论·妇人杂病一》有云:"贼风偏枯,是体偏受风,风客于半身也。人有劳伤血气,半身偏虚者,风乘虚入客,为偏风也。其风邪入深,其气去,邪气留,则为偏枯。此由血气衰损,为风所客,令血气不相周荣于肌肉,故令偏枯也。"宋·陈自明《妇人大全良方·妇人贼风偏枯方论》论曰:"夫偏枯者,其状半身不遂,肌肉枯瘦,骨间疼痛,神智如常,名曰偏枯。仆原疾之由,皆由阴阳偏亏,脏腑怯弱,经络空虚,血气不足,当风冲坐,风邪乘虚而入,疾从斯作。"《素问·生气通天论》云:"汗出偏沮,使人偏枯。"详其义理,如树木或有一边津液不荫注而先枯槁,然后被风所害。人之身体,或有一边血气不能荣养而先枯槁,然后被风所苦,其理显然。王子亨有云:"舟行于水,人处于风。水能泛舟而亦能覆舟;风能养体而亦能害体。盖谓船漏水入,体漏风伤。古人有云:医风先医血,血行风自灭是也。治之先宜养血,然后驱风,无不愈者。宜用大八风汤、增损茵芋酒、续断汤。"此所言"偏枯"之因,在于人有劳伤血气,血气不足,一侧肢体血气不能荣养,而风邪乘虚而入,客于半体,发为偏枯。先有血虚,后被风客,其之治,先宜养血,然后祛风(实际上综合用药,风、血同治)。

明·李中梓在《医宗必读·痹》阐述行痹的治法时说:"治行痹者散风为主,御寒利湿,仍不可废,大抵参以补血之剂,盖治风先治血,血行风自灭也。"此"行痹"者,乃痹病中其风气胜者为行痹。行痹之治,除祛邪外(祛风、寒、湿邪)尚须参以补血之剂,治血以灭风也。两家之说,一字之别,但义相同,均指明了治风与治血的关系。后世医家

却多有拓展，广泛用于治疗以风邪为主要病理因素的疾病。

（二）中医学对风的含义和特性的认识

中医的风，是指天地之间空中转运之大气。风、寒、暑、湿、燥、火六气，是自然界六种不同气候变化，在正常情况下，六气不会使人患病，但其变化超越人体的适应能力或人体的正气不足，不能抵抗或适应气候变化之时，六气就成为"六淫"（或"六邪"）。《素问·五运行大论》载"五气更立，各有所先，非其位则邪，当其位则正"，风"当其位则正"称为"实风"，即春夏秋冬的正常气候更替，风"非其位则邪"，谓为"虚风、邪风"，伤人者也。伤人之风则有内外之别。风邪从外感所致，称为"外风"；风邪非外感所致，而是在机体疾病过程中所出现的震颤、摇摆、抽搐、眩晕等一系列具有风邪之"动"特性的一类病证，则称为"内风"，正如《临证指南医案·中风》所言："内风乃身中阳气之变动。"

风轻扬主动、善行数变，通于肝，为百病之长，这是风邪的基本特点。风为阳邪，其性开泄，善动不居，变化无定，有向上、向外及主动的特点。风为百病之长，寒、暑、湿、燥、火（热）诸邪多依附于风而侵入人体，所以风为外感六淫的先导，《素问·生气通天论》说："风者，百病之始也。"

风善行数变，"善行"，指风邪可移行于人体的任何部位，风邪致病多具有病位游移、行无定处的特点；"数变"，指风邪为病具有使病情变化迅速、病机复杂的特点，以风邪为先导的疾病无论是外感还是内伤，一般都具有发病急、变化多、传变快等特征。

风主动，天地之间的大气流动，令自然界的草木物体摇动、劲急，此乃风之性动也。临床所现震颤、摇摆、动掉、抽搐、角弓反张、口眼㖞斜、手足搐搦、眩晕、筋惕、肉跳等征象，亦具有"动"之特性，古人责之于风邪所致。如外感热病中的"热极生风"，内伤杂病中的"肝阳化风"或"血虚生风"等证，均有风邪动摇的表现，如《素问·金匮真言论》言"风胜则动"，《素问·至真要大论》言"诸暴强直，皆属于风"等。

风为阳邪，轻扬善升；风主于春，"其性为暄""其用为动"，故属阳邪。而风之伤人，人体阳位常先受病，《素问·太阴阳明论》曰："故阳受风气，阴受湿气……故伤于风者，上先受之；伤于湿者，下先受之。"风与湿相对，以阴阳、上下来区分受病部位。风既为阳邪，其性善升，头乃诸阳之会，因此头部的病症多与风邪有关。"高巅之上，唯风可到"（《兰室秘藏·头痛门》），风客巅顶头面，则常见头痛、眩晕等症。

风气通于肝，《素问·阴阳应象大论》曰："东方生风，风生木，木生酸，酸生肝，肝生筋。"《素问·阴阳应象大论》曰"在天为风，在地为木，在体为筋，在脏为肝"。《素问·至真要大论》曰："风木受邪，肝病生焉。""诸风掉眩，皆属于肝。"内风就是肝风，肝居胁部，它的生理功能是藏血，主疏泄，主筋，其华在爪，开窍于目，与胆相表里。

风为百病之长，风邪是外感病因的先导，寒、湿、燥、热等邪往往都依附于风而侵袭人体，如风寒、风热、风湿、暑风、风燥、风火等。临床上，风邪居六淫之首，为患疾病较多，并易与六淫诸邪相合而为病。

（三）肝脏的生理功能

1.肝主疏泄：泛指肝脏具有疏通、条达、升发、畅泄全身气机的作用。包括促进精血津液的运行输布、脾胃之气的升降、胆汁的分泌排泄以及情志的舒畅等。

（1）调节精神情志：人的精神活动除由心所主外，还与肝的疏泄功能有关。

（2）调节气血津液运行：血液的运行和津液的输布代谢，有赖于气机的调畅。气能运血，气行则血行，故说肝气的疏泄作用能促进血液的运行；气能行津，气行则津布，故肝的疏泄作用能促进津液的输布代谢，使之不聚湿成水、生痰化饮之患。

（3）促进脾胃的运化功能和胆汁分泌排泄：脾气以升为健，胃气以降为和顺。脾胃的运化功能，体现在脾胃之气的升降相因，平衡协调，这与肝气的疏泄功能有密切的关系。另一方面，饮食物的消化吸收还要借助于胆汁的分泌和排泄，因为胆汁是参与饮食物消化和吸收的"精汁"。胆汁乃肝之余气所化，其分泌和排泄，均受肝气疏泄功能的影响。

（4）调节生殖功能：女子的排卵与月经来潮、男子的排精等，与肝气的疏泄功能有密切的关系。肝气的疏泄功能正常，则精液排泄通畅有度；肝失疏泄，则排精不畅。肝气的疏泄功能正常，则月经周期正常，经行通畅；若肝失疏泄，气机失调，则见月经周期紊乱，经行不畅，甚或痛经。由于肝气的疏泄功能对女子的生殖功能尤为重要，故有"女子以肝为先天"之说。

2. 肝脏主藏血：肝脏具有贮藏血液、调节血量和防止出血的功能。

（1）贮藏血液：肝贮藏一定血液于肝内及冲脉之中，以供机体各部分生活活动所需。肝又称"血海"。

（2）调节血量：肝根据生理需求调节人体各部分血量的分配。

（3）防止出血：肝主凝血以防止出血。气有固摄血液之能，肝气充足则能固摄肝血，而不致出血；又因阴气主凝，肝阴充足，肝阳被涵，阴阳协调，则能发挥凝血功能而防止出血。

肝藏血功能失职，可引起各种出血。其病机大致有三：一是肝气虚弱，收摄无力；二是肝阴不足，肝阳偏亢，血不得凝而出血不止；三是肝火亢盛，灼伤脉络，迫血妄行。肝脏气血阴阳平衡失调，演变为病理性的肝风内动证。肝风内动证是指肝血不足，肝失所养引起的以眩晕欲扑、抽搐、震颤具有动摇特点一类症状的证候。常见四种证候类型，即肝阳化风、热极生风、阴虚动风、血虚生风。肝阳化风证，是指肝阳亢逆无制，表现动风的证候，多因肝肾之阴久亏，肝阳失潜而暴发。热极生风证，是指热邪亢盛引动肝风所表现的证候，多由邪热亢盛，燔灼肝经，热闭心神而发病。阴虚动风证，是指阴液亏虚引动肝风表现的证候，多因外感热病后期阴液耗损，或内伤久病，阴液亏虚而发病。血虚生风证，是指血虚筋脉失养所表现的动风证候，多由急慢性出血过多，或久病血虚所引起。

（四）"血行"与"风自灭"

"血行"的内涵是什么？"血行"有三要素，即血液正常循环必须具备三个条件：其一血液旺盛；其二脉道（血之隧道）畅通；其三有足够的推动力。"治风先治血，血行风自灭"，要达到风邪自灭，"治血"的内涵就不只是血虚的问题，而应该从"血行"的角度去治血，以建立有效的血液循环。

1. 血液旺盛：血要充而旺，使之注之于脉，灌溉一身，目得之而能视，耳得之而能听，手得之而能摄，掌得之而能握，足得之而能步，脏得之而能液，腑得之而能气（脏腑得到血液滋养以后，能发挥其藏精气的功能，腑能发挥其传化物的功能），诸经能恃其长养，为生命活动提供营养物质，发挥营养和滋润作用。血自形成之后，贮藏在肝中，称为"肝藏血"；再通过心的推动，流动于全身脉中，称为"心主血脉"；脾能控制血的运行，防止血溢出脉外，称为"脾统血"。血就这样循环往复地运行在脉中，内至脏腑，外达肢节，灌溉一身。临床血气旺盛，则人脸色红润，肌肉丰满壮实，肌肤毛发光滑亮泽，显得有精神。"治风先治血，血行风自灭"所指所治之"血"，应当要有此效能方能使风自灭。

血之注之于脉，充则实，少则涩，生旺则诸经恃其长养，衰竭则百脉由此空虚，血盛则形充，血弱则形衰。血病种种，归类不一。血病临床常归三类：血虚、血热、血郁。治血有三法：一曰补血，血虚宜滋之、补之；二曰凉血，血热宜清之、凉之；三曰和血、行血，血郁宜通之、下之。《神农本草经疏》分三类：血虚、血热、血瘀。治血虚宜补之，血热宜清之、凉之，血瘀宜通之。《景岳全书》在关于血病的辨证施治中，内容广泛，列出15种之多，提及有血滞、血寒、血热、血陷、血燥、血滑、血涩、血畜等。《医述》引《医学六要》血证有四：曰虚、曰瘀、曰热、曰寒；治法有五：曰补、曰下、曰破、曰凉、曰温。赵金铎主编的《中医证候鉴别诊断学》血证证候有血虚、血脱、血瘀、血热、血燥、血寒等六种。邓铁涛主编的《实用中医诊断学》血病辨证中有血虚证、血瘀证、血热证、出血证。临床所见血病如下：

血虚证：体内血液不足，肢体脏腑百脉失于濡养而出现的全身性衰弱证候的总称。如果血虚筋脉失养出现动风证候，则可谓之为"血虚生风"。因失血过多或病久正虚，化源不足，使筋脉、爪甲、肌肤、头面失于濡养，临床除易见面色苍白、嘴唇、指甲的颜色暗淡、失眠乏力等表现外，亦容易出现眩晕、手足震颤、瘛疭、筋脉拘挛、肌肤麻木等虚风内动的证候，通常谓之"血虚生风"。

血瘀证：指血行不畅，甚至停滞凝聚，或离经之血积于体内，影响气血运行所产生的各种临床表现的概称。瘀阻部位不同，症状不同。动脉粥样硬化（AS）是一个多因素参与、多基因异常调控的复杂病理过程。中医认为 AS 的病因病机为本虚标实，属血瘀气滞证，标实为痰和瘀。"瘀"的本质，有研究认为"瘀"实质包括动脉粥样硬化斑块、血栓形成、高血凝及高脂血症的病理解剖及病理生化的有形变化。

血瘀证的诊断标准：实验室依据有微循环障碍，血液流变学异常，血液凝固性增高或纤溶活性降低，血小板聚集增高或释放功能亢进，血流动力学障碍，病理切片示有瘀血表现等。特异性新技术显示血管阻塞，可考虑与通常所说血之浓、黏、凝、聚相关。

血热证：指血分有热，或热邪侵犯血分而出现的伤阴、动血、热扰神明等临床表现的统称。血属阴，热在血分，故入夜则身热较甚；血热扰于心神，故心烦躁扰如狂，甚则昏迷；邪热迫血妄行，则有出血等症。

血热血瘀证：亦称血热搏结证，多因感受外邪，或情志内伤，或脏腑功能失调，或瘀血留滞，郁而化热，以致血热搏结而成。临床一般常见头痛如刺，发热，或见出血，既有血瘀证，又有血热证表现者。

血寒证：阴寒之邪侵犯血分或气虚失其温煦，而出现血脉凝滞、收引等临床表现的概称。

血寒血瘀证：血寒证与血瘀证两者都有血脉凝滞症状，在病因病机上密切相关，但有一定区别。从病因而论，血寒证多由素体阳虚，寒邪客于血脉之中，而致气血运行迟缓。血寒是形成血瘀的病因之一，血瘀证却是血寒证进一步发展的结果。

血燥证：又称内燥。体内精血亏夺而出现机体失于滋润的临床表现的概称。多由失血过多或温病后期，久病精血内夺，年高精血衰少，或吐泻、多汗、伤津及血，或瘀血内阻，新血不生所致。《景岳全书·杂证谟·血证》："血有燥者，宜润之，以奶酪、酥油、蜂蜜、天门冬、柏子仁、苁蓉、当归、百合、胡桃肉之属。"

血蓄证：离经之血积于体内，如脑出血血肿停留或大面积梗死之类，产生水肿压迫周围组织出现相关症状。《景岳全书·杂证谟·血证》："血有蓄而结者，宜破之逐之，以桃仁、红花、苏木、玄胡、三棱、莪术、五灵脂、大黄、芒硝之属。"

血脱证：又名脱血，是由于突然大量失血或长期出血，失血过多所致，属于严重阴血亏耗，阳气衰少的证候。

血滞证：血滞证与血瘀证密切相关，可以理解为血瘀证的轻症或前期，血瘀证则是血滞证发展的结果。瘀血的形成除外伤原因外，必然有一个血液运行变化即血液运行缓慢或血质变浓变黏的过程，这一过程所产生的病变则称为血滞证。《景岳全书·杂证谟·血证》："血有虚而滞者，宜补之活之，以当归、牛膝、川芎、熟地黄、醇酒之属。""血有寒滞不化及火不归原者，宜温之，以肉桂、附子、干姜、姜汁之属。"

血涩证：是因元气亏虚，无力推动血液运行，使血液运行缓慢而出现血流涩滞的证候。常表现为身倦乏力，少气懒言，面色无华，舌淡紫，脉涩无力。（滞与涩两者有一定差别，"滞"，壅滞，浓、黏、凝、聚，突出缓慢；"涩"，不流利，不光滑、粗糙，突出不流利。）《景岳全书·杂证谟·血证》："血有涩者，宜利之，以牛膝、车前、茯苓、泽泻、木通、瞿麦、益母草、滑石之属。"

血滑证：与血涩证相反，因脏腑怯弱，水谷精微物质失衡，致营液中浓黏凝聚度下降，血液运行加快的证候。若加之火热或气逆抟击，或气虚失摄，将致生各种血证。《景岳全书·杂证谟·血证》："血有滑者，宜涩之止之，以棕灰、发灰、白及、人中白、蒲黄、松花、百草霜、百药煎、诃子、五味子、乌梅、地榆、文蛤、川续断、梓白皮之属。""气温则血滑。""而血动之由，惟火惟气耳！"临床风心病、缺血性脑梗抗凝抗血小板聚集治疗、溶栓治疗等可与此认识汇通。

宋代陈自明所言偏枯乃血虚而后风气所客而成，从临床过程说，由于血虚而出现了风证，可谓之血虚而生风证，即谓之"血虚生风"。《通俗伤寒论·六经方药》引何秀山："血虚生风者，非真有风也。实因血不养筋，筋脉拘挛，伸缩不能自如，故手足瘛疭，类似风动，故曰内虚暗风，通称肝风。"明代李中梓只言"行痹"治疗要"参以补血之剂"并未阐述风从何生，但两人皆明言"治风先治血"。

翻阅了一些古代文献，只见有"血虚生风"之说，是否其他血病皆可生风？一些近代文献则谓：无论血虚、血热、血寒、血瘀、血燥皆可引起风证，又尚缺乏详细的病机解释，更无规范的标准或充分的说理数据，有待进步深入研究。临床种种血之病变，窃以为，只要能引起肝血不足，肝之疏泄、藏血功能失职，筋脉失于濡养滋润，就说明有肝风内动的病理基础。

2. 脉道（血之隧道）畅通：脉是血液运行的管道，又称"血府"。脉具有运行血液的作用，血液在脉中循环于全身，内至脏腑，外达肢节，为生命活动提供营养物质，发挥营养和滋润作用。

动脉粥样硬化（AS）斑块的钙化和溃疡、血栓形成及出血等复合性病变，引起血管弹性减弱、血管狭窄及血液流变学改变，而发生瘀滞或缺血的状态，必然影响脉道的畅通与完整，为肝风内动构成了病理基础。脉道畅通与否或畅通的程度仅从中医角度能够把握的信息不多，动脉硬化、血管狭窄、斑块形成、血管畸形、动脉瘤、肿瘤压迫等须借助现代科技检测。

动脉粥样硬化（AS）是一个多因素参与、多基因异常调控的复杂病理过程。中医认为 AS 的病因病机为本虚标实，标实为痰和瘀。"瘀"的本质研究认为"瘀"实质包括 AS 斑块、血栓形成、高血凝及高脂血症的病理解剖及病理生化的有形变化。

3. 足够的推动力：血随气行，周流不停，有赖于气的推动（具体表现在心气的推动、肺气的敷布、肝气的疏泄等方面），亦有赖脾气对血液的统摄，使其正常运行于脉内。"盖气者血之帅也，气行则血行，气止则血止，气温则血滑，气寒则血凝，气有一息之不运，则血有一息之不行。"（《寿世保元·血气论》）从动力角度说，其障碍常见有以下几种情况：

气虚证：机体脏腑功能衰退，元气不足而出现的全身性虚弱症状的总称，如缺血中风等。

气陷证：先天不足、后天失调造成元气亏损，气机升降失常，出现以中气下陷，升举无力为特征的一系列症状的总称，可见于各类中风重症。

气脱证：机体正气虚怯，元气衰惫，气随血脱，阴阳欲离而出现的多种危急症状的总称，如中风脱证。

气滞证：机体某一部分，某一脏腑，某一经络的气机流通发生障碍，出现"气行不畅""不通则痛"等一系列症状的总称，如各种中风。

气逆证：肺、胃、肝等气机升降出入失常，出现元气当降不降，当入不入，升举无度，气行不顺而反逆上的各种症状的总称，如血之与气并走于上的出血性中风。

气闭证：因邪气壅盛，气机逆乱，阴阳乖戾，而导致九窍闭塞不通所出现的危急症状的总称，如中风闭证。

气虚血瘀证：是气虚运血无力，血行瘀滞而表现的证候。常由病久气虚，渐致瘀血内停而引起。多为虚中夹实，以气虚和血瘀的证候表现为辨证要点。

气滞血瘀证：是指气滞和血瘀同时存在。气机郁滞而致血行瘀阻所出现的证候，一般多先由气的运行不畅，然后引起血液的运行瘀滞，是先有气滞，由气滞而导致血瘀；也可由离经之血等瘀血阻滞，影响气的运行，这就先有瘀血，由瘀血导致气滞；也可因闪挫等损伤而气滞与血瘀同时形成。气滞、血瘀常常同时存在，因此有"气滞血则瘀"之说。由于肝主疏泄，性条达，又主藏血，所以肝失疏泄，肝气郁结而致气滞血瘀者为多见。

具备了血液旺盛、血脉流畅完整、良好的动力这三个良好的要素和条件，这样的"血行"，应该说，绝大多数的"风证"是可以祛除或预防发生的，以达到其风自灭。

但是也要看到或想到，临床上确实有一些"风证"是不能仅靠这三要素就能息的，更不能认为仅以"治血"就能把风证消除。

临床上对中风病全方位的防与治，在某种意义上说，是对动脉硬化的防与治，其根本在于对血与脉的呵护。完整而通畅的脉管系统，无疑将大大减少中风病的发生。《灵枢·平人绝谷》"血脉和利，精神乃居"，因而对血与脉的呵护，最终目的在于追求人的健康长寿！

三、试谈痰与神经科临床

神经科临床主要是研究脑病和神经系统其他部位的炎症、血管病、肿瘤、变性、畸形、遗传、免疫反应、营养代谢性疾病、中毒和创伤等疾患的诊断和防治。临床上，主要表现为神经系统功能的失调，如瘫痪、抽搐、感觉减退或消失、疼痛、运用不稳、失语、昏迷等，少数患者伴有精神活动失常。属中医之脑病范畴。当今中医脑病，则包含现代医学神经与精神两大系统疾病在内。古人有云："百病皆因痰作祟。"百病未必尽都有痰，但神经科诸多疾病确与痰有密切相关。在临床中，若能引起重视，并能给予恰当的治疗，将对临床疗效产生重要意义。

（一）痰的概念

《内经》有饮而无痰，但描述痰证、痰病的记载则多处提及。如《素问·评热病论》有"使人强上瞑视，唾出若涕""咳出青黄涕，其状如脓"等。汉代张仲景首创痰饮病名，至杨仁斋《仁斋直指方》首先将痰、饮分为二门，严用和、张子和、朱丹溪等都有痰病专论。

目前多认为痰是一种黏稠状的病理产物，又是一种致病因子。《辞海》言痰是"肺支气管黏膜急性和慢性发炎时的分泌物"。中医学认为痰是由于外感六淫、内伤七情、饮食劳倦等因素，导致肺脾肾为主的功能失常，三焦气化失司而致水液调节代谢失常，津液不从正化而凝聚成的一种病理产物。分狭义与广义两大类。狭义之痰主要指肺系疾病的分泌物，多数可随呼吸发出鸣响而闻及，或可随咳咯而出，视之可见。广义之痰是人体肺系之外其他部位之痰的总称。其在胃者，多可随呕吐而出；在肠者，多可随大便而出；在浅表的肌肤经络筋骨者，因局部肿块、结节而触及，皆有形可见；在头颅、椎管及深在的经络、筋骨、脏腑等深在部位之痰，则不能只凭简单的望、闻、问、切所能见之，而只能借助证候的分析，病机的推导及有关辅助的理化检查做判断。

（二）痰的临床表现

痰的临床表现极为复杂，变幻百端，甚至离奇古怪。其之为病，有如"无端弄鬼，似祟非祟"，故有怪病多痰之称。其临床表现视其为害部位而不同。在肺（呼吸系疾病）则咳嗽、咳痰、气喘为多见。在肝则常致中风、癫痫、震颤、头痛、头晕、梅核气、痉挛、抽搐、肢体麻木等。在心则表现神志障碍、昏迷、癫狂、昏厥痴呆、失语、心悸、心烦、或胸痹心痛等。在脾胃则脘腹疼痛、呕吐等。在四肢经络则以肌肤麻木、肿块（核）（瘰疬、瘿瘤、乳癖、流痰）多见。其他尚有肥胖、疟母等。在肝、在心、在经络之痰，多属脑系疾病之痰。在脑系疾病之痰所出现的症状、体征表现，可责之于痰蒙心窍、风痰上扰清窍、胆郁痰扰、风痰入络、痰注经络、痰热腑实、痰瘀闭阻清窍、风痰瘀血痹阻脉络等。诚然，痰邪为害可致上述诸多神经、精神症状及体征，但此等症状及体征并非痰邪为害所独有，临床必需综合辨证判断。

（三）痰致脑病

痰这一病理产物，一旦产生，就必将影响机体脏腑气机的升降和气血的运行，是一种致病因子，与原始病因或其他因素共同参与机体病理过程，从而形成新的病症。痰一旦产生，就可由一种病理产物转化为一种致病因子，转化为致病之本，只是非本中之本而已，痰致脑病可直接或间接而成。

狭义之肺系痰邪致发脑病，以间接而成，主要通过脏腑功能失调，气血、经络运行的障碍而产生脑病。如温病之痰热壅肺（各类重症肺炎等），可因邪热炽盛、痰热交阻、内陷心包、蒙蔽神明而现高热神昏（感染性中毒性脑病之类）；或痰热交阻，正不胜邪，致元气败脱，而见厥脱、神昏（感染性休克等）；或正虚邪实，痰液黏稠，排咯困难，而痰液阻塞气道而致阳气暴绝，患者突然抽搐（窒息）。狭义痰邪亦可直接致生脑病，如风温、肺胀、肺痨、咳喘、咯血诸病，皆可因痰邪流窜直冲犯脑而出现头痛、高热神昏、抽搐等脑病证候（败血症、转移性脑脓肿等）。

广义之痰致生脑病亦是如此。如风痰瘀血痹阻脉络、痰热腑实风痰上扰、痰湿蒙塞心神、痰热内闭心窍之中风证，痰浊中阻之眩晕，痰浊上蒙之头痛，痰热动风之颤证，痰热内扰之失眠，真心痛之痰瘀痹阻心脉而出现的厥脱，等等，都是痰作为致病因子而致生脑病的。

痰致生脑病后，又可产生新的痰证。脑的生理功能失常必然影响五脏六腑的功能，以及气血、经络的运行，从而导致新的津液不从正化，产生新的痰证。如中风暴厥，喉间痰涎壅盛，这种痰涎为中风病产生的新的痰证；中风病之后，由于脑脉痹阻，或脑脉气血瘀积，致清阳之气不得舒展，津液渗泄，为痰为饮（脑水肿），此亦为新生之痰；中风病发，脑脉痹阻，或血溢脑脉之外，致津凝血败，亦化为痰（脑软化）。这种痰的产生与存在，在一定条件下，可互为因果，甚至造成恶性循环，为害无穷。

从痰的含义上说，痰乃津液不从正化的一种病理产物。《证治汇补·内因门·痰证》云："荣卫不清，气血浊败，熏蒸津液，痰乃生焉。"因而可以认为现代医学之高脂血症，类似中医之痰浊；动脉内膜深层的脂肪变性，胆固醇的沉积，所形成的粥样硬化斑块可视为痰浊之积聚产物。痰浊可以滞阻脉道或沉积血府而促发高血压、动脉硬化，两者并可造成恶性循环，而高血压、动脉硬化是发生脑血管病最重要的原因之一。痰浊或因痰浊沉积血府所成之硬化斑块的存在，轻者可无明显症状，但埋伏着危险因素，可视之为存在伏痰；轻则可现头胀头痛、记忆力下降、失眠、肢麻等症；重则可发为中风、痴呆，或使清窍闭塞，为闭为脱，阴阳离决，危及生命。在神经科临床中，脑血管病是最常见的疾病之一，又是三大死因之一，可知痰致脑病之常见及重要性。

（四）神经疾患治痰法

在神经科临床中，治痰之法，总不离急则治标、缓则治本，或标本兼治之原则。治病固当求本，然须看痰势缓急。缓则治本固也；若痰势盛急，度难行散，非攻无由去也；虚人可标本并治，补攻兼施；若势甚紧急，则虽虚人，亦当先攻后补。临床必须根据痰所在部位、寒热虚实之不同，以及痰与其他病理产物合邪为病之异，予以辨证施治。已生之痰，力求化之，化之之法，视其类型不同而异。但在脑病之痰，多选用天竺黄、制胆星、猴枣、竹沥、白附子、僵蚕、礞石、海藻等药。脑病之痰又多与风、与瘀而合病，故脑病化痰之法往往与息风通络、祛瘀活血之品联用，如天麻、全蝎、蜈蚣、地龙干、水蛭等。痰未生者，求其本，本亦有虚实之分。痰之产生，有邪实与正虚两方面。如外感风邪所致者，要祛风；热邪所致者，要清热；肝郁气滞所致者，要疏肝行气；阴虚火旺者，要养阴降火；脾虚湿聚者健脾燥湿等。

在神经科临床中，除了有痰邪表现的证候，可按痰论治外，对一些无明显的痰邪表现，但其表现怪异，或经过常规辨证治疗效果不佳，或现代检查提示有血脂增高、动脉硬化、脑软化、脑及其他神经组织水肿、脑肿瘤等，都可按痰论治。

四、试论头痛实质与"不通则痛"

头痛为临床极为常见的一个症状，许多疾病皆可出现；既可以是某些疾病的主要症状，也可以是某些严重疾病或某些慢性疾病突然加剧的早期表现。《素问·奇病论》云："人有病头痛以数岁不已……脑逆，故

50

令头痛，齿亦痛，病名曰厥逆。"《素问·五脏生成》云："是以头痛颠疾，下虚上实。"《灵枢·经脉》云："膀胱足太阳之脉……是动则病冲头痛。"《灵枢·厥病》云："真头痛，头痛甚，脑尽痛，手足寒至节。"而且尚把以头痛为主证的证候作为一个疾病的病名，又称为头风、首风、脑风等。按其病因，将头痛归纳为外感、内伤两大类；并根据其机制及其伴随症状之不同，将头痛的辨证分为多种类型，遣方施药。1986 年 6月全国中医脑病学术工作会议（于南通）则暂定分为 10 个类型。但因病机复杂，分型难在临床统一。

通者，贯通之意，由此端至彼端，中无阻隔之谓也。不通者，则不贯通也，由此端至彼端，中有阻塞而不通达是也。但"不通"，却不能简单地理解为中有阻塞而不通达之意。《素问·举痛论》云："愿闻人之五脏卒痛，何气使然？""经脉流行不止，环周不休。寒气入经而稽迟，泣而不行，客于脉外则血少，客于脉中则气不通，故卒然而痛。"指出经脉中气血不能畅通，故出现疼痛。后世医家，多据此而谓之"不通则痛"，并在"不通则痛"的理论指导下，一般认为"通则不痛"，故有"痛随利减"的说法。从而形成对痛证的总概念，谓之"不通则痛"与"痛随利减"。对此，元·王好古、明·张介宾、清·喻昌、叶天士等都有详细论述。"不通则痛"之"不通"二字的含义，在《素问·举痛论》中已作了多种解析，认为五脏卒痛，在于脉气不能畅通。然而，不通所出现的疼痛有种种表现。《素问·举痛论》在回答"凡此诸痛，各不同形，别之奈何"时便指出，脉"缩蜷""绌急""外引小络""脉满""脉充大""血气乱""血不得散""小络及引""脉不通""脉泣""血虚""血泣脉急""血泣不得注于大经""血气稽留""厥逆上泄""热气留"等不通因素。脉之"缩蜷"有收缩之意，"绌急"有痉挛之意，"外引小络""小络急引"有牵拉之意，"脉满""脉充大"有脉管扩张之意，"脉泣""血泣""血气稽留"有血液循环滞慢、血液量减少之意，"血不得散""厥逆上泄""热气留"有邪毒内扰之意。由于这些"不通"含义之差异，所以产生疼痛的不同表现及其性质之差别。纵观其意，其所谓"不通"，就包含气血的郁滞、冲逆，血脉的痉挛、扩张、闭塞、瘀结，经络的牵拉相引，脏腑、肌肤、筋骨的失荣，以及邪毒的内扰等在内。其含义广泛，其所致疼痛，既有实证，又有虚证，或虚实相兼之证。

"不通则痛"论，对头痛症有重要的指导意义。"痛随利减"，以通字立法，治疗各种头痛，疗效满意。《临证指南医案·诸痛》云："至于气血虚实之治，古人总以一'通'字立法，已属尽善。此'通'字，勿误认为攻下通利讲解，所谓'通其气血则不痛'是也。"历代医家认为川芎性辛温，主升散，走窜力强，为血中之气药，是治疗头痛的要药，观其意，乃在于通。杨氏自拟散瘀止痛汤，以活血化瘀为主治疗老年血管性头痛 30 例，有效率为 96.7%；姜氏运用活血化瘀法，以血府逐瘀汤加味治疗神经血管性头痛 48 例，有效率 91.67%；邱氏对老年顽固性头痛从痰瘀同治，以通窍活血汤合涤痰汤意化裁，获效甚捷；游氏运用有温经散寒、养血通脉之当归四逆汤治疗神经血管性头痛 70 例，有效率 88.6%，治疗丛集性头痛 30 例，有效率 96.7%；杜氏等在《头风病 230例临床辨证分型及疗效分析》中，介绍"何世英老中医一向擅长以虫类药为主，治疗各种神经性头痛，止痛效果最理想。常用的有地龙、僵蚕、全蝎、蜈蚣等"（《临证指南医案·头痛》谓其搜逐血络，宣通阳气为主）。我院亦曾运用盐酸川芎嗪静滴治疗各类型血管性头痛 42 例，有效率 92.86%。如此种种治疗，观其意，皆有"通"之意。尽管头痛类型多，有虚有实，或虚实夹杂，治疗各有所异，但"若症之实者，气滞血凝，通其气而散其血则愈；症之虚者，气馁不能充运，血衰不能滋荣，治当养气补血，而兼寓通于补"（《临证指南医案·诸痛》）。所以，无论虚实，此论皆宜。

然而，尽管"不通则痛"论广泛运用于临床，但并不是完美无缺的，它不能解析某些"不通而不痛""通而又痛"等现象。如中风之病，语言不利、口角㖞斜、半身不遂等症，按中医理论乃因风痰流窜闭阻脉络之故，既是脉络闭阻，显然属于"不通"，但有此等症状者，许多病者并无疼痛感觉。反之，许多贫血病者，按其气血流通并无障碍，但这类病者却往往出现头晕、头痛之症。又如，用大头针针刺头面皮肤或肢体，与用手按压头面皮肤或肢体，尽管前者的压强有可能大于后者，但是后者所致皮肤、肢体之气血流通障碍，远远大于前者，然而所出现的疼痛感觉，前者却远远大于后者。所有这些现象都未能以"不通则痛"理论得到满意解析。因而有待同道共同努力，在发掘、继承的基础上，进一步努力研究提高，使之成为系统和完整的新的痛证理论体系，造福于人类。

五、中风病阴阳类证治则解读

中风为临床一大病类，其急性期病机复杂多变，多数学者对中风的病因病机的共识是风、火、痰、气、血、虚六端，在一定条件下相互影响、相互作用。从简着手，易于实施，以阴阳两类分之。《类经·阴阳类》说："人之疾病……必有所本，故或本乎阴，或本乎阳，病变虽多，其本则一。"指出了证候虽然复杂多变，但总不外阴阳两大类别，而诊病之要也必须首先辨明其属阴属阳。阳证反映了人体功能亢进，能量代谢增高的反应状态；阴证反映了人体功能不足，能量代谢低下的反应状态。因此，在临床运用八纲辨证时，一般阳证的概念主要是指实热；阴证的概念主要是指虚寒证。对中风病证，根据它们的不同特点，也可分别归属于阴阳两类证候之中。诚然，阴阳是可以转化的，阴阳类证也是可以随着病情的发展而变化的。

中风的病机关键在于风、火、痰、瘀交互为患。临床常以正虚为表现，痰瘀互阻神明清窍是其关键病机。临床救治应以共通的病因病机为基础，进行立法，类证同治与个性相结合，各有侧重，并在可能的情况下与个性相结合。再根据不同的病情表现、不同的个体素质，治则可有所侧重，进行组方用药，体现个体化治疗。

阳类证以风、火突出，临床证候以猝发神志不清或朦胧、鼾声呼吸、喉中痰鸣、牙关紧闭、面赤身热、躁扰不宁、气粗口臭、肢体强痉、大小便闭等为特点，以邪实为主，急则治标，以清热、平肝为统领，立法治则为清热、平肝、破瘀、涤痰、通腑、醒神。阴类证以虚（气虚）突出，临床证候以猝发神志不清，半身不遂，而肢体松懈瘫软不温，甚则四肢逆冷，面色苍白，痰浊壅盛，静卧不烦等为特点，以邪实正虚为主，法当标本兼顾，祛邪安正，立法治则为益气、通脉、破瘀、涤痰、通腑、醒神。

（一）清热法

热与火同属温性，但有程度轻重之差异。火乃热所化，清热可防止热从火化成毒，热清火自熄，血自宁，气复顺，促进神机宣通，神明复用。治已变防未变，防止再次脑出血及并发症的发生，如肺部感染、上消化道出血。清热在某种意义上能起到清火、泻火、解毒、凉血、息风、化痰、通腑等作用。作为中风本病来说，其热当以肝火、心火为主，但中风乃为复合病种，并且中风病发，或外邪侵袭（如肺部感染、泌尿感染、褥疮等），甚或中风本身之痰瘀郁积化热而产生痰毒、瘀毒等显现阳热之象。清热可根据临床热象病况，分别侧重给予清热解毒，或清热泻火，或清热凉血等清热之品（如安宫牛黄丸、紫雪丹、清开灵、黄连解毒汤、犀角地黄汤等）。

（二）平肝法

平肝法是指平调肝之阴阳之意，使肝气如常疏泄、不亢不逆。临证可根据风阳的实际情况分别侧重予镇肝息风、平肝息风、平肝潜阳、滋阴平肝等不同的调肝之品（如天麻钩藤饮、羚角钩藤汤、龙胆泻肝汤等）。

（三）破瘀法

破血，使用祛瘀药中比较峻烈的药物，达到祛瘀的目的。如大黄、桃仁、红花、水蛭、䗪虫等。所谓"破瘀"者，有消除瘀血、逐邪外出，寓活血化瘀之意，其力猛峻。破瘀临证可根据病者血气盛衰或寒热等差异，而选择不同程度的破血逐瘀之品（血府逐瘀汤、通窍活血汤、补阳还五汤、脑血康口服液或胶囊或滴丸、灯盏细辛注射液、复方丹参注射液、盐酸川芎嗪注射剂）。混合性中风或脑梗死抗血小板聚集治疗、抗凝致颅内出血（已经表明有凝血机制障碍者）偏中性治疗，即选用破瘀力相对较弱，或双向作用比较好的活血化瘀药，如田七、益母草、赤芍、牡丹皮或加强益气以固摄治疗。

（四）涤痰法

涤，有荡涤、涤除之意。涤痰法是祛除痰涎、消除内停痰浊、软坚散结的方法。对出血中风患者，有痰即除痰，无痰防止内痰的形成。据痰证之不同予化痰、消痰、涤痰之品。涤痰之法，如有痰可给予化痰、消痰、涤痰等法祛之，无形之痰或防痰产生，可健脾以治之（如温胆汤、导痰汤、半夏白术天麻汤、涤痰汤等）。

（五）通腑法

通腑法即八法中之下法，又称通腑泻热法，通泻大便以清除里热的治法。寒下、增液、泻下等法皆是。通腑法在某种意义上含攻下与利水（或）逐水之意。临证据证施予峻下、缓下，或寒下、温下、润下，或予利水等不同之品。按理，阳证属热属实，予泻热通腑，已无异议；阴证属虚属寒，理应予温通润下。但中风急症，已是阴阳气血逆乱，加之中风病发，患者与家属情绪紧张、惊恐（气机郁滞）；或病者卧床，气血郁滞，胃肠移动下降；或饮食改变（纤维素的减少）；或因水分补充不足；或因脱水利尿降颅压，阴液亏损；或因外邪入侵，如痰热困肺，病证向阳类证转化；或因中风之痰瘀郁积化热，证可向阳类证转化等。中风之病，变化多端，既为腑气不通，温通润下，远水救不了近火，急则治标，速予通下，一经宣通，腑气下降，随即改为缓下，以保持腑气顺畅。

（六）醒神法

醒神之治，除宣窍通关（宣窍），使用治疗神昏窍闭证之相关药物（如麝香、冰片、石菖蒲、苏合香、安宫牛黄丸、紫雪丹、至宝丹、苏合香丸、醒脑静注射剂等）或治疗手段（如针灸、推拿等）外，尚可使用各种血肿清除术、血管瘤的处置术、介入溶栓或取栓术、动脉内支架成型术等，抑或选用清热、平肝、破瘀、涤痰、通腑等法，通过祛邪扶正以益脑髓，以促进受损神机功能的恢复和保护未损脑髓神机之功能，我们抢救治疗的目的就在于醒神，在于力求恢复各种大脑功能。当然，一旦病情稳定，情况许可，就要加强益气通脉、调补肝肾以益脑髓。

（七）益气回阳法

当以补气为主，以黄芪为代表，具大补元气之功，使脑气得养，气阳舒展，神明得用；并使气旺血行，血脉通畅。气与血，阴阳相随，气之于血，有温煦、化生、推动、统摄的作用。气虚宜补之、助之，参、术、黄芪、糯米之属。临床气虚不能帅血而血脉痹阻，或气虚不能统摄而血溢脉外，皆可重用参、芪之属，以推动或统摄血脉，如若元气败脱，则急用参附汤之类以益气回阳救脱。

（八）通脉法

疏通脉道，使气血畅通的治法。寓补气养血、活血化瘀、涤痰通络之中以恢复脉道畅通或促脉络新生。亦可随证选用三七通舒胶囊、复方丹参注射液、盐酸川芎嗪、金钠多、刺五加注射液、碟脉灵（苦碟子注射液）、灯盏细辛、灯盏生脉胶囊、复方北芪口服液、益脑康胶囊等。

以上阴阳类证治则，计共八个。这八大治则并非是要开八个处方，亦不是八大方面的等同组合，而是根据实际病情表现、不同个体素质，各个治则可有所侧重，进行组方用药，构建综合煎剂处方，尽可能体现个体化治疗。一般各法都同时兼顾施用，包含各治则的含义，只是各法轻重不同而已。当然，如果病情较为复杂，或者某一治则需要特别突显，在综合处方不能涵盖或涵盖分量不足，力量过于薄弱，还可以配合一些单方、成药或针剂、其他医疗措施，包括手术等现代处置措施。如阳类闭证，拟煎剂：羚羊角骨 30g（先煎），大黄 10g（后下），黄芩 15g，人工牛黄粉 2g（冲服），钩藤 20g，肿节风 20g，天竺黄 15g，虎杖 20g，鱼腥草 30g，毛冬青 25g，瓜蒌仁 15g，石菖蒲 15g，本方尤为着重清热平肝，病情急重，需配合其他治疗，以防病情突变；亦可根据临床选用清开灵等针剂及安宫牛黄丸或紫雪丹、通腑醒神胶囊等。阴类闭证，拟煎剂：黄芪 45g，党参 20g，川芎 15g，当归 10g，桃仁 10g，红花 10g，胆南星 10g，姜黄 15g，石菖蒲 15g，郁金 10g，虎杖 15g，秦艽 15g；亦可选用灯盏细辛或川芎嗪等针剂，或灯盏生脉、益脑康等。无论阴阳类证，病情危重均可结合临床实际选用血肿清除以及动静脉溶（取）栓等手术。

第三章　临证心悟

一、关于中风病治疗的难点与突破口的思考

中风之病，主要是指急性脑血管疾病。古代医者认为其为四大难症之一，主要责之于病因病机复杂，起病急，症见多端，变化迅速，有如巍峨大厦而基础不固，一遇大风则颓然崩倒，故一经发病，多难治疗，尤其是卒中昏迷程度深沉的预后极差，虽经救治挽回生命，但后遗症亦往往难于消除，且有复中之可能。本文主要针对高血压性脑出血和动脉硬化性脑梗死进行分析。

（一）中风病目前的临床现状

中风病之病因是多方面的，病机也是很复杂的，历代争议甚多。但多认为在患者体内气血虚弱，脏腑阴阳偏胜的基础上，在各种激发因素的作用下，如风、火、痰、虚、气、瘀等因素交错为患，而致脏腑阴阳失调，气血逆乱在脑而致中风。

由于病情的复杂和对中风病病机认识的差异，使中风病的治疗在立法、遣方上趋向多样化，如有任氏八法、薛氏四法、张氏七法、汪氏六要等，各有特色。

急性脑出血用活血化瘀法治疗，医学界一直担心会加重出血，或引起再出血，因而往往将脑出血作为活血化瘀的禁区。近十多年来，从临床疗效，各项理化检查，乃至动物实验疗效机制的探讨等各方面资料看，初步显示了活血化瘀治疗急性脑出血的可行性、安全性和有效性。急性脑出血的急性期，痰瘀为患、痰瘀互阻清窍的主要病机，愈来愈受到人

们的重视。脑出血用活血化瘀的禁区正在被突破，活血化瘀疗法正在成为治疗脑出血的新的有效措施。研究表明活血化瘀具有抗脑水肿，加速血肿吸收，对保护脑组织，恢复神经功能有积极作用。我们所做的"毛冬青甲素治疗高血压急性脑出血的临床与实验研究"课题也证实了这点，多数临床报道疗效都比较满意。但是对较大量的脑出血，因未能迅速解除血肿占位效应，而疗效受到影响。

近年来，中医对中风病研究进一步深入，取得了大量成果，药物的剂型和品种在增加，治疗手段在不断完善，但对中风病急性期的救治，特别是重危症患者的救治，目前仍是一个薄弱环节，仍缺少有效的药物和手段。从现代医学而言，由于 CT 和 MR 的广泛应用，高血压脑出血的诊断变得迅速而准确，为脑出血的超早期手术提供了条件，并随着显微外科、立体定向等技术的广泛应用，使高血压脑出血的手术适应证进一步扩大，成功率进一步提高，使近年来外科治疗脑出血取得了较大的进展。对极重型脑出血，如采用内科治疗几乎 100% 死亡的患者中，手术能挽救约 25% 患者的生命。但由于手术本身的创伤和麻醉可带来对机体的进一步打击，以及由于脑出血导致脑的血液循环障碍，致脑组织缺氧缺血，从而产生脑的局部乃至全脑的继发性损伤，甚至造成恶性循环，与病死率、致残率息息相关，导致总体疗效不尽如人意。

西医内科对脑出血的治疗，手段相当有限，内科保守疗法主要是抗脑水肿、降颅压等对症治疗，疗效不尽如人意。通常报道急性期的病死率在 18% ～ 75%，病后生存者 60% ～ 65% 有后遗症，胡家正等则指出：高血压脑出血内科治疗总的病死率为 50% ～ 90%，而外科治疗目前国内外统计为 3% ～ 51%。对缺血性卒中溶栓治疗则有新的进展。

（二）中风病临床难点分析

各种资料显示，中风病的发病率在上升，已成为我国死亡原因前六位重大疾病中的第一杀手，存活者中 3/4 的患者有不同程度的劳动能力丧失，重度致残者 40% 以上，1/4 ～ 1/3 的初治患者将在 3 ～ 5 年内复发。因此如何及早预防以避免或减少中风病的发生和复发，以及发病后如何及时、合理、有效地救治以减低中风病的病死率及致残程度，是目前防治中风病的首要任务，当务之急，亦正是攻克中风病的难点。难点的存在，有方方面面的原因，主要取决于颅脑生理功能特性。脑是高级神经中枢，对血液供应的高度依赖，对缺氧缺血的高度敏感，对缺氧缺血的耐受时间的极度短暂，一旦造成组织与功能的损害则难于再复，加之颅腔容积的局限性及血脑屏障的关系，给临床治疗带来极大的难度。然而，仅从临床角度说中风病的难点，病因病理的复杂性与治疗时间上的紧迫性是关键。

1.病因病理的复杂性：影响中风发病的因素多种多样，有血管壁病变因素、血流动力学因素、血液成分改变的因素、血液流变学因素等。而这些因素又与遗传、代谢、内分泌、饮食嗜好等因素息息相关。在临床上往往是多个因素同时存在，共同作用，缓慢演变，最后在各种诱因作用下，由量变到质变，导致脑血管病的急性发作。一旦发作，使对缺氧缺血高度敏感的脑组织产生一系列复杂的病理生理改变，这些改变目前有许多尚未弄清楚，还是一个未知数，加之颅腔容积的局限性及血脑屏障的关系，使得许多治疗难以奏效。高血压、动脉硬化是中风病的主要因素之一，实际上中风病往往是高血压动脉硬化的重要并发症．是由缓慢演变后突然加剧，是一个由量变到质变的一个过程。中风病之所以多发和易复发，在于对于原发病高血压动脉硬化未能得到有效的防治的结果。

2.治疗时间的紧迫性：中风病，病在脑，脑为元神之府，清窍之所在，主宰五脏六腑，司神明，调情志，应环境。一旦气血逆乱，直冲犯脑，或闭阻清窍，则神明失用，五脏六腑无所主，阴阳气血无所从，为闭为脱，易致阴阳离决，故当急促救治。中风病无论出血或缺血，其结果都是引起局部脑血流障碍，导致脑缺血、缺氧。通常急性脑血管病的局部脑缺血，在早期很多是不完全的，缺血区内还有一些残余灌流。缺血中心区血流处于离子泵和能量代谢衰竭阈值以下，不可逆损害已发生，但在中心区周围，早期还存在一个缺血边缘区，这个边缘区，在临床上，它可以变好或变坏，如血流供应马上恢复，它可以恢复正常功能，否则，缺血区将扩大，并演变为不可逆的永久性损害。因此，维持和增加局灶缺血区内的血流，对卒中的结果将产生重要意义。因而争分夺秒的有效治疗，将是降低病死率，减轻致残程度的关键。根据目前研究资料显示，出血性中风血肿的清除，宜在病后 7 小时之内进行，缺血性中风血流的再通宜在病后4～6小时之内进行，方能起到较好的效果。这一时间窗反映了中风治疗时间的紧迫性，在目前的条件下，难度却相当大。

（三）突破口的思考

由于中风病病因病机复杂，及颅脑生理功能的特性，防治工作未能跟上，加之目前尚缺少有效的药物和治疗手段，致使中风病的发病率、病死率、致残率、复发率目前仍处于高水平的状态。要改变这种现状，难度很大，必须采取防治结合、中西医结合的综合措施，方能收效。

1. 加强防治：积极预防可以避免或减少中风病的发生和复发。并对高危人群和轻型病例采取合理的预防性治疗，从减少发病率开始，作为降低病死率、致残率的突破口。

2. 加强救治研究：在未能取得良好的防治效果前提下，做好救治工作就显得非常重要。提高中风病的治愈率，降低病死率及致残程度，其重要环节就是发病后能得到及时、合理、有效的救治。

（1）把握时间窗，及时施治：鉴于脑组织对缺氧缺血的高度敏感性，因而对中风发病后要争分夺秒地进行合理救治，减少不必要的时间延误。加强宣传和不断完善配套设施，使得患者能及时就诊，及时接受治疗，使适合手术治疗的出血性中风患者，能在病后7小时内施行手术治疗以清除血肿；使适合溶栓治疗的梗死患者能在4～6小时内接受血管再通治疗。亚低温法具有脑保护作用。

（2）综合手段：利用各种给药途径，各种治疗手段，发挥中西医各自的优势，进行综合救治。如出血性中风，中医治疗对较大量的出血不能迅速解除血肿占位效应，而手术则有其长处，选择适应病例，手术清除血肿，迅速解除血肿占位效应，争取时间。中医药治疗的优势，特别是活血化瘀法对缺血性中风有肯定的疗效，但如何使梗死灶迅速再通，以减轻缺氧缺血对脑组织的损害，却显得有些力不从心，如在早期即采用溶栓治疗，则能收到较好的效果。但静脉给药溶栓容易出现出血倾向，采用动脉介入溶栓则能降低出血倾向，提高疗效。所以选择病例，介入溶栓治疗中风病值得深入研究。

（3）探明基本病机，给予综合救治：中风病乃一大证，尤其是重症患者，仅靠一方一法，难以奏效，加强机制的研究，探明基本病机，给予综合施治，方能提高疗效。中风病病因病机复杂，许多机制尚不清楚。出血性中风急性期痰瘀互阻的病机，已为许多学者所接受，但中风病缺血与出血各有差异，或是同为缺血或出血，其机制亦有种种差异，加强共性的研究，开发高效药品，改变给药途径，采取宏观与微观相结合的综合救治，实为提高疗效的有效方法，亦不失为提高治愈率，降低病死率，减轻致残程度的突破口。

二、中风病研究刍议

当今急性脑血管疾病属中医之中风病范畴，是一种常见病、多发病，其病死率、致残率、复发率都很高。在我国导致死亡的重大疾病中排在第一位的就是脑血管病，其严重威胁着人类的生命与健康，近几十年国内外对中风病的研究成了热点，研究不断深入，从基础到临床都取得了进展，现仅就脑出血、脑梗死等部分研究现状谈谈管见。

（一）概念

1. 杂病性质：中风一词首见于《内经》，如《素问·风论》有"饮酒中风""入房汗出中风""新沐中风"，《灵枢·邪气脏腑病形》有"五脏之中风"。在《内经》中并有许多与中风症状或体征相关的词，如仆击、击仆、煎厥、薄厥、大厥、偏风等；其后张仲景的《伤寒论》与《金匮要略》各有中风含义；《千金要方》有偏枯、风痱、风懿、风痹之分，至清代则有真中风、类中风、卒中、非风、脑充血等。名目繁多，极为混乱，实属于杂病性质，有些与当今中风病症状或体征相关，有些则毫无关系，如清·陈士铎《辨证录·中风门》云："有人一时猝倒，口吐痰涎，发狂号叫，自坐自起，自立自行，目不识人，身中发斑，数日后变成疮疖者，此谓真正中风。"

2. 以急性脑血管病为主：教科书把中风定义为：突然昏仆，不省人事，伴口眼㖞斜，半身不遂，语言不利，或不经昏仆而仅以㖞僻不遂为主症的一种疾病。显然，这一定义与现代医学颈内动脉系统为主的急性脑血管疾病相似，但亦包含着非脑血管疾病，如周围性面神经炎、肿瘤性脑卒中、部分脑炎或颅神经炎等，对蛛网膜下腔出血、椎-基动脉系统急性脑血管病，乃至颈内动脉系统急性脑血管病其病灶部位在脑的

"静区"，未波及运动、感觉中枢，或病灶虽非脑的"静区"，但由于其代偿能力强，侧肢循环良好或病灶较小者，不显示肢体瘫痪或麻痹者，却未能包含在内。

3.急性脑血管疾病：20世纪70年代末80年代初，随着中风病病证名的规范化研究取得较大进展，通过多次全国性中风专题学术会议及内科学术会议，对中风病的名称开展了比较广泛而深入的讨论，至1986年统一病名为"中风病"，并制定了《中风病中医诊断、疗效评定标准》对中风病的病名、病因病机、五大主症都全面进行了全国统一的权威界定。在1990年3月国家中医药管理局医政司印发的"中医内科急症诊疗规范"的前言中指出"中风病限定脑血管病"，《中医中风病急症诊疗规范》"急症病名"中亦指出"脑血管病急性期，可参考本篇进行诊疗"。后又经过修改，更全面地界定了中风病的内涵。其定义为："中风病是在气血内虚的基础上，遇有劳倦内伤，忧思恼怒，嗜食厚味，烟酒等诱因，进而引起脏腑阴阳失调，气血逆乱，直冲犯脑，形成脑脉痹阻或血溢脑脉之外，临床上以突然昏仆，半身不遂，口舌歪斜，言语謇涩或失语，偏身麻木为主症，并且具有起病急、变化快，如风邪善行数变的特点，好发于中老年的一种常见病。按病性分为出血中风和缺血中风。"在ICD（TCD）编码中，中西医一致。

虽然把中风病定义为急性脑血管疾病，但却未能把不以半身不遂或偏身麻痹为主要表现的急性脑血管疾病在中风的定义中体现。因而，郭蓉娟等在王永炎院士的指导下指出："临床上许多不以传统中风五大主症为主要表现的急性脑血管病患者依据CT、MRI得以确诊，而且检出率日益增多。对于这一类急性脑血管病的中医诊治内容，目前多分散在中风病以外的头痛、眩晕、癫狂、目歧视、痹证等许多病证之中，难以纳入传统中风的诊疗体系，严重妨碍了中风病研究的进一步深入。"为此，提出了"类中风"的新概念："把不以传统中医中风五大主症为主要临床表现的脑卒中统归为类中风。"定义为"类中风是临床上出现的不以半身不遂、口舌歪斜、神识昏蒙、舌强言謇或不语为主要临床表现，而以眩晕、身体感觉障碍、剧烈头痛、视物异常、不随意运动、精神障碍、癫痫发作、失认或失读或失写等为主症的广义中风病的一个特殊类型，为广义中风病的二级病名，属西医脑卒中范围"，并且定出"类中风临床病类诊断方案：①主症：眩晕，身体感觉障碍，剧烈头痛，视物异常，不随意运动，精神障碍，癫痫样发作，失认或失读或失写；②不以半身不遂，口舌歪斜，神识昏蒙，舌强言謇或不语为主要表现；③急性起病，发病前多有诱因，可有先兆症状；④发病年龄多在 40 岁以上；⑤头颅 CT、MRI 等神经影像检查有急性梗死或出血灶。具有一个主症以上，并符合②、③、④、⑤项即可做出类中风的诊断；或症状轻微，结合影像学检查结果亦可确诊"，并定义为："以眩晕为主要表现者称为类中眩；以身体感觉障碍为主要表现者称为类中痹；以剧烈头痛为主要表现者称为类中头痛；以视物异常为主要表现者称为类中视歧或视惑；以不自主运动为主要表现者称为类中痱；以精神障碍为主要表现者称为类中风癫或风痴等；以癫痫样发作为主要表现者称为类中风痫；以失认、失读、失写为主要表现者称为类中风瘖（懿）。"因此，使中医中风病的含义更为明确，更为完善，拓宽了中医中风病的研究领域，促进研究的进一步深入。

结合临床，仍存在以下几个问题：①总病因病机基本相同的情况下，定出不同名称，本可更切合实际，但名称太多，临床可能会带来一些混乱；②所定"类中风"主症之间可以单一出现，亦可以复合出现，甚或与传统中风病中存在相互演变，这就使其二级病名出现不稳定性；③其诊断方案，关键在于 CT、MRI 的检查，没有这项检查，临床诊断就难以确定，条件所限者，会给临床带来困境等。

因此，中风现在已经统一为卒中，归属于现代医学急性脑血管病，在 CCD（TCD）编码中，中西医一致，中医"中风病"病名定义仍存在着有待进一步完善的问题。

（二）病因病机

由于疾病所指含义不同，自然其病因病机是不同的，也是多种多样的。对脑血管疾病类之中风而言，唐宋以前，多以内虚邪中立论；唐床以后，着重"内风"立论。当今内因致中的观点已为众多学者所接受。认为中风之发生，多以体内气血虚弱、脏腑阴阳偏盛为基础，在各种激发因素作用下，风、火、痰、虚、气、血等因素交错为患，而致脏腑阴阳失调，气血逆乱在脑而致中。痰瘀互阻脑窍是中风病急症的主要病机，如能对中风病病机演变中产生的内生毒邪、颅脑水瘀、毒损脑络等病机引起重视，并深入研究，能在理论与疗效上有所突破。

1. 颅脑水瘀：国医大师张学文指出"颅脑水瘀系指瘀血与水湿痰浊互阻于脑络，致神明失主，肢体失用，七窍失司为主要表现的一类证候。"颅脑水瘀证为"血不利则为水"所致，为诸多脑病之病理关键，常见于中风急性期或恢复期，以及其他脑病中。本证急则可因瘀血水浊之病理产物压抑脑髓而致病危，缓则致脑髓失养而"脑髓消"，治以通窍活血利水为大法。从某种意义上来说，是对抗脑水肿、降低颅内压、保护神经元的作用。

2. 毒与络：近年来随着对传统毒邪认识的深化，以及中风病临床实践的发展和现代病理机制研究的深入，在中风病的病机探讨中，提出"内生毒邪""毒损脑络"说。中风后可产生瘀毒、热毒、痰毒等，毒邪可破坏形体，损伤脑络，包括浮络、孙络、缠络。因而从毒论治中风病，特别是以黄连解毒汤为代表治疗急性脑血管意外、脑梗死、中风后遗症，乃至解毒法治疗脑出血都取得较好的疗效。并从毒邪的概念、毒邪的形成、致病机制、解毒疗法，以及从毒论治中风病的相关实验，做了许多有益的探索。然而，毒的概念及其表现、临床界定乃至解毒的内涵，尚未有明确的标准，如何深化，尚有待同道努力。

3. 络：《简明中医辞典》载：①泛指各类络脉，如罗网状，无处不到，由大而小。通常分别络、浮络和孙络等类。《灵枢·经脉》"诸脉之浮而常见者，皆络脉也"，它的作用是加强表里经脉的联系，并通达经脉未能行经的器官与形体部位。②专指别络。《素问·调经论》："先客于皮肤，传入于孙脉，孙脉满则传入于络脉，络脉满则输于大经脉。"③连络。《灵枢·经脉》："肺手太阴之脉，起于中焦，下络大肠。"可知中医学中的络，一是指经脉的一种，其大小介于经与孙之间；二是指连络。叶天士《临证指南医案》有"久痛入络"，张学文教授的"颅脑水瘀系指瘀血与水湿痰浊互阻于脑络"之络，似乎是指脉道而言。中医学认为，凡久痛、久病，多因络脉瘀滞而引起，亦因久痛、久病而致络脉瘀滞。"毒损脑络"可以是毒邪损伤脑部的某一脉络，亦可以是毒邪侵袭出现的某一类证候而言，或者是某一基因调控紊乱的一组证候。毒损脑络，络之内涵有待深化，目前不宜过于泛化。

（三）证型

在证型方面，对中风病的证候分型，历来五花八门。由于中风乃一大证，病因病机复杂，临床症状亦多种多样，且变化迅速。而且中风病发，绝大多数都是一个复合征，或是一个复合病。随着病情演变及药物治疗等的干预，症状是在不停地改变着，因而，证也在不断地改变着，而证又往往以临床表现而定，所以临床对中风辨证分型，常以各自对病者就诊时所见为主，因而使临床分型意见颇不一致。有人曾根据有关中风治疗的 23 篇资料中 3578 例患者统计分型，总计有 31 个证型。仅从痰辨治，就分为 8 个证型之多。分型多，本可以体现个体化，更切合实际。但是，缺乏统一的标准，而且分型过多，临床难以把握，更不便于对照相比，不利于学术交流。因而，临床上应该重视共性与个性相结合。探索共同的规律，制订统一的分型标准。临床上，在共性治疗的基础上，结合个体情况，以提高疗效。

多年来，经过许多专家的潜心研究，共同努力，1990 年公布的中风病诊疗标准（试行），将中风病分为 9 个证型。1996 年公布的试行标准则分为 7 个证型，全面规定了中风病证型诊断标准，规定了中风病常见的风、火、痰、瘀、气虚、阴虚阳亢标准，是在中医理论、临床实践、数据统计基础上建立的中风病的病类、证候量化标准，为中风病的判定、疗效评定和国内外中西医交流提供了依据，对中风病的诊疗走向规范化有着非常积极的意义。诚然，这些标准尚需进一步完善与深化，宏观与微观相结合，更切合临床实际，更具可操作性。

目前，证型标准化方面，仍以宏观指标为多，在某种意义上说仍然带有极大的随意性，尚需更好地与微观指标相结合。在疗效指标上，目前主要着眼于实验室指标和症状改善等方面，极少采用功能和生存质量层次的指标，随着现代医学生物－心理－社会模式的发展和疾病谱的改变，重视直接并综合地评价患者的感觉、功能和生存质量，要制订对疾病症状、体征，尤其是对"亚健康"状态人体心理、生理各种功能状态的调节与改善，对环境（自然、社会）的适应能力等生存质量层次指标的改善，与中医证型相结合的、能够体现中医证候与整体调控特色的评价标准，以促进中医药的发展。

（四）治疗

1. 中医药治疗：在治疗上，由于病情复杂和对中风病病因病机认识上的差异，侧重点不同，及中医药治疗立法的多样性与灵活性，使中风病的中医药治疗之立法、遣方用药趋向多样化，有如八仙过海，各显神通。在辨证论治之中，有以按先兆期、急性期、恢复期、后遗症期进行辨证论治者；亦有以辨病为主，按缺血与出血或混合性进行辨证论治者。分期、按病治疗中，又各施各法，尚有配合针灸或其他疗法，或配合现代医学进行治疗者，名目繁多，都各有特色。就目前文献报道看，其疗效都较高，但这些文献中，多数缺乏严谨的设计，缺乏严格的统一的标准，而且样本量小，相互间难以相比，致使其可置信度与可重复性差，疗效未能得到普遍认同。对中风病急性期的救治，特别是重危症患者的救治，目前仍是一个薄弱环节，仍缺少有效的制剂和手段。

在治疗的问题上，应该在对病因病机、证型分类的深化基础上，寻求共同的规律、统一规范，在共性的共通治疗上再结合个体化，才能够更好地提高治疗效果的可置信度与疗效的可重复性。

在"九五"期间，为寻求能够提高高血压性中、大量脑出血临床疗效的救治方案，我们制订方案建立的原则为：①综合救治；②中西结合，取长补短；③保持中医药辨证论治特色，发挥复方的整体调控优势；④抓着根本，以共性为基础，与个性相结合；⑤简明扼要。为此，首先选择手术清除血肿，解除血肿占位压迫，降低颅内压，缓解症状，为其他综合治疗措施发挥效能争得时间。然后根据病因病机、闭证的主症及临床主症出现的概率，归纳出中风阳闭证的治则：清热、平肝、破瘀、涤痰、通腑、醒神。通过"九五"国家攻关专题 201 例的临床随机对照观察，取得了较好的疗效，降低了病死率，减轻了致残程度，提高了生存质量。

2. 西医治疗：近年来，现代医学对中风病的研究有很大进展。首先由于 CT、MRI 等医学影像学的发展与临床广泛的应用，对脑血管能够获得高速精确的多种信息，使 CVD 的诊断快速而准确，使脑血管病的诊断取得了革命性的进展。诊断是治疗的关键，快速准确的诊断为指导临床采取针对性的治疗措施、提高疗效打下了基础。基础研究，包括流行病学及危险因素、神经胶质细胞、细胞因子、一氧化氮、神经生化、内分泌介质、基因表达等方面都有很大进展。

（1）脑出血：一般认为"尚无特效的治疗方法"。对无明显意识障碍的小量脑出血患者，通常无须特殊治疗，其预后亦良好；对有明显意识障碍但尚未出现脑疝者，应用外科疗法优于内科疗法；深昏迷、双瞳孔扩大、生命体征趋于衰竭者，内科、外科疗法均不理想。临床内科治疗手段有限，主要是对抗脑水肿、降低颅内压和对症治疗。近年来由于CT、MRI 的广泛运用，脑出血的诊断变得迅速而准确，为脑出血的超早期手术提供了条件，并随着显微外科、立体定向等技术的广泛应用，使高血压脑出血的手术适应证进一步扩大，成功率进一步提高。对极重型脑出血内科治疗几乎 100% 死亡的病者，手术能把其中部分病者的生命挽救。近年来推广锥颅抽吸、引流血肿，简便易行，内科医生亦能掌握，增加了抢救的手段，立体定向脑内窥镜手术治疗脑出血亦是一个发展方向，国内亦开展了这项手术并取得成功，并根据血肿的立体形状和出血量的大小，设置多靶点置管引流术治疗高血压脑出血，即立体定向适形多靶点置管引流术，疗效较好。然而，国内目前当属探索阶段，并由于条件等限制，短期内尚难普及。

（2）脑梗死：急性脑梗死为临床上最常见的脑卒中，也是一个重要的致残原因。长期以来，多方都在努力探索治疗脑梗死的有效方法，但至今所应用的疗法还未能确切证明有显著的效果。中华医学会神经病学分会亦指出："急性缺血性脑血管病的治疗，迄今尚无重大突破，方法虽多，疗效尚不十分肯定，有些正在研究中，还存在不同看法，需待改进。"近年来，诊断技术的迅速发展使人们对脑梗死的病理生理特点有了更加全面深刻的了解，尤对中心坏死区和缺血周边半暗带的概念，愈来愈注意。多数学者认为，缺血后治疗的成功与否，取决于能否及时（发病后数小时内）建立再灌注。目前主要采取直接手术或血管成形术和药物溶栓治疗，以解除局部狭窄或阻塞病灶。长久以来，人类一直在探索治疗急性脑梗死的有效方法，但至今只有发病 3 小时以内的溶栓治疗被严格的临床科学试验证实有明显的疗效。溶栓治疗要求的时间窗很短，临床实施尚有很大的困难，严格的时间窗限制，对于绝大多数患者来说是可望而不可即。同时溶栓的出血副反应亦不容忽视，加之新一代的溶栓制剂价格昂贵，种种因素致溶栓疗法尚未能广泛应用。近年来，由于对脑梗死的病理生理的深入了解，认为无论是溶栓治疗后血管再通，还是侧支循环的自行建立，其缺血再灌注的脑损害都是影响患者预后的重要因素。钙离子的内流、兴奋性神经介质释放氧自由基反应等一系列缺血性代谢紊乱连锁反应，以及活化的白细胞，特别是中性粒细胞聚集于缺血区域，是造成神经细胞损害的关键环节。生长因子及基因表达的改变亦导致细胞凋亡。因而，神经保护剂的应用引起了重视，强调早期溶栓疗法与脑保护剂有机地联合运用，以打断损伤机制的恶性循环，保护脑组织给予其修复的机会，或减轻损伤给后期修复提供较好环境。然而迄今为止，还没有发现已证明为安全有效的神经保护剂。钙通道阻滞剂、谷氨酸释放抑制剂、谷氨酸受体抑制剂、自由基清除剂、抗细胞间黏附分子抗体、膜成分前体等乃为正在临床进行试验、具有潜在临床应用前景的药物。对脑损伤的保护，目前作为临床疗法主体的仍是长期沿用的一些处理措施，有的具有公认的疗效，如激素对抗脑水肿还继续使用，而有的如给予高渗葡萄糖、脱水剂、大剂量镇静剂和纯氧吸入等已在不同程度上受到挑战。亦有资料指出，急性脑梗死的基本治疗有四种：①重建血流；②改善微循环以保护神经细胞；③减轻自由基等恶化因子引起的缺血应激；④减轻脑水肿等缺血产生的继发性副反应。

手术、介入、溶栓、抗凝、神经保护等治疗中风方面都有一定进展，但总体上说，对脑卒中的治疗，尤其是对急性重症脑梗死，目前尚无重大突破。然而，超早期恢复血供，改善血液循环状态，配合针对缺血后神经元死亡不同机制的综合干预及脑保护治疗，无疑将是治疗的关键，继续深入研究将有重要意义。

（五）综合工程

要提高对中风病的疗效，降低其发病率、病死率、致残率、复发率，乃是一项多学科的综合工程，要有多学科的参与，共同攻关。

1.加强防治：在20世纪前四分之三的时期，卒中一直是医学界关注很少的疾病。那时多数医生认为在预防和治疗卒中方面没什么可做的，几乎没有医生对此感兴趣，治疗上虚无主义盛行。然而，经过几十年的努力，已有充分的资料表明，有效预防可以降低发病率，即使病发，亦有望减轻病情；对已发中风病进行有效及时的救治，必然可以降低病死率和减轻致残程度，对有中风病史的患者，进行有效合理的防治，亦将减少复发率。如加拿大《医学邮报》载"控制诸如糖尿病、吸烟、高血压及胆固醇水平危险因素，可明显降低卒中病危险"；通过控制高血压及胆固醇水平，可使卒中发病危险下降30%～40%；阿司匹林一类的抗血小板制剂，可以防治25%～40%的卒中患者复发。我们必须全方位地加强宣教，普遍提高大众对脑卒中的预防认识，提高对及早就诊、紧急治疗重要性的认识，提高自我保健意识和能力，一旦发病能及时就医，争取能在有限的治疗时窗内，接受最有效的治疗，从而提高疗效。我们应该将乐观的治疗前景诉诸公众，扭转传统的"无所作为"的悲观情绪，通过新闻媒介，对卒中早期症状广为宣传，做到家喻户晓。加强基础预防策略，不仅针对易患卒中者的预防、控制和消除危险因素，更要注意降低整个人群中危险的平均水平。二级预防措施应该积极治疗短暂性卒中发作和可逆性神经功能障碍以减少卒中的发生和发展。三级防治对卒中患者必须强调早期诊断与早期治疗。目前国际上一个共同的认识是分为三个阶段：①预防脑卒中，降低脑卒中危险；②合理的急性期治疗；③预防再发和康复治疗。我们应该通过积极的防治，从根本上降低发病率、病死率、致残程度及复发率。

2.加强救治研究：中风病发，及时有效的救治是降低病死率、减轻致残程度的关键。目前，中风病病死率与致残率仍然很高，意味着救治工作仍然薄弱，且缺乏有效的方法与手段，必须加强研究力度，提高救治水平。

（1）把握时间窗：由于颅脑生理功能的特性，脑是高级神经中枢，对血液供应的高度依赖，对缺氧缺血的高度敏感，对缺氧缺血的耐受时间极度短暂，一旦造成组织与功能的损害则难以恢复，因而，要强调早就诊、早治疗的重要性，不断完善医疗设施和快速反应系统，使中风患者得到有效的救治。

（2）综合救治：中风病致病因素多，病情复杂；病发后，病理生理反应更复杂；加之颅脑生理功能的特殊性，其治疗必须有一个整体性，要全方位采用各种给药途径，各种治疗手段，整体与局部相结合，发挥综合效能，要不断地探索综合救治方案，完善综合救治措施，提高救治水平。

（3）中西医结合，取长补短：要以患者为中心，发挥各自所长，优势互补，不断探索中西医结合救治方案，以挽救患者生命，减轻致残程度。

（4）处理好规范化与个体化的关系：中医辨证论治是体现个体化的治疗，是根据病者个体的具体情况所决定的治疗，含有共同的一面，也有个体的一面。规范化治疗，是根据同一病类、同一证型的共同性质所采取的共性治疗。临床治疗要使规范化与个体化相结合，才能更好地提高疗效。但在救治研究中，必须深入探索其共同的规律，只有在共同规律的基础上所制订的规范才有依据，其方药制剂才能对症，学术交流才有共同语言，才有可能使有效方药、治法得以推广，其疗效才有更大的可比性，才能使中医的疗效可置信度及重复性得到提高。

（5）多学科合作：为使卒中患者产生有效的治疗反应，正确的诊断、治疗方案和并发症的预防是重要因素。救治中风病，要准确快速的诊断，要及时有效的治疗，就要有多学科的参与和合作，要有各种先进的理化检测设备与技术，要有高质、高效的药物，要有临床与非临床、不同的临床之间，医疗与护理之间等方面的参与和合作，以患者为中心形成一个快速反应系统（即现今之卒中中心管理），密切配合，以最快的速度开展有效的救治工作。当今，多学科合作是现代卒中治疗的标志，多学科脑卒中联合医疗组的成立符合现代医疗方式的要求。

（6）新治疗方法的探索：中医学有悠久的历史，是一个伟大的宝库，加深研究，挖掘整理提高，探索新的治疗方法，争取新的突破。现代亚低温疗法、血管的基因转染、超声溶栓、介入治疗，"后门"灌注疗法等方法的研究，必将带来新的希望。

3.重视早期康复：致残率、致残程度与康复医疗密切相关，康复医疗与中风救治工作必须同步进行，应该高度重视，认真探索其康复的规律，研究康复措施，以减轻致残程度，提高生存质量。美国Taub的人体试验结果证实，康复治疗（强制－诱导活动疗法）能够帮助卒中幸存患者的大脑再生。几十年来，人们一直认为，一旦脑细胞因卒中而死亡，其功能将永远消失，但此项试验结果显示脑细胞有更大的"可复性"，即大脑能够修复损伤，恢复其在严重脑损伤后丧失的功能。

4.加强基础研究的力度：包含临床与非临床的，中医学与现代医学的基础。基础研究与临床研究应该是相辅相成的，加强基础研究，要以促进临床防治效果的提高为目的。围绕临床防治，应加强临床流行病学、危险因素、病因病机、病理生理等多方面的研究。中医学方面规范化研究须加大力度，需要进一步深化，寻求共同的规律，并使宏观与微观相结合，使其病因、病机、病类、证型等更具客观性与可操作性，包括临床研究在内，其研究方法要向随机、对照、双盲、安慰剂对照、多中心临床验证、大样本等转化，并要加快中医药临床疗效评价体系的研究，从而提高中医药疗效的可置信度与可重复性。

5.重视新药开发研制：开发研制宏观的、微观的、整体的、局部的各种制剂，丰富临床治疗应用，务求高质、高效、方便、价廉，并要重视从多层次、多环节、多水平、多靶点作用的优势，进行中药复方制剂的开发。随着现代医学对神经递质受体认识的不断深入，以及新的分子生物学方法的发展，人们已能克隆受体集团，并决定分子结构，这就从原理上为设计良好的药物提供了可能性，通过对药物与受体结合效力的测试，来决定如何改变药物的结构，从而增强对该特点受体的作用，这样就会开发出一大批高效、副作用更少的新一代药物。中西医共进，展现出广阔的前景。

深信只要加强防治，加大研究力度，走中西医结合之路，多学科共同攻关，付出艰辛的努力，中风病的现状必将得到彻底的改观，前途是光明的。

（六）机遇与挑战

现代医学日新月异，人类基因组框架已经完成。由于结构基因测序的突破，一个破译、解读、开发、调节基因组功能为主要研究内容的"功能基因组学"时代已经开始，已由"结构基因组学"时代向"后基因组"时代深化。人们预言：未来10年内将实现基因组检查预知疾病，预计2010～2020年基因组疗法将成为一种普通的治疗方法。在此年代，我们从事中医药或中西医结合工作者，面临着良好的机遇与严峻的挑战。何去何从？需要我们深思。

知己知彼：要认真分析中医药的现状，把握现代医学前沿，密切关注科学发展的步伐，追踪及汲取国际前沿不断创新的生命科学和现代医学中的新观点、新学说等，并为我所用，而不能故步自封，要有危机感与紧迫感。

突出中医特色与优势求生存：生存是发展的基础与条件，整体观念、天人合一、辨证施治、复方的整体调控等都是中医学的优势与特色。

高起点，求突破：借助现代科技手段、成果，使中医药研究上水平、上规模、上档次。

力求理论创新求发展：只有中医药理论的全面创新，才能使中医药学科取得质的飞跃。

三、谈"金佛止痛丸"与痛证

金佛止痛丸由白芍、田七、郁金、佛手、延胡索、甘草等药组成，具有疏肝和胃、行气止痛、祛瘀生新之功，适用于溃疡病、急慢性胃炎、痛经等多种疾病，原为用于配合胃乃安治疗胃脘痛的配套方，胃乃安以治本为主，金佛止痛丸以治标、止痛为主。

脾与胃，相为表里，脾主升，胃主降，脾主运化，胃主受纳，两者共同完成升降受纳、消化吸收之功能。脾的运化功能失职，常导致胃产生疾病，而胃有病也将导致脾病。肝主疏泄，性喜条达而恶抑郁，肝的疏泄功能不仅可以调畅气机，协助脾胃之气的升降，而且还与胆汁分泌有关。肝失疏泄，可影响到脾胃的消化和胆汁的分泌与排泄，从而出现消化功能障碍的病变。临床上常见肝失疏泄的病者，除出现胃脘胀痛、痛连胸胁、急躁易怒等肝气郁滞的症状外，常兼见胃气不降所致的嗳气、呕恶和脾气不升的腹痛、腹胀、腹泻等症状，前者称为"肝气犯胃"，后者称为"肝脾不和"。叶天士指出"肝脏厥气，乘胃入膈"（《临证指南医案·胃脘痛》），肝为起病之源，胃为传病之所。所以，胃脘痛，其痛虽然在胃，却与肝脾关系极为密切。

在治疗上取"凡醒胃必先制肝"之说，制订出"治胃勿忘肝，肝胃同治"的治则。临床对胃脘痛常治之于疏肝理气法，但因理气药多用有耗气伤津之弊，特别是辛燥伤津之品，不宜多用、久用，应中病即止。遵照叶天士"盖肝为刚脏，必柔以济之"和"忌刚用柔"的主张，方中特拟用柔肝缓急止痛之法，选用"忌刚用柔"的代表方药——芍药甘草汤作为金佛止痛丸的主药。"芍药酸寒，能泄土中木乘，又能和阴止痛"，白芍配甘草，酸甘化阴，有养肝血、益脾阴，柔肝和胃、缓急止痛的功效。痛证初起，病多在气，加入郁金、佛手等药，行气除胀止痛，久痛入络，配田七、延胡索等活血祛瘀生新。诸药合用，从药理与临床运用表明本品性味平和，不损胃、不破气、不滋腻，既可气血兼顾，而又可新久同治，共收疏肝和胃，行气止痛、祛瘀生新之功。适用于胃脘痛，包括溃疡病、急慢性胃炎等消化道痛证。

又根据《素问·举痛论》"百病生于气"的理论，和肝主疏泄，关系到人体气机的调畅，以及脾主运化之理，人体气血运行与肝脾关系极为密切。所以，在临床除胃脘痛外，其他方面的疼痛亦可以从肝脾论治，往往可获得满意疗效，此乃"异病同治"之意。金佛止痛丸除芍药、甘草能缓急止痛之外，方中配有治疗其他痛证之理气、活血止痛之品。所以本品除可止胃脘痛外，其他方面的腹痛、痛经等，亦有良效。

四、读《临证指南医案》"头风篇"心得

叶天士为清代著名医学家，不但在温病学上卓有成就，成为温病学的奠基人之一，而且在诊治内科杂病上，亦能师古而不泥古，成就卓著。叶氏《临证指南医案》头风篇，病案虽仅有七则，但为后学者治疗头风启发良深。

（一）理法精深，匠心独具

头风篇虽仅七案，但含内伤与外感两类头风在内，内容丰富。篇中所言"头颠药饵，务宜清扬""苟非气血周行，焉望却除宿病""治风先治血"，及以"柔缓之法"收"阳和风熄"之效等辨治头风要领与法则。考其用药简洁，理法精深，匠心独具，对后世医者治疗头风启发良深，当今临床亦不失指导意义。

（二）经验宏富，颇有卓识

篇中指出"恐有失明之忧""虑有暴厥瘛疭之患"等，此等证候演变，类属现代医学所言青光眼、视神经炎、高血压脑病、蛛网膜下腔出血、颅内肿瘤等导致颅神经损害，或导致颅内压增高证，或出现脑疝之

类的证候。可见叶氏在当时历史条件下，对头风已深有研究体会，对某些头风的传变及严重性已有卓识。从而告诫人们对头风病应重视与警惕，经验实为丰富。

（三）基于临床，务求提高

篇中所列各案，及邵新甫所言偏正头风，都是指以头、面部疼痛为主的一种证候，实则是头痛症。正如《证治准绳·诸痛门·头痛》指出："医书多分头痛、头风为二门，然一病也。"头为诸阳之会、精明之府、髓海之所在，其与五脏六腑、经络、气血，脉脉相通，息息相关。虽言为风，外风、内风既然可致，而七情、内伤、跌仆损伤亦可致。

现代医学认为头部具有疼痛敏感的结构组织，如颅外之头皮、肌肉、帽状腱膜、骨膜、血管及神经，颅内有静脉窦及其支流、基底部的硬脑膜、脑动脉、脑膜动脉、三叉神经、面神经、舌咽神经、迷走神经及第2、3颈神经等，所有这些组织结构的炎症、牵涉、脑膜刺激、血管扩张及牵引、肿瘤直接压迫、变态反应、代谢异常、生化改变、内分泌、自主神经功能失调、精神因素等都可导致头痛。所以，头痛的病因是极为复杂的。篇中所列各案，虽可供临床借鉴，并举一反三，广而用之，但却不能误认为可以统治一切头风之证，更不能误信邵新甫所言"予用之屡效如神，决不以虚谀为助"，临证必须具体情况具体分析，按其法有有效者，亦有无效者。此类临床教训颇多，如某青年头痛患者，被收住院治疗，某医者治以通法，予盐酸川芎嗪加葡萄糖静脉滴注治之，头痛不止，其痛日增，并伴恶心、呕吐，相继出现视力模糊等不适，后经现代技术检查，确诊为脑肿瘤，虽经多方辨治，亦不效而亡。正如叶天士指出："案中所载诸方仅能应酬轻病，不能愈大病也。"虽不尽然，但是我们面对头痛一证，不能简单对待，因为头痛病因复杂，有时可为某些严重疾病的早期或突出的症状。

因此，不论是急性还是慢性头痛，都应认真对待，深究病因，尤其对那些"风毒上攻，络血横逆"（《临证指南医案·头风》）能伤目、致暴厥、瘛、痉之类的重症，更须结合现代医疗技术，务求找出病因，正确估计病情传变，采取相应治疗措施，不能只拘守"区区汤散"，以免延误病情。

五、从风痰瘀虚论治眩晕

（一）病机以风、痰、瘀、虚为要

眩晕一证不离清灵之地，脑为清灵之府，凡风火、风痰上扰，痰瘀阻络，痰浊闭窍，或脑窍失去气血津液的荣养，则眩晕易作。因此，辨证时除注重肝、脾、肾三脏功能失调的病机外，不可忽视脑窍清灵之地的病变，注意气机之运化、升降、出入。本证病情错综复杂，病程缠绵，但肝风内动，痰瘀阻滞脑窍，脾肾两虚，气血亏虚，清窍失养，是病机关键。

1. 内风扰动：《素问·至真要大论》曰"诸风掉眩，皆属于肝"，提出眩晕与内风有关，并指出病位在肝。若患者素体阳盛，阴阳失衡，阴亏于下，阳亢于上，脑窍受扰，发为眩晕；或忧郁恼怒，肝失条达，肝气郁结，气郁化火，火邪伤阴，肝阴暗耗，阴不制阳，风阳升动，上扰脑窍，或肾阴素亏，水不涵木，阴不维阳，风阳升动；肝为风木之脏，体阴用阳，主动主升，肝之阴阳失调，则肝阳上亢，虚风内动，脑窍受扰，发为眩晕。

2. 痰瘀阻络：恣食肥甘，或忧思劳倦，伤及于脾，脾阳不振，健运失司，水谷不化，湿浊内生，积聚成痰；或肺气不足，宣肃失司，水津不布，津液聚而成痰；痰积日久，与瘀搏结。痰瘀阻滞经络，清阳不升，浊阴不降，脑窍失利；更因内生之风阳，挟痰瘀上扰清窍，发为眩晕，"无痰不作眩"是也。

3. 清窍失养：饮食不节，或忧思劳倦，伤及脾胃，或禀赋不足，或年迈体衰，均可致脾胃虚弱。脾胃为后天之本，气血生化之源，病则运化失司，气血虚弱；或失血之后，气随血耗，或病久不愈，耗伤气血。气虚则清阳不展，清气不升，脑窍不利；血虚即致肝失所养，虚风内动。更因精血髓相互资生，一荣俱荣，一损俱损，而致精髓不足，脑海失养，发为眩晕。"无虚不作眩"是也。

（二）治以健脾补肾、平肝息风、涤痰祛瘀为法

眩晕多呈发作性，急性发作期及缓解期治疗方法有所区别。发作期

轻者闭目片刻即止，或仅感头目昏沉不适，重者如坐舟车，旋转不定，站立不稳，恶心呕吐，汗出，甚则眩仆。如出现眩晕不止，呕吐频频，冷汗淋漓，四肢逆冷，呼吸微弱，或眩晕不止，肢麻舌强，头痛如劈，属眩晕危候。此时患者往往难以配合，服药不能，宜采取综合疗法治标救急为主，给予各种给药途径或多种治疗手段，进行综合治疗，或结合针刺等方法，效果更佳。并注意卧床休息，避免头部剧烈转动，饮食宜清淡，仔细寻找病因，尤其是反复发作不愈者，并尽可能阻断诱发因素。

缓解期治疗是中医治疗的关键时期，一则患者病情稳定，更易配合，二则缓则治本是中医治疗的不变法门，缓解期"本虚"证候渐显，为辨证施治提供了可能。刘老师认为眩晕病主要以"本虚"为主，兼以标实。所谓"本虚"即元气耗损，气血不足，肝肾亏虚。气血不足，肝肾阴精亏虚则脑脉失养，髓海空虚，肢体功能活动障碍。所谓"标实"即风痰、瘀血阻滞脑窍脉络，内风挟痰上扰，则发眩晕，风静痰伏则静，风动痰起则为眩晕或恶呕，风痰阻络，清阳失布，或见肢体麻木。风痰瘀血为正气亏虚所致，"气行则血行"，气虚则运血无力，血流不畅而成瘀，水液不化而成痰。

因此，立"寓补于通，寄补为消"之法，补气补肾以益脑髓，扶正以祛邪，创复方北芪口服液处方，以补气健脾化痰，活血通脉，合益肾滋阴潜阳之药味，平调阴阳，使气血流畅，精气充足，脑髓得充，痰瘀自消。

临床上眩晕病反复发作成久病，久病主张痰瘀同治。久病脏腑亏虚，阴阳失调，气血津液代谢紊乱，"痰浊""瘀血"滞留，致清阳之气不得舒展，不能上荣于脑，乃发眩晕。古有"无痰不作眩""久病多瘀"的理论，眩晕日久，必有痰瘀阻络之变，痰、瘀均为津液代谢失常的产物，且痰瘀可互相转化，互为因果，所以此时常需化痰、活血、通络并用，化痰除痰选用法半夏、橘红、胆南星、牛黄粉、天竺黄、海藻、石菖蒲、竹茹、郁金等，活血通络选用当归、川芎、田七、土鳖虫、毛冬青、丹参、益母草、虎杖等。若有因正虚而生痰、瘀者，当以扶正为主，从而达到气血充，脏腑盛，痰瘀祛、眩晕消除之目的。虚证之中，尤以调补肝脾肾为主，因脾为生痰之源，脾胃既虚，运化无力，水津不布，痰浊内生；肾为水之下源，以温煦气化，水饮不生；肝失藏血之功用，则血溢脉外而成瘀，肝阳化风夹痰瘀上扰者，皆本虚标实之证，务须运脾、平肝、养肾，以及息风、涤痰、祛瘀。

服药的同时，注意提高身体素质，适当锻炼，劳逸结合，避免体力和脑力上过度劳累，避免强烈、突然地头部运动，以及少做旋转、弯腰动作，以免诱发眩晕。同时要结合调情志，保持心情舒畅乐观，忌暴怒、惊恐等刺激；饮食宜清淡，富于营养，忌暴饮暴食及过食肥甘之品，以免伤及脾胃，酿生痰浊而导致眩晕发作。

（三）通补兼用，调理升降，以平为期

刘老师临床用药多平和，甚少用大辛大热、大寒攻逐之品，以平为期。在治疗眩晕之时，常通补并用，补者补脾益肾、益气养血；通者平肝息风、涤痰祛瘀通络。治法方药主要有健脾补肾、息风化痰、解郁安神、祛瘀清热四类。健脾补肾法，应用频率较高的药物为山萸肉、黄芪、党参、杜仲、牛膝、女贞子、桑寄生；息风化痰法，应用频率较高的药物为天麻、钩藤、白术、远志、石菖蒲、茯苓；解郁安神法，应用频率较高的药物为合欢皮、首乌藤、柴胡、白芍、酸枣仁；祛瘀清热法，应用频率较高的药物为鸡血藤、川芎、当归、赤芍、牡丹皮、益母草、麦冬、知母。常用药对为赤芍、牡丹皮，杜仲、牛膝，钩藤、益母草，合欢皮、首乌藤，黄芪、党参，天麻、山萸肉，茯苓、白术等。

第四章　医案撷英

一、中风案

中风是指以突然昏仆，半身不遂，口舌歪斜，言语謇涩或失语，偏身麻木等为主症的一大病类，现阶段其临床需通过 CT、MRI 等进行诊断及鉴别，临床病类包含出血中风及缺血中风。其急性期病机复杂多变，多数学者对中风病因病机的共识是风、火、痰、气、血、虚等六端，在一定条件下相互影响、相互作用。刘老师认为，其发病及其发展转变与体质（现代医学包含基因、基础疾病、危险因素等）密切相关。素体阳盛者，其病机本虚多为肝肾不足（阴虚），标实为风、火（热）、痰、瘀（尚包括腑实），乃风、火、痰、瘀交阻脑髓，闭阻神明清窍；素体阴盛者，其病机本虚为气（阳）不足，标实为风、痰（湿）、瘀，终致风、痰、瘀胶结，闭阻脑脉清窍。中风急性期及其恢复期的病变特点，都存在各自相对稳定或表现为一类特征的性质，即其临床病类和证候特征都是在各自原有体质的阴阳属性基础上，发生以痰瘀为患核心病机的一系列相关变化。临床救治应以共性为基础，与个性相结合，即痰瘀共患需破瘀、涤痰，兼有腑实需通腑等。阳类证以风、火突出，以邪实为主，急则治标，以清热、平肝为统领，立法治则为清热、平肝、破瘀、涤痰、通腑、醒神。阴类证以（气）虚突出，邪实正虚，法当标本兼顾，祛邪安正，立法治则为益气、通脉、破瘀、涤痰、通腑、醒神。恢复期后，脏腑正虚为本，无非肝肾不足或气血亏虚，标即痰瘀阻络，治疗上以扶助脏气阴阳气血为主，佐以痰瘀同治。总之，中风以共通的病因病机为基础，进行立法，类证同治与个性相结合，各有侧重，并在可能的情况下与个性相结合，体现个体化治疗；而各种中医药特色治疗、现代康复技术在其救治、康复中占有重要的地位。

案1：基底节脑出血——风火痰瘀，阳类闭证案

本案老年男性，突发意识不清入院，急诊颅脑CT示：基底节中大量脑出血。家属要求内科保守治疗，辨证为中脏腑阳类证闭证，治以清热平肝、破瘀涤痰、通腑醒神为主，中西医结合救治，获得较好疗效。

吴某，男，73岁。首诊日期：2016年6月16日。

病史：患者因"被发现意识不清伴小便失禁4小时"由急诊收入住院，患者于当天早上由120接回，颅脑CT示：左侧额叶、基底节区、放射冠脑出血（量约47mL），出血破入双侧脑室，伴轻度大脑镰下疝；急行气管插管、降颅压等对症支持后，收入住院诊疗。因患者家属拒接受外科手术治疗，遂予脱水降颅压、降压、化痰止痉等对症支持，即请刘老师会诊。

初诊症见：昏迷状，高热、持续冰毯降温，呼吸促、痰多，停留气管插管接呼吸机辅助呼吸，疼痛刺激下睁眼，不能言语，四肢刺痛下未见活动反应，小便失禁，大便未解，舌苔未及，脉弦数。高血压史10余年，血压控制不详。2008年脑出血史，无明显后遗症。

对于本病的诊治，刘老师分析：患者老年男性，既往有出血中风史，此次急性起病，猝见神昏诸候，为风火内动，夹内生之痰瘀，络破血溢、痹阻神明，离经之血即为瘀，且火热之象明显。四诊合参，病属（出血）中风，中脏腑阳闭证，为风火痰瘀、痹阻脑窍之阳类证。治宜清热平肝、破瘀涤痰、通腑醒神，汤药拟羚角钩藤汤加减。处方：羚羊角30g（先煎），钩藤20g，黄芩15g，鱼腥草30g，虎杖20g，肿节风20g，天竺黄15g，桃仁15g，红花10g，瓜蒌仁15g，石菖蒲15g，制远志10g。3剂，每日1剂，水煎，鼻饲。中成药：清开灵注射液40mL，静脉滴注，每日1次；益脑脉胶囊，每次3粒，每日3次；通腑醒神胶囊，每次3粒，每日3次。

二诊（2016年6月20日）：药后患者热象明显减缓，间断发热，体温约38℃，呼吸转平顺，仍维持呼吸机辅助通气，痰量减少，大便每日2～3次。辨证同前，上方黄芩易为石膏30g（先煎），加强清肺胃之热，

3剂，水煎，鼻饲。余治疗同前。

三诊（2016年6月24日）：药后热势渐退，神志昏睡，右侧肢体乏力，仍可吸出少量黄白黏痰，便溏，舌苔未及，脉弦。已逐渐减停呼吸机使用。证属风阳上扰、脾虚夹痰，治以清热平肝活血，佐以健脾化痰开窍。处方：羚羊角30g（先煎），钩藤20g，生石膏30g（先煎），鱼腥草30g，肿节风20g，天竺黄15g，桃仁15g，红花10g，石菖蒲15g，制远志10g，山药15g，白术10g。7剂，每日1剂，水煎，鼻饲。

经规范气道管理后拔除气管插管，中药三诊方等综合调治2周，患者有睁眼动作，有时有哭等情感反应，或有对声音、光等跟踪表现，右侧肢体偏瘫，痰少，大便调，转入当地医院继续综合康复治疗。

按语：《证治准绳·杂病》谓："中风要分阴阳……阳中脸赤如醉怒，牙关紧急，上视，强直掉眩。"清·张志聪在《侣山堂类辩·中风论》曰："风有六气之化，邪袭于阳，则为热化。"刘老师认为，中风发病及其发展转变等，与体质（现代医学包涵基因、基础疾病、危险因素等）密切相关，素体阳盛者病因病机本虚多为肝肾不足（阴虚），标实为风、火（热）、痰、瘀（尚包括腑实），乃风火痰瘀交阻脑髓、闭阻神明清窍；此患者属阳类证闭证，以实证突出，故立清热、平肝、破瘀、涤痰、通腑、醒神为治则治法，汤剂采用羚角钩藤汤加减，以注重清热平肝，并加虎杖通腑醒神，肿节风清热凉血、祛风通络，菖蒲、远志化痰开窍醒神，桃仁、红花活血化瘀，黄芩、鱼腥草清肺化痰；中成药即在治法总体指导下，选用清开灵针、益脑脉胶囊、通腑醒神胶囊等共建治疗功效。疾病后期，正虚之象逐渐显现，故以白术、怀山药等益气健脾，扶脾土以运化痰浊，立法、遣方、用药，均充分体现标本缓急之精髓。

案2：外囊大量脑出血术后——风火痰瘀，阳类闭证案

本案为中老年患者，活动中突发意识不清，外院转入后手术清除颅内血肿，术后嗜睡，左侧偏瘫。在综合救治基础上，以清热平肝、涤痰祛瘀、通腑醒神为法，结合早期综合康复，患者恢复良好，生活可基本自理。

肖某，男，58岁。首诊日期：1999年6月9日。

病史：患者1999年6月6日下午骑自行车时，突然跌倒在地，神

志不清，被送至四会市中医院急诊，考虑"脑出血"，给予脱水、降压等，因病情未好转于 6 月 9 日转至我院，颅脑 CT 示：右外囊区脑出血约 75mL，右侧脑室稍受压变形，中线结构向左偏移 0.8cm，即行去骨瓣减压血肿清除术后收入病房，请刘老师查房。

初诊症见：患者嗜睡状态，呼之能应，言语不清，左肢偏瘫，面色潮红，便秘，尿黄，舌质红，苔黄干，脉弦。格拉斯哥昏迷评分（GCS 评分）8 分。

对于本病的诊治，刘老师认为，患者为高血压性大量脑出血，已充分发挥现代医学对急危重症的应急能力即血肿清除术，暂时挽救了其生命，中医病机为风火痰瘀上扰清窍，加之手术创伤、痰瘀痹阻，病属出血中风中脏腑，证为风火痰瘀互结、闭阻神明清窍，治疗上以清热、平肝、涤痰、祛瘀、通腑、醒神为法，选择汤剂、中成药及其他中医药疗法，并特别注意西医的微观处置（包括维持水电解质、酸碱平衡等）治疗。处方：羚羊角 18g（先煎），钩藤 18g，黄芩 18g，白芍 18g，益母草 30g，葛根 30g，虎杖 15g，丹参 20g，石菖蒲 12g，海藻 18g，瓜蒌仁 15g，天竺黄 12g。1 剂，水煎，鼻饲，当日复渣。中成药：脑脉 2 号胶囊，每次 2～3 粒，每日 3 次；通腑醒神胶囊，每次 2～3 粒，每日 3 次；清开灵注射液，40mL，静脉滴注，每日 1 次。

二诊（1999 年 6 月 11 日）：术后第二天，患者神志逐渐转清，GCS 评分 14 分。经中西医结合治疗，神志清楚，言语欠清，可进食少许米汤，左侧肢体乏力，大便通畅，舌质红苔黄，脉弦。复查头颅 CT 示血肿量约 14mL，治疗宜加强术后护理，防治各种并发症，进行早期功能康复训练（针灸、神经肌肉治疗、综合康复等）。中药治法同前，汤剂上方加川秦艽 18g，5 剂，每日 1 剂，水煎服；中成药续用。

三诊（1999 年 6 月 16 日）：患者神清，言语欠清，左侧肢体乏力，大便稀，日四次，排尿不畅，舌质暗红，苔黄而干，脉弦。现大便通畅，腑气已通，停用通腑醒神胶囊，治以清热平肝为主，辅以涤痰化瘀。处方：羚羊角骨 18g（先煎），丹参 20g，白芍 30g，怀牛膝 18g，钩藤 18g，天竺黄 12g，毛冬青 30g，川秦艽 18g，益母草 30g，海藻 18g，旱莲草 18g，石菖蒲 12g。7 剂，每剂服 2 天（第 2 天复渣），水煎服。

四诊（1999 年 7 月 2 日）：患者已言语清楚，自觉气短懒言，左下肢活动尚可，左上肢仍无力，纳差，二便正常，舌质淡红，苔薄白，脉细。风阳渐息，标实已除，证以气阴亏虚、痰瘀痹阻、筋脉失濡为主，治应补气养阴、健脾化痰、祛瘀通络，辅以中西医综合康复。处方：黄芪 30g，党参 30g，白术 30g，山萸萸 18g，茯苓 15g，法半夏 12g，丹参 20g，川芎 15g，毛冬青 30g，鸡血藤 30g，何首乌 30g，杜仲 15g。7 剂，每日 1 剂，水煎服。

后以四诊方加减至 7 月 26 日，患者病情明显好转，可扶杖行走，生活基本自理，脑部伤口愈合好，无脑组织膨出。左侧肢体肌张力低，左上肢肌力 3 级，下肢肌力 4 级。效不更方，继守补气养阴、化瘀通络之法，以四诊方加减治疗至 8 月 5 日，患者要求出院继服中药治疗。随访半年，患者生活基本自理。

按语：患者中老年，活动中猝发神志不清，颅脑 CT 显示大量脑出血，手术清除血肿，结合四诊，本为风阳内动、痰火上升，血溢脉外，加之手术创伤，瘀血阻窍，总属肝风内动、风火上扰、痰瘀内闭清窍。病情危重，中西医结合救治，中医治疗以清热泻火、平肝息风、开窍醒神为法，汤剂与中成药等结合。方药选羚羊角、钩藤、黄芩清热平肝息风；石菖蒲、天竺黄、海藻清热化痰，开窍醒神；虎杖、瓜蒌仁通腑泻下，引热引血下行；丹参、益母草、白芍活血祛瘀、滋阴息风，结合自拟经验方院内制剂脑脉 2 号、通腑醒神胶囊鼻饲，清开灵注射液静滴，加强清热平肝、涤痰开窍、祛瘀通腑作用。经二十余天治疗，患者的风火已息，而以气阴亏虚、筋脉失濡为主证，法随证变，立补气养阴、通经活络之法。药用黄芪、党参、白术、茯苓健脾补气；何首乌、山萸萸、杜仲滋阴养血，补益肝肾；丹参、川芎、毛冬青、鸡血藤活血化瘀，舒筋通络；法半夏配伍黄芪、党参、白术、茯苓燥湿化痰，祛经络无形之痰。同时辅以针灸、神经肌肉治疗、功能康复锻炼等综合疗法而取得较为理想的效果。

案 3：脑梗死血管内治疗后脑出血去骨瓣减压术后——痰湿蒙塞心神，阴类闭证案

本案老年女性，脑梗死静脉溶栓、大脑中动脉取栓及血管腔内成形术后并发脑出血，即行去骨瓣减压颅内血肿清除术，术后昏迷，右侧肢

体瘫痪。中医辨证考虑痰湿蒙蔽心神之中风中脏腑、属阴类证，治疗上急则治标为主，标本兼顾，扶助正气，以补为消。中西医结合救治，挽救患者生命，取得一定疗效。

刘某，女，74岁。首诊日期：2018年6月7日。

病史：患者因"言语不清、右侧肢体无力3小时"由120接回，经中风病绿色通道综合评估后，予阿替普酶静脉溶栓后症状未见明显好转，即行大脑中动脉取栓及血管腔内成形术，术后患者神志较前变差，复查头颅CT提示溶栓、取栓后出血，即行去骨瓣减压颅内血肿清除术后，收入病房，请刘老师查房。

初诊症见：呈昏迷状，呼之不应，不能睁眼，右侧肢体瘫痪，痰多，体温波动，37.7～38.5℃，舌暗红，苔白腻，脉弦细。

对于本病的诊治，刘老师认为，病起为缺血中风，溶栓、取栓似类于中医之破血逐瘀之祛邪外出之法，患者正气不足，加之溶栓、取栓诸法攻伐太过，导致脑脉络破血溢，夹内蕴之痰，蒙蔽心神，则见神志不清诸症。此为本虚标实之候，以痰瘀标实为急，脾肺诸脏正气亏虚为本。病证属痰湿蒙蔽心神之中风中脏腑阴类证，治疗上首先应涤痰祛瘀、醒脑开窍、补肺健脾祛湿为法。方剂仿涤痰汤之义，处方：胆南星15g，法半夏15g，枳实15g，茯苓15g，石菖蒲15g，党参30g，黄芪30g，甘草10g，大黄15g，肿节风15g，毛冬青15g，川芎15g。3剂，每日1剂，水煎，鼻饲。

二诊（2018年6月11日）：仍呈昏迷状，低热（37.3～38.0℃），痰量减少，尿液混浊，大便已通，舌暗红，苔白腻，脉弦细。治法同前，加大补益之力，并佐以清热化湿。处方：法半夏15g，枳实15g，茯苓30g，泽泻20g，白术15g，党参40g，黄芪40g，甘草10g，滑石30g（先煎），生石膏30g（先煎），知母15g，川芎15g。4剂，每日1剂，水煎，鼻饲。

三诊（2018年6月15日）：患者由昏迷转为昏睡状，呼之可睁眼，疼痛刺激下左上肢可抬离床面、右侧肢体未见活动，舌暗红，苔白腻，脉弦细。此为风痰瘀血从阳化热，耗伤气阴，故在原治法基础上加强益气生津。处方：石菖蒲15g，法半夏15g，炙甘草10g，茯苓30g，白术15g，党参40g，黄芪40g，甘草10g，柴胡15g，黄芩15g，知母15g，川芎 15g。7 剂，每日 1 剂，水煎，鼻饲。

按语： 该患者年已七旬，猝然起病，乃因正气亏虚，虚风内动；脾失健运，聚湿生痰，肝风夹痰，上扰清窍，发为中风。经溶栓、取栓之治，纵使脑络复通，然破血势必耗气，气虚摄血无力，络破血溢脉外，又经开颅清除血肿，如此多次大损正气，正不胜邪、痰湿瘀血相合，蒙蔽心神，则见神志不清诸症。脏腑功能失调，正气亏虚、气阴不足，痰湿内蕴化热。病之关键在于痰湿蒙塞心神，而其根本为肺脾诸脏不足，治疗上救急为要，兼顾治本。方药上取涤痰汤之义，加知母、黄芩清热生津，方中人参易黄芪、党参，二诊后合白术等，补益肺脾之气。而不论缺血中风之痰瘀痹阻、还是络破血溢致出血中风治之新血，均属瘀血，固当祛瘀活血。整个治法用药，体现在涤痰活血、醒脑开窍的同时，注重健脾补肺治其根本，以补助消，扶正祛邪，取得治疗效果。

案 4：多发性脑梗死——风痰瘀血痹阻脑脉案

本案老年男性，高血压病史多年，无明显诱因突发偏侧肢体乏力暂缓后 3 天内渐进加重，诊断为多发性脑梗死，初诊病机以标实为主，治以息风化痰、活血化瘀为法，病情好转后，治疗上标本兼顾，以健脾肺、补肝肾及化痰活血通络等为法治疗，恢复良好。

廖某，男，75 岁。首诊日期：2013 年 2 月 14 日。

病史：高血压病史近 10 年，规范管理；2012 年 2 月 11 日下午散步中觉右侧肢体稍乏力，当时可自行行走，回家后可做饭，晚饭时患者夫人发现患者持筷费力，后有一过性好转；2 月 14 日中午患者病情加重，右上肢不能抬离床面，并见言语不利，遂来我院急诊，收入住院诊治。颅脑 MRI 示：左侧基底节区、双侧放射冠、双侧额叶皮层下急性脑梗死。

初诊症见：神清，精神可，言语不利，右侧肢体乏力，他人搀扶下行走，纳、眠可，二便调，舌暗淡，苔白腻，脉弦滑。查体：构音欠清，肌力右上肢 2 级、右下肢 4 级，右侧肢体痛觉减退。

对于本病诊疗，刘老师认为，患者老年，本虚标实，此猝然起病，见偏瘫诸候，综合四诊，现以标实为主要表现，乃风、痰、瘀交互为患，痹阻脑窍神明，病机为风痰瘀血、痹阻脑脉，属阴类证。治以息风化痰、活血化瘀为法，祛邪为先。处方以半夏白术天麻汤加减：法半夏15g，白术15g，天麻10g，赤芍20g，川芎15g，桃仁10g，茯苓15g，石菖蒲10g，胆南星15g，天竺黄15g，炙远志15g，甘草5g。3剂，每日1剂，水煎服。

二诊（2013年2月17日）：言语不利减轻，右侧肢体乏力，右上肢可抬离床，神疲乏力，纳、眠可，大便乏力，舌暗淡，苔白腻，脉弦滑。肌力右上肢3级，右下肢4级。刘老师分析，患者病情好转，现本虚之象渐显，辨证考虑本虚标实，脏气亏虚、痰瘀痹阻，经络不利，治疗上予健脾益肺、益气化痰、补益肝肾、活血通络之法。处方：黄芪45g，党参20g，五指毛桃30g，天麻15g，川芎20g，杜仲15g，牛膝15g，桃仁10g，土鳖虫10g，丹参20g，石菖蒲10g，王不留行15g。7剂，每日1剂，水煎服。复方北芪口服液，每次1支，每日3次。

三诊（2013年2月28日）：患者精神可，右侧肢体乏力明显好转，起居生活基本自理，口稍干，饮不多，夜寐不安，或虚烦，自觉腰膝酸软，二便尚调，舌红，苔薄白，脉弦。右侧肢体肌力4级。辨证考虑阴虚为本，兼见阳浮之证，治疗予滋阴潜阳为主。处方：醋龟甲15g（先煎），龙骨15g（先煎），代赭石30g（先煎），牡蛎15g（先煎），白芍15g，天冬15g，玄参15g，牛膝30g，五指毛桃30g，麦芽15g，茵陈15g，甘草10g。7剂，每日1剂，水煎服。

经综合治疗及调理后，肢体偏瘫等基本痊愈。

按语：患者年高体迈，肾阴不足，水不涵木，适逢内风时起，肝风夹内生之痰浊上扰脑窍，窜犯经络而起病。初期辨证属风痰瘀血痹阻脉络为主，治以息风化痰、活血化瘀，处以半夏白术天麻汤为主方，息风平肝息风、健脾化痰，配合川芎、赤芍活血通络，石菖蒲、胆南星除痰开窍、化浊醒神；患者虽无神志障碍，但刘老师认为，在中风早期用"醒神"法，乃取"醒神"为保护神经功能之意，亦不违理。二诊患者语謇明显减轻，以肢体乏力为主，结合四肢，此乃脏气亏虚、痰瘀留滞经络，气血瘀滞不通，故方以补益脏气、活血通络为大法。予黄芪、党参，更加以岭南特色药材五指毛桃，补益肺脾肾之脏气，以行气利湿、化痰活血通络；川芎、天麻、桃仁、丹参相伍，平肝活络、行气疏肝，祛脑中之瘀；肢体乏力甚，加土鳖虫、王不留行活血通经；杜仲、牛膝强肾固本，加石菖蒲化痰开窍。邪气去而未尽，正气虚而未复，故三诊辨证考虑脏腑阴虚为本，兼见阳浮之象，遂以培元固本、滋阴潜阳为主，诸药合用，标本兼顾，功效彰显。

案5：脑动脉狭窄开通术后脑梗死并急性冠脉综合征——痰瘀痹阻脉络案

本案老年男性，高血压、冠心病史，以反复头晕近期加重起病，来院后诊断为脑动脉狭窄，行脑动脉血管腔内成形术后出现急性脑梗死并见急性冠脉综合征等，发热痰多，临床考虑风痰痹阻脑、心、肺等脏，治疗上予脏脏同治，首以涤痰清热、活血通络、开窍醒神为法；继以益气健脾、化痰活血通络等，标本兼顾，疗效满意。

曾某，男，78岁。首诊日期：2018年1月18日。

病史：患者有多年高血压、冠心病病史，基本规范诊治。此次以"反复头晕8年余，复发并加重5天"入院。入院后脑血管造影提示左侧锁骨下动脉重度狭窄，左侧颈内动脉起始部中度狭窄，伴溃疡形成，即行颈内动脉血管腔内成形术（左侧颈内动脉、锁骨下动脉），术后第二天无明显诱因出现偏瘫、发热等症，急行头颅MR示：右侧见多个点状急性梗死灶，心酶、心电图提示急性冠脉综合征，予以抗血小板聚集、保护心脏、营养神经等治疗后，遂请刘老师会诊。

初诊症见：精神疲倦，言语不利，左侧肢体乏力，发热，38.2℃，偶有咳嗽，痰多且较难咳出，无明显胸闷心悸，纳、眠尚可，二便调，舌淡，苔薄黄，脉弦。查：血压150/70mmHg，嗜睡，GCS13分，言语不利，肌力左上肢0级，左下肢约2+级。双肺呼吸音粗，可闻及大量痰鸣音。心电监测显示：心率85～92/分，律齐。

对于该患者，刘老师认为，患者有反复发作眩晕病史，主要病机是肝肾不足、风痰上扰，行脑血管腔内成型术后出现语謇、乏力等中风证候表现，乃"风善行而数变"，痰瘀互结，气血上逆而致。术后并发急性冠脉综合征，补充诊断：胸痹。辨证考虑痰瘀为患，痹阻心脑之脉络。治予化痰清热、活血通络、开窍醒神。处方：瓜蒌皮15g，薤白15g，法半夏15g，泽泻20g，丹参30g，田七10g，当归15g，川芎15g，白豆蔻10g，苦杏仁10g，石菖蒲15g，甘草5g。3剂，每日1剂，水煎服。

二诊（2018年1月22日）：神清，咳嗽减轻，痰液较前易咳出，量较多，色白，纳、眠尚可，二便调。舌淡，苔薄黄，脉弦。体温37.0～37.3℃，心率、血压维持正常范围，查体大致同前。刘老师认为，患者体温较前下降，痰少色白，痰热之邪已去六七，当扶正祛邪、攻补兼施，予益气活血、清热化痰、醒神开窍为法。处方：黄芪45g，生晒参10g，黄芩15g，鱼腥草30g，肿节风20g，虎杖15g，石菖蒲15g，制远志10g，天竺黄15g，姜黄15g，桃仁10g，茯苓15g。7剂，每日1剂，水煎服。

三诊（2018年1月29日）：患者神志清，咳痰已不明显，言语不利，右侧肢体乏力改善，搀扶下可迈步，纳、眠可，二便调，舌淡，苔薄黄，脉弦。左侧肢体肌力3级。辨证考虑为气虚痰瘀阻络，以益气活血、涤痰开窍、补益肝肾为法，二诊方去黄芩、鱼腥草，加杜仲、牛膝各15g，7剂，每日1剂，水煎服，带药出院，加强康复锻炼治疗。

按语：本例患者眩晕反复发作，短期加重，术前双侧颈内动脉狭窄，脑血管腔内成型术后并发脑梗死及出现"脑心综合征"。刘老师分析，脑为元神之府，而脑主神明之用离不开心主血脉之功能，脑病及心。该病病机本质为风热相煽，气滞血瘀，痰瘀互结为患，因而首以瓜蒌薤白半夏汤加减，取瓜蒌仁、薤白豁痰宽胸、理气通阳，法半夏、石菖蒲化痰，丹参、田七、当归、川芎活血祛瘀通络，豆蔻、杏仁降气化痰，诸药合用，共奏开窍醒神之效。二诊患者神清热退，痰多色白，但舌苔薄黄，余邪未清，正气未固，法当益气活血、清热化痰、醒神开窍。方中以黄芪、人参、茯苓固护中焦，运化痰湿；黄芩、鱼腥草、虎杖清肺降火化痰，菖蒲、远志、天竺黄化痰开窍醒神，姜黄、桃仁活血通经，加肿节风、虎杖清热活血通络，其中肿节风为岭南特色药材，又名金粟兰、九节茶等，味苦、辛、平，归心、肝经，刘老师在此选用乃取其具有清热凉血，祛风通络之功效。诸药合用，清上通下，中即顾护脾胃，诸症遂减。

案6：脑出血恢复期——气阴不足，痰瘀痹阻案

本案中年男性，脑出血恢复期见左侧肢体乏力、拘急，需借助拐杖行走。中医辨证考虑气阴不足为本、痰瘀互阻为病之标，病在肝肾，予

以益气化痰，活血通络治疗后，可无助力行走，收效甚佳。

张某，男，55岁。首诊日期：2013年12月4日。

病史：患者外地来诊，脑出血后左侧肢体乏力2个月余，外院住院综合诊治及康复，现仍见左侧肢体拘急瘫痪，明显影响生活，曾多方治疗效果欠佳，今来诊。否认高血压等病史。

初诊症见：左侧肢体乏力、拘急不舒，借助拐杖步行，口角时有流涎，神疲倦怠，口干饮不多，偶有头晕、或昏沉不适，纳、眠尚可，大便或难，无明显干结，舌红，苔薄白，脉弦细。肌力左侧上肢3级，下肢4级。

对于本病的诊疗，刘老师认为，患者出血中风后2个月余，症见半身不遂诸候，结合症舌脉，总属本虚标实，本虚为气阴不足、标实为痰瘀痹阻脉络，故见肢体乏力、神疲倦怠，肝肾之阴不足、筋脉失养而有肢体拘紧不舒。四诊合参，病为中风恢复期，脏腑在于肝肾，证属气阴不足为本、痰瘀阻络为标，治以益气养阴、补益肝肾、涤痰活血、舒筋通络为法。处方：黄芪45g，太子参20g，山茱萸15g，女贞子15g，益母草15g，赤芍15g，牡丹皮15g，法半夏15g，胆南星15g，土鳖虫10g，宽筋藤20g，甘草5g。7剂，每日1剂，水煎服。

二诊（2013年12月11日）：肢体拘急不适感较前减轻，大便尚通调，余症同前，舌淡红，苔薄白，脉弦。辨证同前，去牡丹皮改丹参15g，加强养血活血之力，加伸筋草15g以舒筋活络、通行血脉，14剂，每日1剂，水煎服。

三诊（2013年12月25日）：肢体乏力及拘急不适感较前明显好转，借助拐杖时间减少，精神转佳，大便或干，舌红，苔白，脉弦。肌力左侧上肢4级，下肢5-级。考虑脏腑之气渐复，为防补气太过、升阳生火之嫌，黄芪改为30g，加北沙参15g以滋阴清热。14剂，每日1剂，水煎服。

按语：刘老师认为，中风之发病多为老年人，病理基础多为肝肾亏虚、气血不足。患者中风后遗留左侧肢体乏力、拘急不适，病机关键在于肝肾脏腑之气阴亏虚，气血失调，痰瘀为患。痰、瘀是脏腑功能失调的病理产物，其产生之后，又可阻滞脉络，壅闭脑窍，诱发和加重病情。故而补肝肾、益气血，痰瘀同治则应贯穿始终。本方以黄芪、太子参等大补元气之亏虚，以山茱萸、女贞子等补益肝肾，益母草、丹参、赤芍、牡丹皮等以活血化瘀，法半夏、胆南星等祛风化痰，伸筋草、宽筋藤等疏通肢体经络，用土鳖虫以祛瘀通络，是考虑到虫类药为血肉之质，具有攻冲之性，体阴用阳，能深入经隧，直至肢体经脉旋转阳动之气，攻剔痼疾结之瘀积。复诊根据患者服药反应，调整用药之寒热温凉、升降出入，适其病机而治。诸药同用，共助益气阴、补肝肾、化痰邪、祛瘀血、疏通经络之效。

案7：脑出血后遗症——肝肾亏虚，风痰阻络案

本案为脑出血后遗症老年患者，遗留左侧肢体无力、言语不利等症，生活不能自理，需以轮椅代步。中医辨证以肝肾亏虚为病之本、风痰阻络为病之标，予以补益肝肾、息风活血通络治疗后，可拄拐行走，生活基本自理。

梁某，男，60岁。首诊日期：2014年6月4日。

病史：患者高血压病史多年，血压管理可，脑出血后8个月，主要见左侧肢体乏力、言语不利，外地来诊。

初诊症见：左侧肢体瘫痪，坐轮椅来诊，神疲乏力，腰膝酸软，时有头晕、昏沉不适，言语不利，口干或口苦，纳、眠可，二便尚调，舌红，苔薄，脉弦。

对于本病的诊疗，刘老师认为，其病机不外乎本虚标实，后遗症期本虚多为肝肾亏虚、气血不足，标实主要表现为风、痰、瘀，四诊合参，证属肝肾亏虚、风痰阻络，治以补益肝肾、息风活血通络。处方：盐杜仲20g，怀牛膝15g，女贞子15g，益智仁15g，黄芪45g，太子参15g，天麻15g，钩藤20g，赤芍15g，牡丹皮15g，田七片10g，土鳖虫10g。7剂，每日1剂，水煎服。中成药：益脑健胶囊，每次3粒，每日3次。

二诊（2014年6月18日）：服药后神疲乏力及腰膝酸软明显好转，左侧肢体瘫痪同前，仍有头晕，或见眩晕不适、偶伴恶心感，大便可，舌暗淡，苔白，脉弦。患者头晕，考虑气虚血瘀，浊邪上犯清窍，上方去赤芍、牡丹皮，加山茱萸、泽泻各15g以育阴泄浊，14剂，每日1剂，水煎服。

三诊（2014年8月13日）：患者间断来诊，服中药数十剂后，精神

可，肢体乏力改善，借助拐杖可行数百米，家中生活大部分自理，近两个月无明显头晕，言语欠流利，二便可，舌暗淡，苔微黄，脉弦缓。治以扶正为主，去天麻、钩藤，加枸杞子、桑寄生各15g以固本培元，以补为消、寄补为通，14剂，每日1剂，水煎服。

按语： 中风病后遗症期病机多见本虚标实，本虚可见五脏气血阴阳不同程度之虚损，标实则有风、痰、湿、瘀的兼夹为患，又以本虚为主。本案患者，据其症舌脉合参，辨为肝肾亏虚、风痰瘀阻，故治疗上治本为主、标本兼顾，在补肝肾基础上，佐以息风、活血通络；药后复诊，见眩晕时作，考虑水湿之邪与痰饮同源，水湿浊邪上犯清窍亦可致眩，此乃浊阴不降、清阳不升，故以泽泻降泄水浊，而头晕缓解，后期主以培元固本、辅助正气为主。

案8：脑梗死后遗症——气虚痰瘀阻络案

本案老年男性，脑梗死后半年多，以右侧肢体麻木为主，病在脾肾，以元气虚为病之本，痰瘀互阻为病之标。治以大补元气、健脾益肾、化痰通络，收效甚佳。

朴某，男，69岁。首诊日期：2017年2月22日。

病史： 患者突发"右侧肢体麻木乏力"于外院就诊，完善头颅MR等检查，诊断为"右侧基底节、丘脑脑梗死"，经综合治疗、康复后症状减轻，乏力不明显，仍遗留右侧肢体麻木持续不解，天气变凉症状加重，热水洗澡后感觉症状好转。

初诊症见： 精神疲倦，右侧肢体麻木，偶有头部昏沉感，无头痛、肢体乏力、饮水呛咳及言语不利，睡眠尚可，纳食欠佳，口中和，二便尚调，舌淡暗，苔白滑，脉弦缓。

对于本病的诊疗，刘老师认为，中风发病不外乎本虚标实，本虚多为肝肾亏虚、气血不足，标实主要表现为风、火、痰、瘀等。中风急性期后，患者遗留麻木、乏力等症状，病机多为虚实夹杂，脏腑气血阴阳不足；治疗上应补虚泻实、调整阴阳。此患者四诊合参，病在脾肾，证属元气亏虚为本、痰瘀阻络为标，治当扶正固本，大补元气、益气养血、健脾补肾、佐以化痰通络。处方：黄芪45g，人参10g，川芎15g，当归15g，茯苓15g，白术15g，法半夏15g，胆南星10g，制远志10g，杜仲

20g，牛膝15g，土鳖虫15g。7剂，每日1剂，水煎服。中成药：益脑康胶囊，每次3粒，每日3次。

二诊（2017年3月8日）：服药后精神好，胃纳佳，头部昏沉感明显减轻，大便不畅、或稍干结，舌脉同前。守原法，去白术、茯苓，加肉苁蓉20g，火麻仁15g，以补肾温阳、润肠通便，14剂，每日1剂，水煎服。中成药续用。

三诊（2017年3月29日）：患者诉服药后自觉麻木诸症改善，大便通畅，无明显头晕不适，口中和，舌淡暗，苔白滑，脉弦滑。辨证、治法同前，方药略做调整如下：黄芪45g，党参20g，川芎10g，当归15g，法半夏15g，胆南星10g，制远志10g，杜仲20g，牛膝15g，土鳖虫15g，肉苁蓉15g，鸡血藤20g，甘草5g。14剂，每日1剂，水煎服。中成药续用。

按语： 该案患者为老年男性，其病机主要以"本虚"为主，兼以标实，所谓"本虚"即年老体衰、久病元气耗损，病在脾肾，气血不足、脑脉失养，髓海空虚；"标实"即痰浊、瘀血阻滞脑窍脉络，而痰浊瘀血又为正气亏虚所致，"气行则血行"，气虚则运血无力，血流不畅而成瘀，水液不化而成痰。气血不足、痰瘀阻滞，肢体经络失养，而见麻木诸症。对于脑梗死之缺血中风而言，其元气亏损的发病基础，诸多医家已有共同的认识，尤其是清代王清任对其病因病机、临床表现、治疗、转归的论述和独到见解，其在《医林改错》中谓："元气既虚，必不能达于血管，血管无气，必停留而瘀。"精辟论述了脑气（元气）亏损到一定程度，导致因气虚行血不能，气虚血滞、气血瘀滞，脑脉瘀阻之缺血中风的发病基础和发病机制。王清任所创立的补阳还五汤方，以重用黄芪大补元气为君，佐以诸味少量活血化瘀之品，方药体现了益元气、治根本的治疗思想。脑气亏虚是缺血中风的重要发病基础，而脑髓瘀滞则是缺血中风发生的关键病理环节。《明医杂著·风症》指出："所以古人论中风、偏枯、麻木、酸痛、不举诸证，以血虚、死血、痰饮为言，是论其致病之根源""此血病、痰病为本""用血药而无行痰、开经络、达肌表之药以佐之，血药属阴，性颇凝滞，焉能流通经络、驱逐病邪以成功也。"因此，刘老师认为，对于中风后肢体麻木的患者，应在用芪、参大补元气、益气健脾的基础上，适当佐以涤痰祛瘀之品。涤痰常选用胆南星、法半夏、远志、天竺黄、海藻、石菖蒲等，祛瘀则常选用水蛭、田七、土鳖虫、毛冬青、丹参、益母草等。中风之后痰瘀阻络之半身不遂、言语不利、头晕头痛等，根据证候的夹杂，随证立法，辨证辨病用之，疗效尚属满意。

二、昏迷案

昏迷，又称神昏，是以神志不清、不省人事为主要特征的一类临床病证，多种急危重症或慢性疾病发展到危重阶段均可出现昏迷。刘老师认为，其病因病机复杂多样，临床上病史追问尤为关键，其关键病机在于内外之邪、闭阻神明清窍；在临床辨治上，既要抓起根本，辨其邪正虚实，亦应重视醒神开窍救其急，同时认为通腑气在其治疗中的必要和重要性；患者病情瞬时多变易变，应随机而动，祛邪扶正救急而立法处方，采取中西内外多种途径进行综合救治、康复。

案 1：急性颅脑损伤——痰瘀痹阻脑窍案

本案青年男性，外伤后昏迷、抽搐，初起考虑痰瘀阻窍、肝风内动，救治清醒后以气虚血瘀为主，中医药及针灸等综合救治，获得意外之疗效。

陈某，34 岁。首诊日期：1981 年 8 月 28 日。

病史：于 1981 年 8 月 28 日下午三时，患者因昏迷在我院门诊候诊室而被送急诊室抢救，当时病者姓氏、病史不明，腰穿脑脊液含血，拟诊为蛛网膜下腔出血收入院。按脑血管意外给予脱水、镇痉、止血、抗感染等对症处理，但病情继续恶化。

初诊症见：昏迷、时见肢体抽搐，黑便，喉间痰鸣，舌有瘀斑，脉沉结。查：意识不清，有眼底出血，左上肢及腰骶部、双外踝部均有皮肤破损，双肺可闻痰鸣音。

对于该病诊治，刘老师认为，患者神昏、抽搐，痰瘀之象明显，内风旋动、夹痰上扰，痰瘀痹阻脑窍，神明失主、肢体不用，诊断为"神昏"，治宜破瘀涤痰、息风宣窍。处方：田七末 3g（冲），丹参 20g，毛冬青 20g，法半夏 12g，石菖蒲 12g，郁金 12g，羚羊骨 30g（先煎），白芍 15g，全蝎 3g，益母草 30g。7 剂，每日 1 剂，水煎，鼻饲。

第二天患者左眼眶周围、左耳上方出现瘀斑，四肢抽搐增频，有时呈去大脑僵直状态，喉间痰鸣。患者入院后出现体温波动、双肺干湿啰音，呼吸节律不整，多次出现潮式呼吸，给予内科综合管理及对症支持。病者进行性贫血、消瘦。进院20余天后，方有亲属认领病者。继续加强支持疗法，30天后清醒。

二诊：清醒后病者声音轻度嘶哑，四肢有不对称性瘫痪，右侧全瘫，左侧肢体肌力3级，近事遗忘，对外伤过程不能完全回忆。胃口尚可，二便调，舌淡红，苔薄，脉沉细。考虑脏气亏虚为主，兼有痰瘀阻络，治疗上益气活血、化痰通络。处方：黄芪45g，当归尾12g，红花12g，丹参20g，毛冬青20g，土鳖虫9g，地龙12g，鸡血藤30g，杜仲18g，石菖蒲9g。7剂，每日1剂，水煎服。后以二诊方为主加减，服药数周，瘫痪各症迅速好转。

10月下旬，患者又出现鼻塞、喉痛、咳嗽、痰多，并逐渐出现吸入性呼吸困难，于11月9日明显增剧，鼾声大作，经间接喉镜检查见双侧声带外展麻痹。拟紧急气管切开，但亲属有顾虑，以及有关因素影响，在加强综合措施及做好应急处理下，采用针灸救治等综合治疗，呼吸困难逐渐好转。继续以二诊方加减综合调治。患者共住院112天，除遗留轻度声嘶、右下肢轻度垂足外，其他基本正常而出院。（此病例救治事迹被《羊城晚报》连续报道）

按语： 限于当时的诊断条件，病者初期诊断欠清。根据患者醒后回忆，以及有关调查，病者为交通事故后跳车摔伤，自行去医院就诊过程中出现昏迷，数小时后被人发现，诊断考虑为脑外伤。患者意识障碍，多脏器功能异常、内环境紊乱，运用中西医内科综合疗法救治成功。患者病机总属痰瘀闭阻清窍，治疗上早期给予息风定痉、涤痰开窍为主，清醒以后则以益气扶正、祛瘀活血通络为法；息风定痉可以减轻脑的氧耗量，改善脑水肿；涤痰既可帮助清除呼吸道分泌物，改善脑缺氧，而化痰药又有直接镇静镇痉作用，从而亦间接改善脑缺氧。当昏迷清醒后，患者近事遗忘，肢体瘫痪，给予补阳还五汤加减，症状迅速好转，对中枢神经功能的恢复起良好作用。中医药辨证对促进昏迷清醒，减少外伤后遗症是起了较好的效果。后期出现痰浊壅阻气道急症，针灸救治功不可没，收到较好的作用。

案2：结核性脑膜炎——热毒内闭案

本案青年女性，孕产期感受外邪后出现高热、神昏诸症，经抗细菌感染等治疗未见好转，给予诊断性抗结核等中西医结合救治，中医考虑热毒内闭脑窍，急以清营解毒开窍为先，邪去即转向益气阴、健脾胃、祛痰浊等治疗，获得较好疗效。

谢某，女，32岁。首诊日期：2000年5月26日。

病史：患者2000年4月20日左右不慎受凉后，出现低热、头痛，伴轻咳无痰，经服川贝止咳露及辛凉解表中药等治疗，症状改善不明显。5月8日在当地医院顺产一男婴，当晚发热、头痛加剧，体温38.9℃，予抗感染及对症治疗，后患者渐至神昏谵语、体温波动于37.8～39.9℃，诊断考虑，中枢神经系统感染：化脓性脑膜炎？结核性脑膜炎待排。因病情进一步加重，转入我院救治，后请刘老师查房。

初诊症见：高热，神昏，时有躁动，颈项强直，气促，两颧潮红，口唇干，大便少，舌质暗红少津，苔黄，脉细数。呼吸机维持通气，体温39.5℃，昏睡，双侧瞳孔等大等圆，直径约5mm，对光反射迟钝，颈强抵抗，左侧肢体肌张力减弱，肌力Ⅱ级，克尼格征（简称克氏征）、布鲁辛斯基征（简称布氏征）阳性，双侧病理征阳性。入院后腰穿脑脊液细菌培养均未发现致病菌生长。

对于本病的诊治，刘老师分析，患者病情危重，考虑中枢感染，西医病因治疗方面，应考虑诊断性规范抗痨治疗。中医见神昏谵语、高热等一派热毒内闭征象，四诊合参，当诊为昏迷，病机为热毒炽盛、阴血不足，肝风内动、邪闭神明，病在心、肝、脑，治宜清营解毒、滋阴息风、涤痰开窍，处方取白虎汤合清营汤之意：生石膏60g（先煎），知母15g，玄参15g，丹参20g，羚羊角骨15g（先煎），钩藤12g，生地黄10g，麦冬15g，白芍15g，郁金10g，菖蒲10g，鳖甲30g，百部10g，金银花15g。5剂，每日1剂，水煎，鼻饲。

二诊（2000年5月31日）：自5月28日体温开始逐渐下降至37℃，呈嗜睡状，呼之可应，颈稍软，有痰，大便尚可，舌红，苔白，脉细弱。现热毒渐退，气阴耗伤，痰迷神窍。治以益气养阴，化痰开窍，兼清余热。处方：西洋参15g（另炖，兑服），党参10g，知母15g，麦冬15g，丹参 20g，郁金 10g，石菖蒲 10g，远志 10g，金银花 15g，红花 10g，女贞子 15g，青蒿 10g。5 剂，每日 1 剂，水煎，鼻饲。

三诊（2000 年 6 月 6 日）：停用呼吸机 3 天，患者生命体征平稳，神志已转清，查体能配合，不能对答，但可以动作示意，四肢肌力较前改善，上肢近端肌力较远端差，左侧肢体肌力较右侧差，舌质淡，苔白，脉细弱。现属热病后期，热毒已尽，以脾胃虚弱、痰浊阻窍为主要病机，治以健脾益气起痿、化痰降浊开窍为法。处方：党参 10g，黄芪 30g，白术 18g，云苓 15g，薏苡仁 30g，桑寄生 15g，法半夏 10g，菖蒲 12g，菟丝子 15g，杜仲 10g，远志 6g，甘草 6g。5 剂，每日 1 剂，水煎服。

四诊（2000 年 6 月 12 日）：神清，神疲，可坐于床，言语低、慢，简单对答，稍咳痰白而少，饮食、睡眠均佳，二便可，舌质红，苔薄黄，脉细。双上肢肌力 5 级，下肢肌力 4 级。治以健脾益气，养阴清热涤痰为法，以补中益气汤加减：黄芪 30g，白术 18g，太子参 10g，陈皮 9g，菖蒲 9g，升麻 9g，当归 9g，何首乌 15g，牡丹皮 12g，葛根 30g，天竺黄 12g，甘草 6g。7 剂，每日 1 剂，水煎服。

经近 1 个多月治疗，患者病情明显好转，出院。

按语：女子以血为本，妊娠后血聚胞宫以养胎，发病时正值春夏之交，风热毒邪当令，乘虚而入，首犯肺卫，故初起以发热、头痛等卫表证为主。由于治不及时，热毒内陷，盛于气营，内闭心包，热愈盛而津愈伤、津愈伤而热愈盛，出现高热、神昏、躁动、颈项强直、抽搐等火热闭窍，肝风内动之象。正如陈平伯在《外感温病篇》所言："风温证，热渴烦闷，昏愦不知人，不语如尸厥，脉数者，此邪热内蕴，走窜心包络。"此病最后确诊为结核性脑膜炎，发病凶猛，如不及时救治易危及生命，一旦见心包证，应及时辨证。基于中药发挥疗效慢，必要时可采用中西医结合疗法。据此，在规范抗痨治疗的基础上，先以清气凉营开窍、滋阴养血为法，选用白虎汤合清营汤加减，石膏、知母、玄参清气解毒，羚羊骨、钩藤清肝息风，郁金、菖蒲清心化痰开窍，鳖甲滋阴透热，百部以润肺化痰。二诊时热势已渐退，然热邪易耗气伤津，痰浊黏腻难去，以益气养阴、化痰开窍，兼清余热立法，西洋参、党参、知母、麦冬、女贞子养阴生津，补气；青蒿、金银花清透余热；郁金、菖蒲、远志以化痰开窍；丹参、红花祛瘀生新，清除产后胞宫之污血；三诊后神志已清，而以言语不利、肢体少力为主，结合舌脉，病机以脾胃虚弱，痰浊阻窍为主，热邪已尽。故治疗以补益脾胃起痿、化痰开窍为法，汤药在补中益气汤基础上加开窍化痰药而收功。综观此案，中西结合救治，用药上根据证候转变而灵活变化，体现了中医辨证论治的特点。

案 3：蛛网膜下腔出血合并肺部感染——气虚痰热瘀阻案

本案青年女性，突发头痛不适后出现神志不清，结合现代医学，诊断为"蛛网膜下腔出血"，入院后急行脑室外引流术、前交通动脉瘤夹闭等中西内外科救治后仍见意识欠清、发热、痰多等症。中医考虑该患者以元气大伤、气阴亏损为本，痰热瘀阻清窍为标，治疗上扶正祛邪并行，益气养阴、化痰通络、醒神开窍治之。

刘某，女，35 岁。首诊日期：2013 年 7 月 29 日。

病史：患者因"突发头痛后意识不清 10 小时"于 2013 年 7 月 17 日以"蛛网膜下腔出血"入院。患者 7 月 16 日 22 点洗澡时出现头痛，遂打电话给家属，家属回家发现其摔倒在地，当时神清，家属遂将其送至我院急诊，途中患者出现意识不清，到急诊查头颅 CT 提示：①蛛网膜下腔出血，并第四脑室积血；②脑肿胀，脑室系统扩大。经脱水、镇静、管理血压、抗血管痉挛等对症支持，急行脑室外引流术后收入住院，并于 7 月 19 日行右翼点入路前交通动脉瘤夹闭术。住院 10 天后，患者意识欠清，发热，痰多等，于 7 月 29 日请刘老师会诊。

初诊症见：嗜睡状，呼之可睁眼，简单模糊对答，面稍红，右侧肢体时见躁动，右手或抚摸抓挠头部，左侧肢体在痛刺激下见屈曲反应，经口鼻腔可吸出少量黄白黏痰，仍予持续冰毯机物理降温，停留深静脉置管、胃管、尿管均固定通畅，大便未解，舌质、舌苔未查及，脉弦。查体：嗜睡状，查体不配合，双肺呼吸音粗，左下肺可闻及湿啰音，右侧肢体可见躁动，左侧肢体在痛刺激下见屈曲反应，四肢腱反射减弱，病理征未引出，颈强直，颏胸距约 4 横指，脑膜刺激征（＋）。体温波动 37.3 ～ 39.3℃，血压波动 130 ～ 180/60 ～ 100mmHg，心率波动 90 ～ 120/ 分，血氧饱和度、血糖监测可。

对本病的诊治，刘老师看过患者后分析指示：患者为青年女性，急性起病，符合风邪致病的特点；经中西内外科干预救治，正气受损，痰瘀互结、郁而发热。西医目前考虑为蛛网膜下腔出血（术后）、肺部感染，中医诊断为昏迷，辨证属"气虚痰热瘀阻"。治疗上拟扶助正气治其本，以益气养阴为主，清热化痰通络，祛邪外出，以除其标。处方：太子参30g，麦冬15g，生山萸肉15g，肿节风20g，重楼10g，牡丹皮15g，赤芍15g，竹茹15g，胆南星10g，石菖蒲15g，柴胡15g，地骨皮30g。6剂，每日1剂，水煎，鼻饲。

二诊（2013年8月5日）：患者意识基本转清，四肢可自主活动，气道内痰液较前减少，留深静脉置管、胃管、尿管均固定通畅，大便已解，舌质、舌苔未查及，脉弦。查：神清，四肢肌张力正常，右侧肢体肌力4+级，左侧肢体肌力4级，四肢腱反射减弱，病理征未引出，脑膜刺激征（－）。体温波动36.7～38.5℃，血压波动125～145/65～85mmHg，心率波动65～90/分。8月5日复查血常规：白细胞（WBC）$6.87×10^9$/L，中性粒（N）0.83，红细胞（RBC）$2.98×10^{12}$/L，血红蛋白（Hb）79g/L；复查经颅多普勒（TCD）：双侧颈内动脉终末段、大脑中动脉及右侧大脑前动脉血流速度增快（考虑轻度痉挛）。处方：在上方基础上去牡丹皮、赤芍、地骨皮，加鱼腥草、浙贝母、三丫苦以加强清热解毒化痰之力。太子参30g，麦冬15g，生山萸肉15g，肿节风20g，重楼10g，竹茹15g，胆南星10g，石菖蒲15g，柴胡15g，鱼腥草30g，浙贝母20g，三丫苦10g。6剂，每日1剂，水煎服。

三诊（2013年8月16日）：神清，精神可，四肢可自主活动，可于床边站立，已拔除胃管和尿管，进食无呛咳，时有咳嗽，咳痰不明显，无发热，夜眠可，二便调。舌红，苔白，脉弦。查体：神清，声音嘶哑，四肢肌张力正常，四肢肌力4+级。患者出院带药二诊处方2周，门诊随诊。

按语： 本病急性起病，发病根本为肝肾阴虚，气血衰少，标为风火相煽，痰湿壅盛，瘀血阻滞，气血逆乱，临床多表现为阳热之候，即使病初无明显阳热表现，很快转化为一派阳热之象。患者初起嗜睡状，呼之可睁眼，面稍红，右侧肢体可稍抬离床面，左侧肢体在痛刺激下见屈曲反应，经口鼻腔可吸出少量黄白黏痰，仍予持续冰毯机物理降温，停留深静脉置管、胃管、尿管均固定通畅，大便未解。舌质、舌苔未查及，脉弦。当属痰热瘀阻；但是，考虑患者病程较长，病情较重，正气受损，目前发热考虑与痰瘀互结、郁而发热有关，治疗应兼顾益气扶正。故立益气化痰、清热通络之法，方选太子参、麦冬、生山萸肉益气养阴、扶助正气；肿节风、重楼、牡丹皮、赤芍、竹茹、胆南星、石菖蒲清热化痰通络；佐以柴胡、地骨皮退热。并且加用牛黄粉鼻饲息风清热开窍。经7天治疗，患者痰瘀得去、经气流通，故见意识转清、四肢自主活动、气道内痰液较前减少，身热已退，因此，停用牛黄粉以防止寒凉太过；但是，患者痰鸣较明显，法随证变，立益气养阴、清热涤痰法，在原方基础上去牡丹皮、赤芍、地骨皮，加鱼腥草、浙贝母、三丫苦以加强清热解毒化痰之力。又经11天治疗，患者病情明显好转，神清，四肢可自主活动，可于床边站立，已拔除胃管和尿管，进食无呛咳，无发热，夜眠可，二便调，病情基本痊愈。刘老师推崇《素问·至真要大论》中"以平为期"的治疗理念，认为补虚不是强求回复既往的"强健"，而是要让机体在新条件下达到新平衡；遣方用药力求稳中取效，避免破坏气血阴阳的稳态。刘老师认为，补虚的治法一旦选准，就不宜因为机体暂时出现的"实象"而大做调整，骤攻或骤补最易打破阴阳平衡而使病情更加复杂。用药时在药量或同类药物之间稍做调整即可。刘老师还指出，慢性病或疾病后遗症期机体难免会出现一些"邪实"的症状或舌脉象，甚至掩盖了原有的虚象，必须注意这些往往只是反映了机体的局部情况，不可以偏概全而忽略了原有的基础病变。

三、头痛案

头痛病是指由于外感与内伤，致使脉络拘急或失养，清窍不利所引起的以头部疼痛为主要临床特征的疾病。头痛包括各种原发性头痛等常见病证，也可见于多种急慢性疾病过程中，有时亦是某些相关疾病加重或恶化的先兆，部分颅脑感染、蛛网膜下腔出血、脑出血等以头痛为主症。刘老师认为急性脑血管疾病引起的头痛病情变化急骤，需动态辨证，重视辨热邪、风痰、阳亢等病理因素，强调腑气以通为要，尽快明确病因，采取综合救治措施，随疾病演变及时调整治疗方案；临床上，认为"不通则痛""不荣则痛""脑神受扰"是头痛的三大病机，辨治多从肝脾肾三脏入手，调肝、健脾、益肾诸法，达到调畅脑络气血的有序运行。在辨证论治的基础上，强调通络止痛、扶正固本、舒脑宁神之治法。

案1：蛛网膜下腔出血——肝阳暴亢，风火上扰案

本案为老年女性，以"突发头痛伴恶心呕吐"由急诊入院，经CT诊断为蛛网膜下腔出血，头痛等症明显，后期合并脑梗死；中医辨证为肝阳暴亢、风火上扰为主，随病证调整用药，中西医内外科综合救治，获得较好疗效。

王某，女，70岁。首诊日期：2013年1月15日。

病史：患者于1月12日晚看电视时突发剧烈头痛，无意识丧失，伴恶心并呕吐非咖啡样胃内容物多次，非喷射状，无明显肢体麻木、无力，无大小便失禁、视物重影，家属遂送至我院急诊，头颅CT示：①蛛网膜下腔出血；②双侧多发腔隙性脑梗死。入院查：体温36.8℃，神清，GCS评分15分；颅神经检查未见异常，四肢肌力、肌张力正常，感觉检查正常，生理反射存在，病理征未引出；颈项强直，颏胸距3横指，脑膜刺激征（＋）。血常规：WBC15.97×10^9/L，N0.75，RBC4.19×10^{12}/L，Hb106g/L，急诊生化基本正常。治疗上，予尼膜同、罂粟碱抗血管痉挛，氨基己酸抗纤溶，甘露醇脱水降低颅内压，依达拉奉清除氧自由基以保护脑细胞，奥美拉唑抑酸护胃以及补液改善脑循环，中成药予清开灵针静滴、通腑醒神胶囊口服。经治疗2天，患者头痛依旧，大便秘结。1月15日请刘老师会诊。

初诊症见：神清，精神疲倦，头痛，颈项强痛，言语清，对答合理，四肢均可自主活动，无恶心欲呕，无胸闷胸痛，胃口不好，心烦不寐，停留尿管固定通畅，大便2天未解，舌淡红，苔黄腻，脉弦滑。查体：高级智能未见明显异常，双眼球各方向运动可，舌居中，四肢肌力5级，四肢腱反射减弱，病理征未引出；颈硬，颏胸距4横指，脑膜刺激征（＋）。体温波动36.2～37.3℃，血糖波动5.2～17.8mmol/L。

刘老师看过患者后指示：患者为中年女性，急性起病，符合风邪致病的特点；头痛、颈部强痛，为风火扰经、太阳经气不利之象；大便秘结，为热灼津液、肠道干枯的表现。苔黄腻、脉弦滑，均为热盛阳亢之象。患者头痛依旧，乃脑脉破裂血溢于脉外之后，蓄积于脉络清窍之间，阻塞气道，痹阻脉络，当宜祛除之；大便秘结未解，乃热盛伤津，肠道失润，腑气不通。综合四诊，中医诊断：头痛，辨证为肝阳暴亢、风火

上扰之阳类证；治法：清肝息风、凉血活血、养阴通腑。处方以羚角钩藤汤加减：羚羊角骨 30g（先煎），钩藤 20g，肿节风 20g，益母草 15g，白茅根 30g，牛膝 15g，赤芍 15g，牡丹皮 15g，太子参 20g，麦冬 15g，虎杖 20g，田七片 10g。7 剂，每日 1 剂，水煎服。

二诊（2013 年 1 月 23 日）：患者药后头颈部疼痛及颈项僵硬较前减轻，言语清晰，四肢活动可，胃口好，无明显恶心不适，大便每日 1～2 次，稍溏，睡眠尚可，舌淡红，苔黄，脉弦滑。查体基本同前。经过多次腰椎穿刺术后，1 月 23 日脑脊液常规：红色、混浊、潘氏蛋白试验±，脑脊液 RBC21600×10^6/L，WBC25×10^6/L，N0.43，L0.55。1 月 22 日复查头颅 CT 示：SAH 治疗后复查，与前片（2013 年 1 月 13 日）比较：①鞍区结节状金属高密度影，符合动脉瘤栓塞术后改变；②蛛网膜下腔积血较前明显减少，现鞍上池及双侧枕叶脑沟内少量积血。经颅多普勒超声（TCD）示：①左侧大脑中动脉考虑中度血管痉挛（流速较 1 月 15 日增快）；②双侧大脑前动脉考虑轻度血管痉挛；③右侧大脑中动脉血流速度增快。辨证基本同前，患者腑气已通，处方调整，去虎杖、牡丹皮，加白芷、川芎以祛风通络。处方：羚羊角骨 30g（先煎），钩藤 20g，肿节风 20g，益母草 15g，白茅根 30g，牛膝 15g，赤芍 15g，太子参 20g，麦冬 15g，田七片 10g，白芷 15g，川芎 15g。5 剂，每日 1 剂，水煎服。

三诊（2013 年 1 月 29 日）：患者头痛及颈项强直明显减缓，1 月 28 日出现右侧肢体乏力，言语清晰，纳一般，夜眠可，大便未解，舌淡红，苔黄腻，脉弦滑。查：神清，对答合理，构音清，伸舌居中，肌力右上肢 2+ 级、右下肢 3 级，右侧巴氏征（＋）。西医给予抗感染、抗血小板聚集、抗血管痉挛、改善脑循环等治疗；中医方面，在三诊方基础上去钩藤、白茅根，加地龙、炙甘草以息风通络、舒筋缓急。处方：羚羊角骨 30g（先煎），肿节风 20g，益母草 15g，牛膝 15g，赤芍 15g，太子参 20g，麦冬 15g，田七片 10g，白芷 15g，川芎 15g，地龙 10g，炙甘草 10g。10 剂，每日 1 剂，水煎服。嘱按照中西医综合康复措施，循序进行肢体康复。

四诊（2013 年 2 月 13 日）：患者无明显头晕痛，肢体乏力明显好转，纳、眠可，二便调，舌淡红，苔薄黄，脉滑。查体：肌力左侧 5 级、右侧4+级，颈软无抵抗，脑膜刺激征（－）。中医辨证：肝阳上亢、脉络瘀阻，治以平肝息风、活血通络为法，处方以天麻钩藤饮加减：天麻15g，钩藤15g（后下），肿节风20g，牛膝15g，杜仲15g，赤芍15g，川芎15g，益母草15g，地龙10g，麦冬15g，郁金15g，甘草5g。带药出院，7剂，每日1剂，水煎服。

该患者经住院中西内外科综合救治、康复治疗1个月，病情明显好转出院。

按语：本案起病及后期均以"头痛"为主症，西医诊断为蛛网膜下腔出血，临床上因顾虑用活血化瘀治疗会加重出血，或引起再出血，往往将其作为中药活血化瘀治疗的禁区。刘老师经多年临床实践认识到，中医以"离经之血便是瘀"，蛛网膜下腔出血为离经之血蓄于脑，原有血瘀与瘀血的作用叠加，使瘀血之证更加深重，瘀血贯穿于本病发生发展之始终。提出在蛛网膜下腔出血急性期辨证用药的基础上，可运用活血化瘀治疗。蛛网膜下腔出血发病后，只要上逆之气复返，气复平顺而不上逆，并无明显出血倾向，就可及时采用活血化瘀治疗，以促进脑的血液循环，恢复各项功能。患者初起见头痛、颈项强痛，心烦失眠，大便不通，结合舌脉之象，属肝阳暴亢、风火上扰；经综合对症救治后，患者头痛依旧，乃因脑脉破裂血溢于脉外之后，蓄积于脉络清窍之间，阻塞气道，痹阻脉络，当宜祛除之；大便秘结未解，乃热盛伤津，肠道失润，腑气不通，治疗应兼顾通腑泄热。故立清肝息风、凉血活血、养阴通腑之法，方选羚羊骨、钩藤、肿节风、白茅根、牡丹皮清热平肝息风，虎杖、牛膝通腑泻下，引热引血下行；益母草、赤芍、田七片活血祛瘀；太子参、麦冬益气养阴，扶助正气。经动脉瘤栓塞术等治疗，患者病情趋于稳定，风火渐熄，腑气已通，但头痛仍不得解，乃瘀血阻于脑络，不通则痛。基本治法、方药基础上，去虎杖、牡丹皮，加白芷、川芎以加强祛风通络止头痛之力。后患者头痛缓解，但是出现了右侧肢体无力，抬举费力，从西医角度考虑，是蛛网膜下腔出血后并发了脑血管痉挛，导致脑缺血性梗死；从中医角度分析，乃瘀血痹阻经络，导致经气不利，肢体不遂。因此，在加强抗血小板聚集、抗血管痉挛、改善脑循环等西医药物治疗的同时，中药随证治之，立平肝潜阳、佐以活血祛瘀、通络扶正之法，在上方基础上去钩藤、白茅根，加地龙和甘草以加强活血通络之力。又经 15 天综合治疗，患者右侧肢体无力基本恢复，头痛消失，四诊合参，遂以平肝息风、活血通络为法，方药拟天麻钩藤饮加减带药出院，巩固疗效。

刘老师认为，蛛网膜下腔出血后，脑脉破裂血溢于脉外，而蓄积于脑之脉络清窍之间，势必壅塞气道，痹阻脉络，不通则痛，故以"头痛"为临床主症。此有形之邪，为血实之证，当祛除之。此乃《素问·阴阳应象大论》所云"血实宜决之"之意。《景岳全书·杂证谟·血证》云"血有蓄而结者，宜破之逐之"，祛瘀活血是祛除瘀血、疏通血脉的方法，具有改善血液循环，有止血和促进溢血吸收、消肿、消炎、改善神经营养等作用。在临床应用活血化瘀药物时，应强调个体的差异，辨病与辨证结合，标本兼顾，结合通腑泻热、平肝息风、祛痰醒神、填精补髓等不同治法，保持辨证论治的中医特色。活血化瘀类药物可选川芎、当归、丹参、赤芍、田七、毛冬青、益母草、虎杖、川牛膝等；活血化瘀治疗时多选用具有活血与止血双重作用的药物，如田七、大黄等，以增加治疗的安全性。

案 2：偏头痛——肝郁化热，血瘀阻络案

本案中青年女性，头痛反复发作 1 年，需服用止痛药。颅脑 MR 检查未见异常，中医考虑为肝郁化热、血瘀阻络，治疗上以"通则不痛"为则，随证加减，获取良效。

林某，女，40 岁。首诊日期：2018 年 7 月 11 日。

病史：患者以头痛反复 1 年、加重 1 个月来诊。数天发作 1 次，可持续数小时以上，疼痛明显时影响日常工作、生活，需服用止痛药。外院颅脑 MRI+MRA 检查未及异常。

初诊症见：头痛，位于头顶部，呈紧压感，每 2～3 天发作 1 次，白天发作多，情志不畅或经前头痛加重，严重时伴呕吐及心慌，口干无口苦，易焦虑紧张，月经量少，纳可，眠一般，二便调，舌暗红，苔黄腻，脉细滑。

刘老师认为，患者头痛位于头顶部，头痛与情志不畅或经期相关，易焦虑或紧张，结合病史及症、舌、脉，中医辨证考虑肝郁化热、脑络瘀滞，治以疏肝清热，活血通络。处方：柴胡 15g，郁金 15g，姜黄

15g，羌活 15g，葛根 30g，藁本 15g，肿节风 15g，蒺藜 15g，菊花 15g，合欢花 10g，川芎 15g，甘草 5g。7 剂，每日 1 剂，水煎服。

二诊（2018 年 7 月 25 日）：头痛减轻，肩项部疼痛，背痛。易疲乏，无口干口苦，易焦虑紧张情况稍好转，纳欠佳，眠一般，二便调，舌暗红，苔白腻，脉细滑。考虑肝热稍清，应注意顾护脾土及柔肝养血，汤剂上方去藁本、肿节风、菊花、甘草，加党参 20g 补益中土，白芍 15g 养血柔肝，徐长卿、当归各 15g 以祛风通络、活血止痛，7 剂，每日 1 剂，水煎服。

三诊（2018 年 8 月 1 日）：无明显疼痛，或头部紧压感，易疲乏，纳可，睡眠不好，易醒，有时难入眠，舌暗红，苔白腻，脉细滑。调整处方：去徐长卿、合欢皮，加乌梅 15g 敛阴生津，酸枣仁 20g 安神定志，14 剂，每日 1 剂，水煎服。

后睡眠明显改善，无头痛发作。

按语："不通则痛"是头痛的三大病机之一，导致头痛的病因有很多，外感六淫、内伤七情、外伤、久病等，都会造成气血运行不畅产生头痛。而治疗目的在使其气血通畅，所谓"通其气血则不痛"是也。同时，人感疼痛由脑神所主，疼痛之发生必然是元神受扰产生的结果，因此，治疗上应在辨证论治的基础上，强调"通则不痛"——通络止痛、扶正固本、舒脑安神之法，在治疗上总以通其气血为主。初诊时，患者存在情志不遂、肝气不疏之病因，病机为肝郁化热、脑络瘀滞，属于"不通则痛"的典型案例，故予柴胡、郁金、蒺藜疏肝理气，姜黄、羌活、葛根、川芎等活血通脉，菊花、藁本、肿节风祛风清热，合欢皮安神定志，甘草调和诸药。二诊时，肝热渐清，为防苦寒太过伤中，故去肿节风、菊花等品，加党参、当归、白芍等补中土、养气血。三诊时加乌梅以敛阴生津。纵观全程，以疏肝理气为主，辅以益气安神，加减出入，思路清晰，把握主要病机，故能收获到较好的疗效。

案 3：偏头痛——脾虚肝郁，瘀血阻滞案

本案中青年男性，头痛反复 20 多年，并有长期失眠病史，中医辨证考虑病在肝脾两脏，以脾虚肝郁为主，兼见久病入络，血气不畅；治以调和肝脾为主，获得疗效。

丘某，男，42 岁。首诊日期：2020 年 10 月 28 日。

病史：自诉起于高中时学习紧张或情绪不良导致头痛反复，间中当地诊所服药，病情反复。2010 年前后数年，患者病情有所缓解，近几年来头痛又见反复。睡眠障碍多年，有时需服用艾司唑仑片等安眠药，效果一般。

初诊症见：头痛时见，以左颞侧部为主，呈刺痛感，或伴头昏、恶心欲呕感，易紧张，无口干口苦，纳欠佳，眠差，二便调，舌淡红，苔薄白，脉弦。

刘老师认为，本案患者无明显外感之因，辨为内伤头痛；头痛迁延难愈，反复发作，久病多瘀，瘀阻脑脉，气血运行不畅，不通则痛，痛如锥刺；肝主疏泄，调畅情志，该患者平素易紧张，肝气郁结，肝旺乘脾，脾虚则气血无以化生，无以濡养脑窍，而发头痛；恶心欲呕为肝气犯胃之象；头昏、纳欠佳为脾气虚的表现，肝旺乘脾，则脾虚更甚。脑神失养则头昏、眠差。四诊合参，证属肝郁脾虚，瘀血阻滞，治以健脾疏肝、活血通络、舒脑安神。处方：党参 20g，茯苓 15g，白术 15g，柴胡 15g，郁金 15g，川芎 15g，徐长卿 15g，丹参 15g，姜黄 15g，葛根 30g，蒺藜 15g，酸枣仁 20g。7 剂，每日 1 剂，水煎服。

二诊（2020 年 11 月 11 日）：头刺痛缓解，仍有头紧箍感及胀痛感，伴头昏，恶心欲呕，平日易紧张，纳欠佳，眠差，二便调，舌淡红，苔薄白，脉弦。辨证同上，上方去徐长卿、姜黄、蒺藜，加知母、菊花、五味子，以佐以清肝热、安脑神，处方：党参 20g，茯苓 15g，白术 15g，柴胡 15g，郁金 15g，川芎 15g，丹参 15g，葛根 30g，酸枣仁 20g，知母 15g，菊花 15g，五味子 5g。7 剂，每日 1 剂，水煎服。

三诊（2020 年 11 月 25 日）：头痛持续天数缩短，头紧箍感及胀痛缓解，睡眠改善，头昏、恶心欲呕感消失，平日易紧张，纳欠佳，二便调，舌淡红，苔白微腻，脉弦细。辨证同前，党参增为 30g，14 剂，每日 1 剂，水煎服。

随访，后诸症明显减轻。

按语： 头痛为临床常见病、多发病，不论是外感六淫之邪，或是脏腑功能失调，均能阻滞经络，蒙蔽清窍而引起头痛。刘老师认为，头痛的辨证首先要分清外感、内伤，外感头痛多为外邪侵袭，以风邪为主，宜以祛邪活络为主，针对所受邪气之异，分别配合祛风、清热、散寒、化湿等法。内伤头痛则相对复杂一些，但也不外从风、火、痰、瘀、虚论治。病程较长者，多从虚、瘀论治。本案患者证属肝郁脾虚，瘀血阻滞，故总以疏肝健脾，活血通络，舒脑安神为法。以党参、茯苓、白术补中土，健脾化生气血；菊花、天麻之属平肝息风；柴胡、郁金、蒺藜、白芍疏肝理气，解郁活血并引药入肝经；川芎、丹参、姜黄活血化瘀；五味子、知母等滋肾阴补五脏；酸枣仁，五味子养肝血安神定志。刘老师认为，人之所以知痛、知痒，全由脑神做主，疼痛之发生，须有脑髓清灵的参与，必须是元神受扰的结果，应治以舒脑宁神诸法，共奏安神助眠，滋补阴血之效，使气血调和，脑有所养，头痛不发。

案 4：偏头痛——肝热生风，痰瘀阻络案

本案青年男性，反复头痛逾 10 年，头颅 CT 未及异常；临床上据四诊，辨以肝经风热为主、兼夹痰瘀内阻，以"实则泻之"为治则，获得较好效果。

刘某，男，28 岁。首诊日期：2011 年 4 月 21 日。

病史：患者反复头痛 10 余年，以右侧颞部为主，每个月 1～2 次，情绪紧张时诱发，曾行头颅 CT 未见明显异常，西医诊断为偏头痛。

初诊症见：头痛，以右侧颞部为主，情绪紧张时诱发，针刺样疼痛，痛甚时不敢活动，睡眠后好转，头痛前、头痛时颈项拘紧，痰多，小便量多，大便调，睡眠可，心烦易怒，口干少津，舌淡红，苔中后黄腻，脉细滑。

刘老师认为，内伤头痛不外乎"风、火、痰、瘀、虚"五因，其治疗须紧紧抓住主要病机，对因施治，灵活加减。《丹溪心法·头痛》言："头痛多主于痰。"故本病风痰内阻，瘀阻脑窍者不在少数。本案患者头痛在情绪紧张时诱发，平素心烦易怒，情志失调，肝失条达，肝气郁结，气郁化火，火郁日久，肝阳上亢，肝风内动，上扰清窍，加之痰多，肝风夹痰闭阻清窍，发为头痛。头痛反复发作，迁延难愈，引起气血运行不畅，瘀血阻滞脑窍，痛如锥刺；颈项拘紧为亦为瘀阻脉络之象，苔中后部黄腻，为中下焦湿热之象。口干少津为热盛伤津。四诊合参，证属肝热生风、痰瘀阻络，治以疏风清热、化痰祛瘀。处方：桑叶 15g，菊

花 15g，天麻 15g，钩藤 15g，合欢皮 20g，郁金 15g，竹茹 15g，白芍 15g，肿节风 20g，羌活 15g，栀子 15g，甘草 10g。7 剂，每日 1 剂，水煎服。

二诊（2011 年 4 月 28 日）：仍有右侧颞部搏动性疼痛，时有麻木感，情绪紧张、疲劳时出现，口干喜饮，纳、眠可，二便调，心烦易怒，少许口干，舌淡红，苔稍黄腻，脉细滑。处方：上方去桑叶、菊花、白芍、栀子，加白芷 15g，川芎 15g，徐长卿 15g，酸枣仁 20g。14 剂，每日 1 剂，水煎服。

三诊（2011 年 5 月 12 日）：右侧颞部搏动性疼痛仍反复发作，左侧颞部出现少许昏沉感，情绪紧张、疲劳后加重，枕部，双侧肩部肌肉酸痛，口干喜饮，纳、眠可，二便调，心烦易怒，少许口干，舌淡红，苔稍黄腻，脉细滑。4 月 28 日方去甘草，加蜂房 10g 以通络定痛，7 剂，每日 1 剂，水煎服。

四诊（2011 年 5 月 18 日）：头痛及颈肩部酸痛均较前明显减轻，无干口苦，情绪较前好转，咳痰较前减少，纳、眠可，二便调，无口干，舌淡红，苔薄黄腻，少津，脉细滑。调整处方：5 月 12 日方去白芷、肿节风，加菊花、柴胡各 15g。7 剂，每日 1 剂，水煎服。

按语：《医方集解·除痰之剂》曰："气有余则为火，液有余则为痰。故治痰者必降其火，治火者必顺其气也。"本例初诊辨证为肝热生风、痰瘀阻络，治以疏风清热、化痰祛瘀，以桑叶、菊花、天麻、钩藤疏风清热平肝，郁金行气凉血活血，竹茹清热除痰，白芍养血柔肝，合欢皮活血安神，羌活祛风止痛，肿节风清热解毒活血，栀子清热利湿除烦，甘草清热生津，又可制诸药寒凉之性以免伤中。纵观全程，不离清热平肝、疏风、化痰、活血祛瘀之法，加减出入，思路清晰。头痛又可称为"首风""脑风"，"高颠之上，唯风可到"，风邪是导致头痛最重要的原因之一，《素问·至真要大论》言："诸风掉眩，皆属于肝。"故风邪与肝相关，肝风内动能导致肝经气血逆乱，循经上犯而致头痛，有外风与内风之不同。刘老师很重视风邪在头痛发病过程中的作用，在治疗头痛时喜用祛风药，祛风药性辛散、味薄，善于上行，内伤头痛也可适当配伍运用，祛风药性味各不相同，须随证配伍选用。偏于寒者，刘老师多选用白芷、藁本、细辛之品；偏于热者可选用桑叶、菊花、薄荷之属；肝风内动者宜选用天麻、钩藤等类。另外，头痛的发生，无论何因所致，皆为脑神受扰，在治疗头痛时多辅以安神之品，常用合欢皮、酸枣仁、远志、首乌藤等品。

案5：紧张性头痛——气血亏虚，风痰阻络案

本案老年女性，头痛多年，中医辨证考虑以气血不足，"不荣则痛"为病机，治疗上以补益气血、扶正固本为主。

许某，女，57岁。首诊日期：2012年2月29日。

病史：头痛反复30年，或伴头晕、沉重感，西医诊断为紧张性头痛，多处中西医诊治，效果不佳。

初诊症见：头痛时见，痛势绵绵或持续数天不解，或伴沉重感，以前额部为主，眼睛上视、休息欠佳及情绪不佳时头痛加重，口干，干咳，纳可，睡眠尚可，二便调，舌质红，舌苔微黄干，脉弦数。

刘老师认为，本案患者为女性，现年近六旬，反复头痛30年，疾病缠绵不愈，表明正气亏虚、气血不足，正不能胜邪，久病属虚。气血虚则气血运行不畅，久痛入络，久病多瘀。整个过程属本虚标实。头痛、头晕、头重，为痰浊阻络，清阳不升之象；或与情绪相关，则在气血亏虚基础上，兼有风痰上扰清窍之证。四诊合参，证属气血亏虚、风痰阻络。治以补益气血、化痰疏风通络。处方：党参20g，茯苓15g，白术15g，白芷15g，蒺藜15g，川芎15g，合欢皮20g，郁金15g，制何首乌15g，法半夏10g，丹参15g，鸡血藤20g。7剂，每日1剂，水煎服。

二诊（2012年3月14日）：头不适诸候较前稍有减轻，眼睛上视，休息欠佳及情绪不佳时头痛加重，口干，无干咳，纳可，睡眠尚可，二便调。舌红，苔少，脉弦细。辨证同前，上方去白术、何首乌、丹参、鸡血藤，加天麻10g，羌活15g以祛风通络，牡丹皮、赤芍各15g凉血活血，7剂，每日1剂，水煎服。

三诊（2012年3月21日）：头痛等不适大减，或时见腰酸不适，纳、眠可，二便调，舌淡红，苔少，脉沉弱。3月14日方，去牡丹皮、赤芍，加牛膝、山萸肉各15g补益肝肾、强壮腰膝，14剂，每日1剂，水煎服。

四诊（2012年5月2日）：三诊方调治后自觉头痛等发作较少，精

x

神可，口不干，二便调，舌淡红，苔薄白，脉细弱。三诊方去蒺藜、羌活，加黄芪30g，大枣10g，以健脾补气。14剂，每日1剂，水煎服。

按语： 刘老师认为，对老年、久病之头痛，应重视从"不荣则痛"论治。"不荣则痛"是指阴阳气血不足，脏腑经脉失养而发生的头痛。气血虚弱多因久病、年老体弱或劳累过度，气血暗耗所致。临床多注重补气养血，兼顾补益肝肾。久病入络，亦会导致血脉瘀滞，因此加活血通络之法。"治风先治血，血行风自灭"，治疗上总以补益气血为主，疏风化痰、补益肝肾为辅。故用党参、茯苓、白术补气，丹参、鸡血藤养血，白芷、蒺藜疏风止痛，川芎活血通脉，法半夏除痰，何首乌补益肝肾，合欢皮、郁金舒脑宁神。二诊时肝郁化热，口干，舌红，故以牡丹皮、赤芍凉血活血，天麻、羌活疏风通络。三诊时病情好转，加牛膝、山萸肉以补益肝肾，四诊时加强健脾补气之功，以扶正固本。

案6：丛集性头痛——脾虚湿蕴，肝郁气滞案

本案青年男性，慢性胃病史数年，头痛反复1年多，平素工作压力较大，诊时虽为盛夏，然中医综合辨证考虑本案为脾虚湿蕴、肝气不疏，治以调理肝脾为主，诸症获得减缓。

朱某，男，34岁。首诊日期：2016年8月31日。

病史：患者反复头痛1年余，头痛时以左侧额部、眼眶疼痛为主，呈胀痛，无明显搏动样疼痛，可放射至左侧颞顶枕部，眼痛不甚，视物尚清。疼痛呈阵发性，反复发作，发作频率3～5次/月，发作时疼痛持续约1天，进食生冷后时有加重，休息后可缓解，偶恶心欲呕。西医诊断为丛集性头痛。慢性胃病史数年，服用西药，效果不好；工作压力较大、紧张。

初诊症见：现无头痛，口唇淡紫，无口干、口苦，无明显汗出，纳差，眠一般，小便可，大便稀溏，舌淡红胖，苔白，脉细滑。

刘老师认为，此患者有慢性胃病史数年，平素工作紧张，此头痛以左侧额部、眼眶疼痛为主，放射至左侧颞顶枕部，呈胀痛，进食生冷后时有加重，大便稀溏，唇淡紫，舌淡红胖，苔白，脉细滑。四诊合参，证属脾虚湿蕴、肝郁气滞，治以健脾祛湿、疏肝行气，处方：党参20g，茯苓15g，白术15g，法半夏15g，姜黄15g，蒺藜15g，柴胡15g，郁金

15g，首乌藤 30g，川芎 15g，白芷 15g，炙甘草 10g。7 剂，每日 1 剂，水煎服。中成药：益脑安胶囊，每次 2 粒，每日 3 次。

二诊（2016 年 9 月 7 日）：近 1 周头痛未发作，口唇淡紫，纳差，眠一般，大便溏，舌淡红胖，苔白，脉细。上方去柴胡、首乌藤、炙甘草，加陈皮 10g，合欢花 10g，海螵蛸 20g 和胃理气，7 剂，每日 1 剂，水煎服。中成药同前。

三诊（2016 年 9 月 14 日）：服药后至今未发作，精神可，大便溏，舌淡红胖，苔白，脉细。辨证同前，二诊方去郁金、合欢花、海螵蛸，加山楂 15g 消食，乌梅 15g 酸甘化阴、涩肠止泻，香附 10g 活血行气，7 剂，每日 1 剂，水煎服。

四诊（2016 年 9 月 21 日）：近 1 周头痛发作 1 次，程度及持续时间均较往为轻，早起时有轻微头痛，后可缓解。现颈肩部酸痛不适，无口干、口苦，纳食改善，小便调，舌淡，苔白有齿印，脉弦细。辨证考虑以脾虚夹湿为主，治以益气健脾、行气化湿为主。处方：党参 20g，茯苓 15g，白术 15g，芡实 15g，山药 15g，干姜 10g，泽泻 15g，藿香 15g，川芎 15g，白扁豆 15g，陈皮 10g，大枣 10g。7 剂，每日 1 剂，水煎服。

按语： 刘老师认为，本案辨证为脾虚湿蕴，肝郁气滞，以脾虚湿蕴为本，肝郁气滞为标，标本同治，应当治以健脾祛湿，疏肝行气。以党参、茯苓、白术、陈皮、炙甘草健脾补气，蒺藜、柴胡、郁金、香附疏肝行气，法半夏燥湿化痰，和胃降逆，姜黄、郁金疏肝解郁，凉血清热，川芎活血化瘀，白芷祛风止痛，首乌藤、合欢花舒脑宁神。四诊时头痛明显好转，见症以脾阳虚并湿蕴为主，治以健脾益气，兼以干姜、芡实、泽泻温中祛湿，温补脾阳，固其根本。此案全程分为两个阶段，各阶段有标本缓急之变，第一阶段治标亦治本，第二阶段治本为主，动态观察病情转变，并非一味死守原方，而是抓住主要矛盾，辨证论治，选药准确，药到病除。

案 7：神经官能症——肝火上扰脑窍案

本案青年男性，神经官能症病史 4 年余，反复发作性头痛不适，以情绪等因素诱发加重明显，多次颅脑影像学等检查排除器质性疾患，多方求治，迁延不愈，通过中医药辨证施治，取得较好的疗效。

林某，男，20岁。首诊日期：2014年8月6日。

病史：患者约2010年初不慎外感后突发头痛，曾多次行颅脑CT、MRI、24小时动态脑电图等检查，均未见明显异常，神经系统体检未及阳性体征；外院多家医院诊治，考虑神经官能症，疼痛明显时服止痛药，效果不好。

初诊症见：头顶部疼痛反复发作，情绪波动、压力大、失眠时尤其明显，严重时面色苍白，伴见头晕，严重时或呕吐胃内容物，纳可，眠差，二便正常，舌淡暗，苔薄白，脉滑数。

对于本病的诊疗，刘老师认为，患者反复发作性头痛、头晕，部位以颠顶为主，但其发作与情绪、压力、睡眠等精神心理因素有关，而颠顶为足厥阴肝经与督脉交会之处，考虑头痛与情志相关性较大。中医辨证为肝郁化火，上扰脑窍证，治病求本，故治疗以疏肝理气，清散郁火，解郁安神为法，处方：柴胡15g，牡丹皮15g，合欢皮25g，浮小麦30g，制远志10g，郁金10g，菊花10g，枳壳10g，首乌藤30g，茯神15g，党参20g，甘草5g。7剂，每日1剂，水煎服。

二诊（2014年8月13日）：仍头痛不适，遇风时加重，偶有头晕，自述服药后出现胸闷不适感，纳可，眠差，二便正常，舌淡暗，苔薄白，脉滑数。药后出现胸闷不适感，是胸中阳气过伤之象，故去牡丹皮、菊花、枳壳辛散寒凉之品；加白芷、藁本、羌活增强祛风止痛之功。处方：柴胡15g，白芷15g，合欢皮25g，浮小麦30g，制远志10g，郁金10g，藁本15g，羌活15g，茯神15g，首乌藤30g，党参20g，甘草5g。14剂，每日1剂，水煎服。

三诊（2014年9月17日）：头痛、睡眠较前改善，偶有头痛不适，以颠顶及枕部疼痛为主，遇风时加重，纳可，二便调，舌淡暗，苔薄微黄，脉弦数。考虑肝郁日久化火，上扰脑窍所致头痛，故加强疏肝解郁，清肝泻火。处方：柴胡15g，郁金15g，合欢皮25g，赤芍15g，牡丹皮15g，栀子10g，夏枯草15g，茯苓15g，首乌藤30g，菊花15g，北沙参20g，竹茹15g。14剂，每日1剂，水煎服。

四诊（2014年10月8日）：头痛明显减轻，无头晕，纳、眠可。三诊方改菊花为知母15g，14剂，每日1剂，水煎服。

随访半年，头痛无再发。

按语： 神经官能症又称神经症，主要与精神心理因素有关，其症候群复杂多变，本例以头痛时见为主，常因情志不遂而诱发或加重；乃因患者肝郁气滞日久化火，火性炎上，或扰心神，则出现失眠、焦虑不安等症，或扰脑窍，则出现头痛头晕、视物模糊等症。《素问·举痛论》说"百病生于气"，《证治汇补·郁证》又说"郁证虽多，皆因气不周流"。治病求本，治疗上疏肝理气、清散郁火、解郁安神贯穿其中。先以柴胡、合欢皮、郁金、枳壳、牡丹皮疏肝理气，清解郁热，茯神、首乌藤、浮小麦、远志安神助眠，党参、甘草以实脾而防病之传变，佐以菊花清利头目；二诊予白芷、藁本、羌活加强祛风止痛，发散郁火治其标；三、四诊时头痛头晕、失眠明显好转，考虑肝郁日久化火，故加强疏肝解郁，清肝泻火以收功。

四、眩晕案

眩晕是以头晕、眼花为主症的一类病证，是临床最为常见的病证之一。眩即眼花或眼前黑矇；晕即头晕，感觉到自身或外界景物旋转，两者常同时并见，故统称为"眩晕"。包括西医学中良性阵发性位置性眩晕（BBPV）、颈椎病、脑供血不足、后循环缺血、脑动脉硬化、梅尼埃病等以眩晕为主症者。刘老师在临床实践中比较推崇丹溪、景岳之学，认为眩晕病的病机与风、痰、虚等关系密切，病变脏腑多责之肝、脾、肾，以肝为重点，并与风火、风痰、痰瘀、痰浊等病理因素相关。其关键在于"脾肾两虚，气血亏虚，湿浊内阻，肝风痰浊阻滞脑窍"。治疗上急性期宜祛邪治标为主，缓解期则宜补虚泻实，强调祛风痰、益气血、养肝肾、通脑络。

案 1：良性阵发性位置性眩晕——脾虚痰湿案

本案中年男性，嗜烟好酒，因头晕半年就诊，西医诊断为良性阵发性位置性眩晕，中医病机责之脾脏，为脾虚生痰、脑窍失聪为主，治疗上重在调治中焦。

雷某，男，45 岁。首诊日期：2019 年 9 月 11 日。

病史：患者 2019 年 5 月开始出现头晕，天旋地转感，伴有耳鸣、恶心呕吐，床上体位改变时诱发或加重，发作时全身无力、脸色发白，无发热、头痛等不适，曾于外院行手法及机械复位等治疗（具体不详）。有烟酒嗜好、喜肥甘厚腻饮食多年。

初诊症见：头晕反复，转左侧时明显，枕部不适，耳鸣，足大趾关节痛风，易口腔溃疡、扁桃体发炎，胃胀，汗多，无口干口苦，眠差，入睡困难，早醒，大便溏。舌淡暗，边尖齿印，苔薄白，脉细。视频眼震图提示：眼动系统未见异常，自发眼震（+），左侧水平半规管功能减退。

刘老师认为，眩晕发病多为本虚标实，以肝脾肾虚为本，风痰湿瘀阻脑窍为标。此患者嗜食肥甘厚腻，不离烟酒，损伤脾胃，"脾主运化"，脾失健运则影响谷物的消化和精微的吸收，气血化生无源，则出现头晕、腹胀、便溏等。脾失健运，津液输布障碍，久则变为水湿痰饮，随气流窜全身，阻滞气机，出现眩晕不适诸症。综合四诊，患者病机为脾虚痰湿阻滞脑脉，治以健脾益气，祛湿化痰。处方：黄芪40g，党参20g，茯苓15g，白术15g，陈皮10g，干姜10g，芡实20g，山药20g，巴戟天15g，川芎15g，吴茱萸10g，大枣15g。7剂，每日1剂，水煎服。

二诊（2019年9月25日）：头晕减轻，仍耳鸣，口干，大便量少，每日一行，舌暗红，边尖齿印，苔白腻，脉细。患者舌质转红，体质壮实，温燥之品不宜太过，去干姜、吴茱萸，加女贞子15g，肉苁蓉20g平补先天之本，14剂，每日1剂，水煎服。

三诊（2019年10月9日）：头晕已十去七八，前胸部易出汗，口干。二诊方去女贞子、芡实，加五味子10g，山萸肉20g，以补益脏气之阴，14剂，每日1剂，水煎服。

按语：患者经西医诊断为良性阵发性位置性眩晕，俗称"耳石症"，经手法复位后仍见头晕，但从辅助检查来看，还存在着动脉硬化等情况。四诊合参，此病仍当属"眩晕"范畴，患者平素嗜烟好酒，故致脾虚痰湿，阻滞脑窍，治以健脾益气，祛湿化痰。用黄芪、党参、山药、大枣健脾益气，茯苓、芡实健脾祛湿，白术燥湿，陈皮化痰行气，干姜加吴茱萸温中化痰，痰湿阻滞气机，日久成瘀，用川芎活血化瘀，也有引药上行之意，同时顾护先天之本，标实渐去则加巴戟天、女贞子、山萸肉等补益肾精，扶正气、固根本而受到较好疗效。

案 2：良性阵发性位置性眩晕——气血亏虚，风痰上扰案

本案青年女性，平素工作繁忙，以头晕头痛反复为主，或伴发作性不适，中医辨证气血亏虚为本，夹风痰之标，治疗上扶正为主，标本兼顾。

罗某，女，29 岁。首诊日期：2018 年 8 月 1 日。

病史：反复发作性头晕头痛 1 年、发作性眩晕 2 次，以低头扫地或平躺起立时发作。前庭功能检查报告：异常视频眼震图，左侧前庭功能低下（周围性）；颅脑 MR 未见异常。工作较为繁忙。

初诊症见：头昏沉感，半前额和头顶部疼痛，心慌，面部麻木感，双手指麻木，颈部胀痛，无口干口苦。大便时硬时溏，纳、眠一般。月经正常。舌淡暗，苔白腻，脉细滑。

患者年轻女性，平时工作繁忙、思虑过度伤脾，再加久居岭南湿地，湿邪缠绵困脾，脾运化失司，湿浊内停，凝结为痰，脾虚肝旺，肝风夹痰上扰清窍则发为眩晕，脾虚不运化，气血乏源，脑窍失养，平素则头晕昏沉头痛，气血不达四肢、肌肤，则面部、手指麻木，心血亏虚，则心慌心悸。舌淡暗、脉细滑为气血亏虚之象，苔白腻为痰浊中阻之象。治以健脾益气，祛风化痰通络。处方：黄芪 40g，党参 20g，茯苓 15g，白术 15g，天麻 15g，川芎 15g，当归 15g，陈皮 10g，法半夏 10g，香附 10g，制何首乌 15g，大枣 10g。7 剂，每日 1 剂，水煎服。

二诊（2018 年 8 月 8 日）：头部昏沉感好转，但依旧头痛，麻木刺痛胀痛感，以前额和头顶部明显，舌淡暗，苔黄白腻，脉细滑。无创脑血管检查均未见异常。考虑患者寒凝血脉，应以温中散寒，去香附、制何首乌、大枣，加干姜、吴茱萸、乌梅各 10g。7 剂，每日 1 剂，水煎服。

三诊（2018 年 8 月 29 日）：头晕头痛基本缓解，双上肢少许麻木，舌淡暗、胖大有齿印，苔黄白厚腻，脉细。月经规律，色暗红，有血块，痛经 ++，不需吃止痛药。二诊方去陈皮、乌梅，加姜黄 10g，肿节风 15g 祛风止痛，化痰通络，14 剂，每日 1 剂，水煎服。

按语：随着时代的发展，眩晕病从老年病变成中青年常见病，生活节奏快、饮食不洁、嗜食肥甘厚腻等，脾胃亏虚，气血生化无源，为眩晕之本。脾虚湿浊内阻，日久集聚为痰，风夹痰上扰清窍，发为眩晕。

正虚又可致风、痰、瘀等标实，故拟"寄补为通，寄补为消"为则，以益气血、补肝肾为法，并在辨证论治的基础上，重视息风化痰。而对于久病眩晕，刘老师认为"必有痰瘀阻络之变"，治当"痰瘀同治"，其中活血药可选用益母草、丹参、虎杖等，化痰药多选用胆南星、天竺黄、法半夏、橘红、石菖蒲等。

案3：椎动脉型颈椎病——肝肾阴虚案

本案老年女性，头晕多年，有高血压病史，经神经科住院诊治未见明显缓解。西医诊断为椎动脉型颈椎病，中医考虑阴虚为本，风阳上扰为标，临床用药标本兼顾，获取疗效。

邹某，女，65岁。首诊日期：2013年1月31日。

病史：患者因头晕多年在我院住院治疗，诊断为椎动脉型颈椎病。经治疗后自觉症状缓解不明显，遂来诊。既往高血压病史，血压控制可。

初诊症见：症见头晕，低头、转颈时加重，天旋地转感，伴有耳鸣，无听力下降，口干无口苦，眠差，舌红，苔薄白，脉弦细。

刘老师认为，该患者眩晕病史较长，有高血压病史，病位在脑窍；经四诊合参，诊为眩晕，证属虚实夹杂，肝阴暗耗，风阳上扰，水不涵木，肝阳上亢。肝肾阴虚为本，风阳上扰为标，本虚标实，治疗上予平肝息风，益气滋阴补肾。处方：天麻15g，钩藤15g，赤芍15g，牡丹皮15g，黄芪45g，太子参20g，生山萸肉15g，葛根20g，盐杜仲20g，女贞子15g，茯苓15g，益智15g。7剂，每日1剂，水煎服。

二诊（2013年2月7日）：服药后头晕发作次数较前减少，头晕性质基本同前，少许口干，夜眠差，二便调，舌红，苔薄白，脉弦细。此患者症状好转，仍有口干，舌红，滋阴力度不足，一诊方去杜仲、女贞子，加生地黄、麦冬各15g滋阴清热，与原方太子参相配伍，益气养阴，7剂，每日1剂，水煎服。

三诊（2013年2月20日）：随诊1个月，偶有头晕，少许口干，无口苦，夜寐仍较差，二便调，舌淡红，苔薄白，脉弦细。患者头晕之症已去大半，二诊方去生地黄、茯苓、益智仁，加制何首乌15g，桑寄生20g补益肝肾以固本，牛膝15g引血下行。7剂，每日1剂，水煎服。

经治疗后，患者头晕症状明显缓解，后守三诊方续服，防止复发。

按语：刘老师认为老年眩晕发生之本为肝、脾、肾三脏亏虚，病机多以肝肾阴虚为本，阴不敛阳，肝阳上扰清窍为标，治疗上应标本兼顾，在补益肝肾的基础上，根据兼夹的不同病理产物佐以息风、清热、化痰、活血通络之法。此患者四诊合参，证属肝肾阴虚，肝风上扰脑窍之证，耳为肾之窍，肾阴不足，无以滋养耳窍则发为耳鸣，口干、舌红为阴不敛阳，虚火上炎之象，治以益气养阴，滋补肝肾，兼以平肝息风清热，以黄芪、太子参益气养阴，山萸肉、杜仲、女贞子、益智滋补肝肾，天麻、钩藤平肝息风，以赤芍、牡丹皮、生地黄、麦冬滋阴清热，茯苓健脾祛湿，葛根松解颈部肌肉，搜风解肌，通路活血，诸药合用，共奏益气滋阴，补益肝肾，平肝清热息风之功效。

案 4：脑动脉供血不足——肝肾阴虚，肝阳上亢案

本案老年男性，头晕伴昏沉感、耳鸣反复多年。西医诊断为脑动脉供血不足，中医辨证为肝肾阴虚、肝阳上扰证，治以平肝息风，滋阴补肾为法。

陈某，男，69 岁。首诊日期：2016 年 5 月 5 日。

病史：以头晕不适反复数年来诊，多家医院诊治，多考虑脑动脉供血不足，服药等治疗效果不好。

初诊症见：夜间头晕，昏沉感，无天旋地转感，无头痛、恶心呕吐、言语不利等。耳鸣、无听力下降，上肢末端麻木乏力，无口干口苦，大便可，夜尿 2～3 次，舌淡红，苔黄，脉弦。

刘老师认为，眩晕的病位在脑，与肝脾肾三脏关系密切，以内伤多见。此患者肾阴亏虚，水不涵木，肝为风木之脏，体阴用阳，主动主升，阴不维阳，肝阳上亢，虚风内动，脑窍受扰，发为眩晕。肾阴不足不能濡养耳窍则出现耳鸣；肾虚不能化气行水则出现夜尿多，水泛为痰，痰饮流注经络，阻滞气机，出现肢体麻木乏力，舌淡红，苔黄，脉弦皆为肝肾阴虚，肝阳上亢之象。四诊合参，辨证属肝肾阴虚，肝阳上扰，治以平肝息风，滋阴补肾为法。处方：石决明 30g（先煎），天麻 15g，钩藤 15g，杜仲 20g，牛膝 15g，生山萸肉 15g，益母草 15g，夏枯草 15g，姜黄 15g，丹参 15g，牡丹皮 15g，白芍 15g。7 剂，每日 1 剂，水煎服。

二诊（2016 年 6 月 2 日）：头晕好转，右颈部不适感，中病即止，

药性不宜过于寒凉，以免伐其脾胃，去益母草、夏枯草、牡丹皮，颈部不适，考虑阳气郁闭，湿邪难去，加党参20g，羌活15g，葛根30g，以益气升阳渗湿。7剂，每日1剂，水煎服。

按语：刘老师经过多年的临床实践提出，眩晕病的核心病机是一个以"肝脾肾不足为本虚，风火痰瘀为标实"的对立统一、动态演变的过程。脾为后天之本，多种因素损伤脾胃可致肝肾失养；肾虚亦可致水不涵木、先天之本不助后天之气化致肝脾亦虚；肝肾失养，则阴虚生风；脾虚运化无权，则痰浊内生；嗜食肥甘，内生痰浊亦可阻碍脾胃；痰浊阻滞三焦经络气血，则气滞血阻；风痰常兼夹上扰，扰乱清窍；痰瘀互结，化生新的痰瘀。肝脾肾不足，风、痰、瘀为患构成动态的病机整体，故证候多端。此患者虽有肝肾之阴亏损之象，但其眩晕、肢体麻木、舌淡红、苔黄、脉弦肝阳上亢之象明显，当前主要病机为肝风夹痰上扰脑神，发为眩晕。此时治疗上应以平肝息风、涤痰活血为主，选用天麻钩藤汤为主，用天麻、钩藤、法半夏、茯苓、益母草、毛冬青、丹参等。此患者风痰阳亢之象明显，故用天麻、钩藤、石决明平肝息风，杜仲、牛膝补肝肾强筋骨，引血下行；益母草、丹参、牡丹皮清热凉血活血；姜黄行气化痰通络，夏枯草、白芍清肝泻火，诸药合用，共奏平肝息风、清热化痰，滋阴补肾之功，而获佳效。然而老年人用药不得过于寒凉，需中病即止，后期当以健脾益肾为要，补先后天之阴阳，如此标本则兼治，邪祛而正气不伤。

案5：后循环供血不足——风痰上扰案

本案中年男性，头晕伴昏沉感，行走如踩棉花，四肢乏力，是为痰阻经络，清阳不升，痰蒙清窍所致。治疗以平肝息风，化痰开窍为法。

单某，男，47岁。首诊日期：2011年11月3日。

病史：患者以反复头晕1年半为主诉，多呈昏沉或不稳干为主，相关检查未及明显异常。西医诊断为后循环供血不足。既往吸烟、饮酒史。

初诊症见：头晕昏沉感，如坐舟车，行走如踩棉花感，视物昏花耳部胀闷，听力下降，鼻塞，后颈部拘急感，四肢乏力疲倦，双下肢不温，自觉紧张，时有心烦、情绪急躁，夜眠尚可，无口干口苦，大便可，小便时有疼痛、不畅，舌紫暗，苔黄腻，脉弦。

刘老师分析，患者中年男性，嗜食烟酒，饮食不节，伤及于脾，脾阳不振，健运失司，水谷不化湿浊内生，积聚成痰，内生风阳，夹痰而起，上扰清窍，发为眩晕，为"无痰不作眩"是也。痰阻经络，清阳不升，浊阴不降，脑窍失利，为耳不聪目不明也。风静痰伏则静，风动痰起则为眩晕，痰在头则眩，在胃则呕，在四肢则清阳失布，肢体疲倦麻木，阳不达四肢，则肢冷。舌紫暗为气滞血瘀之象，苔黄腻、脉弦为痰浊阻滞化热之象。四诊合参，证属风痰上扰。治疗以平肝息风，化痰开窍为法。处方：天麻15g，钩藤20g，决明子20g，法半夏15g，白术15g，酸枣仁20g，合欢皮20g，郁金15g，肿节风20g，女贞子15g，生山萸肉15g。7剂，每日1剂，水煎服。

二诊（2011年11月10日）：服用中药后头晕好转，时有心烦、情绪急躁，考虑风痰化热扰神，去肿节风、女贞子，加菊花、夏枯草各20g，以平肝清热；去法半夏，改为竹茹15g，以清热化痰除烦，加白芍15g平肝抑阳。7剂，每日1剂，水煎服。

三诊（2011年11月17日）：服用中药后头晕、四肢乏力疲倦好转，小便情况好转，头部有紧箍感，舌暗红，苔薄稍黄，脉弦滑。二诊方去决明子、竹茹，减少清肝化痰之品，加党参20g，杜仲15g，以健脾益肾，羌活15g以祛风渗湿。14剂，每日1剂，水煎服。

按语：眩晕病为脑病的常见病症，刘老师认为眩晕病位在脑，病变脏腑多责之肝、脾、肾三脏，尤以肝脏相关为甚。《素问·至真要大论》云："诸风掉眩，皆属于肝。"脑之气血供应来源于先后天之本，脑为轻灵之府，需顾及气机的运化、升降、出入，肝主疏泄，调畅气机，肝气郁结、肝气亢逆、肝气虚弱均有可能影响肝之疏泄，影响气机升降，内生肝风夹痰上扰清窍，发为眩晕。故治眩晕辨证中兼以治肝，肝郁脾虚用疏肝健脾法，选用郁金、柴胡、白术、石菖蒲；肝肾阴虚者用补益肝肾，选用山萸肉、牛膝、何首乌、桑寄生、女贞子等；肝阳暴亢者用镇肝潜阳，选用石决明、钩藤、羚羊角、天麻等，风阳上扰者用清肝泻火，选用菊花、桑叶、夏枯草等。此患者内生风阳，夹痰扰清窍，治疗当以平肝息风，清热化痰为法，用天麻、钩藤平肝潜阳，法半夏、白术健脾化痰，酸枣仁、合欢皮敛阴安神，女贞子、山萸肉补益肝肾，肿节风清热凉血，活血通络，诸药合用，有平肝、敛肝、补肝、清肝之意，以达到肝气调和，人体气机升降正常。

案 6：脑动脉硬化——肝肾阴虚，风痰上扰案

本案老年男性，有高血压、肺癌术后放化疗等病史，反复头晕 9 年，伴记忆力减退、耳鸣等不适，中医病证以脏腑气阴不足为本，治疗上以补益肝肾气阴固其根本为主，佐以息风涤痰诸法。

曾某，男，82 岁。首诊日期：2018 年 8 月 8 日。

病史：2009 年肺癌术后，接受化疗两年期间，出现头晕症状，呈昏沉感，无天旋地转样，行走漂浮感，症状反复，逐渐加重，行走不稳，外出需有人看护。既往高血压、高血脂等病史，服药控制可。

初诊症见：头晕，昏沉感，如坐舟车，记忆力减退，双侧耳鸣，夜寐欠佳，难以入睡，梦多，夜尿 5～6 次，睡时流涎，饭后多见嗳气，口不干，常伴咽痛、口疮，大便难解，长期服用润肠茶，舌质暗红，中有裂痕，苔白腻，脉弦，偶见结脉。

刘老师认为，老年性眩晕多以内伤为主，多由虚损所致。此患者既往高血压、高血脂病多年，又患肺癌，经手术、化疗打击，肝肾阴精亏损，风阳上扰，脾虚生痰，与风阳兼夹为患，上扰清窍发为眩晕。脑为髓之海，肾主骨生髓，肾精不足则脑髓不充，记忆力减退，肾开窍于耳，肾精不足则出现耳鸣，肾虚水液气化不行则夜尿频多，阴不制阳，虚火上炎，出现咽干、口疮、失眠等；阴液亏虚，大肠失津，出现大便难解。火不温土，脾虚不运，则饭后腹胀嗳气，口中流涎。治疗当以益气养阴，滋补肝肾，息风化痰。处方：黄芪 40g，党参 20g，天麻 15g，生山萸肉 15g，麦冬 15g，肉苁蓉 20g，石菖蒲 10g，制远志 10g，白术 15g，虎杖 15g，决明子 15g，生地黄 15g。7 剂，每日 1 剂，水煎服。

二诊（2018 年 8 月 15 日）：头晕耳鸣改善，睡眠较以往好转，梦减，夜尿 5～6 次，大便仍然难解，秘结情况改善，现不用服润肠茶，舌暗红苔白腻中裂，脉浮弦偶见结脉。痰浊中阻，加强健脾化痰，去生地黄，加陈皮 10g，大腹皮 15g，以化痰行气宽中，14 剂，每日 1 剂，水煎服。

三诊（2018 年 8 月 29 日）：头晕逐渐好转，外出不用陪，睡眠改善，大便基本顺畅。舌暗红、少苔、色白中裂，脉弦偶见结脉。眩晕改

善，白腻苔已去，风痰之象改善，应加强固本，治以健脾益肾，活血化瘀。处方：黄芪 50g，党参 20g，当归 15g，天麻 15g，熟地黄 20g，肉苁蓉 30g，枸杞子 15g，川芎 10g，生山萸肉 15g，香附 10g，灵芝 10g，白术 20g。14 剂，每日 1 剂，水煎服。

四诊（2018 年 9 月 26 日）：头晕耳鸣情况基本缓解，续服三诊方，2 日 1 剂，以巩固疗效。

按语：刘老师认为，老年性眩晕多由高血压、颈椎病、椎基底动脉供血不足、脑动脉硬化等引起，这些疾病中医认为与年老精气耗损，肝肾不足密切相关。但在辨证论治的基础上，重视息风化痰治疗。风痰是眩晕的重要的致病因素，老年人阴精逐渐亏损，阴阳失衡，阴虚阳亢风动；脾虚运化无权，则痰浊内生，或嗜食肥甘，内生痰浊，内风夹痰上扰则发眩晕，风静痰伏则静，风动痰起则为眩晕。对于久病者，要痰瘀同治。久病之人气虚鼓动无力，或痰浊阻滞经络气血，气滞血阻，痰瘀互结，兼夹为患，化生新的痰瘀，加重眩晕。所以在眩晕的治疗策略选择上，对于本虚，以益气血、补肝肾为法，用黄芪、党参、山萸肉、肉苁蓉等；对于"标实"，当予化瘀涤痰、息风通络，其中化瘀药选用丹参、益母草、虎杖，化痰药用石菖蒲、法半夏、胆南星等，息风用天麻、钩藤、石决明、决明子等。眩晕容易复发，在缓解期，应以"缓则治其本"为治疗原则，以健脾益肾养血为法，佐以化痰通络，使正气得充，气血流畅。

案 7：梅尼埃病——气阴不足，肝火上炎案

本案中年女性，发作性眩晕，伴有耳鸣、听力下降等不适，中医考虑为气阴不足，肝火上炎，扰及脑之清空所致。应治以滋阴潜阳，平肝清热为要。

林某，41 岁，女性。首诊日期：2009 年 8 月 13 日。

病史：反复头晕 12 年、加重 1 周来诊，头晕与转颈相关，伴有皮肤瘙痒、皮疹等。多次外院诊治，多考虑为梅尼埃病，病情总体加重。

初诊症见：头晕时作，转颈头晕易诱发、加重，甚天旋地转感，恶心欲呕，时呈昏沉感，精神疲倦乏力，颈部酸痛，头顶部发硬感，左耳鸣，听力下降。皮肤多处散在皮疹、瘙痒，口干苦，纳欠佳，眠差，入

睡困难，二便正常，舌暗红，苔黄微腻，脉弦细。月经规律。

刘老师分析，患者发作性眩晕，伴有耳鸣、听力下降等不适，中医考虑为气阴不足，肝火上炎，扰及脑之清空所致，应以滋阴潜阳，平肝清热为要。处方：黄芪30g，太子参20g，龟甲30g（先煎），蓼刁竹15g，天麻15g，女贞子15g，丹参15g，牡丹皮15g，生地黄15g，山萸肉15g，葛根20g，赤芍15g。5剂，每日1剂，水煎服。

二诊（2009年8月19日）：服药5剂后，头晕如初，症状未见好转，皮疹未去。舌暗红，苔黄腻，脉弦细。详细询问病史，近日因不慎受凉后出现眩晕加重，伴有皮疹，瘙痒难忍，结合舌脉，考虑为风热外袭，上犯清窍，治以疏风清热，平肝定眩。处方：桑叶15g，菊花15g，竹茹15g，黄芩15g，知母15g，牡丹皮15g，白芍15g，枳壳15g，钩藤10g，蒺藜10g，葛根20g，玄参15g。4剂，每日1剂，水煎服。

三诊（2009年8月26日）：精神好转，头晕发作明显减少，皮疹减少，色转淡，瘙痒减轻。昨晚4点左右头晕发作一次，天旋地转感。口干苦，纳、眠一般，小便正常，大便溏，日解2次。舌红，苔黄腻，脉细。考虑土薄湿盛，如续用清热降火之品，可能留阴邪，二诊方去黄芩、知母、白芍、玄参，加布渣叶、山楂各15g以祛湿消滞；益智仁15g，薏苡仁30g健脾利湿。3剂，每日1剂，水煎服。

按语： 眩晕临床多见复杂多变，四诊过程中常忽略其中关键问题，没有把握其疾病发生的"来龙去脉"，询问清楚诱因和发生发展的过程来协助判断。此患者病程漫长，其本不过肝脾肾之虚，但仔细询问病史，患者因不慎着凉后出现症状加重，虽无恶寒、发热、鼻塞等外感之象，但表现为皮疹、瘙痒等，为邪在肺卫与气血相搏之象，颈部酸痛为风邪束表之象。患者长期患病，素体亏虚，卫外不固，常遇天气变化则感受外邪，外风引动内风，风性轻扬，升发向上，常夹寒热湿邪等，上犯颠顶，扰及清窍，导致眩晕发作。患者舌红，苔黄腻，偏于热象，故用桑叶、菊花疏风清热，竹茹清热化痰止呕，黄芩、玄参、牡丹皮、知母清热凉血，蒺藜活血祛风止痒，钩藤平肝息风，葛根疏肌解表。诸药合用，外邪祛，则诸症消。《诸病源候论·风头眩候》云："风头眩者，由血气虚，风邪入脑，而引目系故也。"虽外感已除，但不可忽视内虚邪中之病机，后期调理当以调理先后天之本，气血阴阳调和，此病才能痊愈。

案 8：自主神经功能紊乱——气阴两虚案

本案中年女性，头晕反复 6 年余，遇风加重；既往有心脏手术史，考虑术后气血亏虚、营卫失调所致，治疗以益气养阴为法。

金某，40 岁，女性。首诊日期：2020 年 8 月 12 日。

病史：2014 年行左房间隔缺损封堵、三尖瓣换瓣术后，出现了以头晕头痛为主的诸多不适，症状多变，曾反复西医就诊，诊断为自主神经功能紊乱，服药自觉副反应大，故来诊。

初诊症见：头晕时见，无明显天旋地转性，或见头痛无名不适。遇风加重，疲倦乏力，不耐寒热，足底麻木，平素易感冒，晨起咽干，夜尿频，足怕冷，口干口苦，便难解，胃痛，月经推迟，量少。舌红，苔黄少津，脉细弱。

刘老师认为，此患者因心脏瓣膜病行开胸手术治疗，心理打击极大，损伤元气，营血亏虚，脏腑功能不足，无以濡养脑窍，则发为眩晕。病机为气阴两虚。营卫失调，则出现恶风怕冷，卫表不固，易感冒伤风。气虚推动无力，血行不畅，则出现足底麻木；营血亏虚，不能濡养大肠，出现便干且难解；阴不制阳，虚火上炎，出现咽干、口干、口苦；舌红，苔黄少津，脉细弱为气阴两虚之象。诊断为眩晕，证属气阴两虚，治以益气养阴。处方：黄芪 40g，太子参 20g，麦冬 15g，生山萸肉 15g，干石斛 15g，丹参 15g，女贞子 15g，火麻仁 30g，郁金 15g，香附 10g，虎杖 15g，北沙参 20g。7 剂，每日 1 剂，水煎服。

二诊（2020 年 8 月 19 日）：患者诸症缓解，常自觉气短乏力，或伴咽痒，时有手指麻木或拘挛不适，间中小腿抽筋，口苦不干，大便正常，舌淡红，苔薄，脉细。患者气阴未足，仍有虚火上浮之象，上方加牡丹皮 15g 清热凉血，又可活血化瘀；加山药 20g 健脾益肺纳气，天麻 10g，鸡血藤 15g 活血补血，舒筋活络；大便改善，去火麻仁、虎杖。14 剂，每日 1 剂，水煎服。

三诊（2020 年 9 月 16 日）：头晕诸症已明显好转，特来门诊致谢，嘱其如有不适，可间服二诊方调治。

按语：刘老师认为眩晕病多与血脉相关，导致血脉病变的因素主要有三：脉道不通或不畅、血流不足、气虚鼓动无力。血脉病变与现代医学中的血管病变相关，即动脉硬化、狭窄等，中老年人常患有高血压、糖尿病、高血脂等，均是导致血管病变的重要因素。针对血脉的治疗，应依据血行三要素，即血液旺盛、血脉流畅完整、良好的动力。治疗首要益气通脉，以气为先。因气为血之帅，气旺则血行，气旺则血生，益气可助血脉通利，并佐以活血化瘀之品。以生脉散为基础方加减，生脉散益气养阴、大补肺气，令气阴两复，与黄芪合用增强补气之功，尤其是在扶持卫气的方面，使卫外得固。加用一味丹参使得全方补而不滞，补而能行，气血充足，和能阴阳平衡。此患者行心脏手术，从西医看，属泵功能受损，中医考虑气虚鼓动无力。心主血脉，肺朝百脉，心肺之气阴不足，导致心肺行血，推动血液上行及濡养脑窍的功能不能正常发挥，导致眩晕的发生。此类眩晕应注重补心肺之气阴，黄芪、太子参、麦冬、北沙参、麦冬、石斛皆为益气养阴之品，黄芪益气但温燥，与一对补益之品相配伍，益气而不伤阴，太子参、北沙参补益肺气，麦冬为补水之源，石斛滋肺胃之阴，山萸肉加女贞子滋补肾阴，郁金、香附疏肝行气，在此基础上丹参，助心肺之气行血，恢复脑窍气血供应，益气通脉之意。火麻仁、虎杖润肠通便。刘老师师承于广东省名中医林夏泉先生，诊治老年性眩晕多从肝肾阴虚论治，滋补肝肾于养阴益气并重。

五、痴呆案

痴呆，又称呆病，是以后天获得性智能缺损为主的临床综合征，是老年人常见的器质性精神障碍之一，并非是一种特定病因的疾病，临床可包括阿尔茨海默病、血管性痴呆、路易体痴呆、额颞叶痴呆、帕金森病痴呆等。刘老师认为痴呆以气血亏虚、肾精亏虚为本，又因体质偏颇，可出现脾肾亏虚或肝肾不足，同时要兼顾痰浊、瘀血等病理产物的影响。治疗上需固本扶正为主，或据临床所见需标本兼治，并根据痴呆的病因、分期及伴随症状，采取综合治疗方案，随疾病演变及时调整治疗方案，做好生活照护、饮食调节及智能训练，以期延缓病情发展，提高患者的生活质量。

案1：阿尔茨海默病——气血不足，脾肾亏虚案

本案老年患者，以渐进性综合性记忆功能障碍伴性格改变等临床特

点，结合高级智能检测、相关智能量表评估及影像学检查等，诊断为老年性痴呆（阿尔茨海默病），脏腑气血不足，责之脾肾为主，治以扶正固本为主，改善临床部分症状，提高其生活质量。

尹某，男，77岁。首诊日期：2010年7月14日。

病史：患者以"进行性记忆力减退1年"为主诉就诊，家人发现患者于2009年7月开始逐渐出现反应迟钝，寡言少语，气短懒言，记忆力减退，以近事遗忘为主，经常忘记刚刚说过的话或者问过的问题，有时遇到熟人、朋友，也记不起来对方的名字，曾去儿子家忘记如何坐车回来，日期、时间也常常搞错，性格变得固执、多疑，怀疑有人偷他的钱，经常在家里找东西，容易发脾气。1年来以上表现均有不同程度加重，明显影响患者及其家属生活。

初诊症见：人事、时空等记忆力减退，主动性明显下降，时有头昏沉感，白天精神疲倦、嗜卧，听力减退，腰膝酸痛，食少纳呆，大便干结难解，2～3日1次，夜尿2～3次，舌淡暗，苔白腻，脉弦细。既往高血压病史，服药管理可。查体：神清，反应迟钝，记忆力、时间定向力、地点定向力、计算力下降，判断力可，颅神经检查正常，四肢肌张力正常，四肢肌力5级，双侧巴氏征、戈氏征等病理反射未引出，脑膜刺激征阴性。辅助检查：简易智力状态检查量表（MMSE）15分；蒙特利尔认知评估量表（MoCA）12分；缺血指数量表（HIS）2分；日常生活活动能力量表（ADL）22分。颅脑MRI示：①轻度脑白质疏松；②脑萎缩；③右侧海马轻度萎缩。

对于本病的诊疗，刘老师认为，患者年迈体衰，脏腑气血亏虚，髓海不充、脑神失养，综合四诊，诊为痴呆；病机以脾肾亏虚、气血不足为根本，治以补益气血、温补脾肾，佐以息风涤痰开窍。处方取黄芪八珍汤合左归丸之义加减：黄芪45g，党参20g，白术15g，川芎15g，熟地黄15g，白芍10g，天麻15g，法半夏15g，菟丝子15g，巴戟天15g，肉苁蓉20g，益智仁15g，甘草5g。7剂，每日1剂，水煎服。中成药：痴复康口服液，每次1支，每日3次。

二诊（2010年7月21日）：家人诉其精神状态较前明显好转，白天思睡情况减少，便秘较前改善，每日可解大便1次，但近日有受风寒后鼻塞流涕，无发热等不适，舌淡红，苔白腻，脉弦细。在原方基础上，加用白芷 15g 以疏散风寒、宣通鼻窍。7 剂，每日 1 剂，水煎服。痴复康口服液续用。

三诊（2010 年 7 月 28 日）：患者无鼻塞流涕，气短懒言较前减轻，主动与家人交谈的情况较前增多，口干，自觉药后稍有热气，舌红，苔微黄腻，脉弦细。因表证已除，兼有热象，遂在二诊方药基础上，去白芷、川芎、巴戟天，加麦冬、生地黄、五味子以养阴生津，防药过于温燥。处方：黄芪 45g，党参 20g，白术 15g，熟地黄 15g，白芍 10g，天麻 15g，法半夏 15g，菟丝子 15g，肉苁蓉 20g，益智仁 15g，麦冬 15g，生地黄 15g，五味子 5g。14 剂，每日 1 剂，水煎服。

四诊（2010 年 8 月 25 日）：患者未至，家属来诊代诉：患者病情基本稳定，精神好，脾气异常情况好转，一般情况可，要求继续中药调理。三诊方去麦冬、生地黄，改石菖蒲、郁金，取加强涤痰开窍之义；嘱其续服，以调理巩固。处方：黄芪 45g，党参 20g，白术 15g，熟地黄 15g，白芍 10g，天麻 15g，法半夏 15g，菟丝子 15g，肉苁蓉 20g，石菖蒲 15g，麦冬 15g，郁金 15g，五味子 5g。14 剂，每日 1 剂，水煎服。

按语：患者年近八旬，慢性起病，以逐渐加重的记忆力减退为主要表现，中医辨病为痴呆。患者神疲乏力、寡言少语，气短懒言，属于气虚之征，气与血是人体内的两大类基本物质，在人体生命活动中占有很重要的地位，正如《素问·调经论》中所说："人之所有者，血与气耳。"阿尔茨海默病患者多为高龄患者，人至老年，肾元虚衰、精血匮乏，脾胃亏虚、化源不足，病变以脾肾两脏为主，亦可涉及心、肝等。该患者年老体弱，气血不足，五脏失养，髓减脑消，故治疗上当以大补气血、健脾益肾为法，取黄芪八珍汤并左归丸之义，黄芪八珍汤为基本处方，补脾为主，气血双补，重用黄芪健脾益肺、补益后天之本；气血生则脑髓得以濡养，脑窍得以清灵；并取左归丸补肾益精之义，熟地黄、菟丝子、巴戟天、肉苁蓉、益智仁等益肾填精；辅以天麻、法半夏息风除痰开窍，后期辅以石菖蒲、郁金等，取涤痰活血、息风开窍之意。痴复康口服液是刘老师多年临床经验研制出的院内制剂，临床上用于痴呆等各种认知障碍的治疗，该组方上同样以大补气血，益肾填精，涤痰开窍为主旨。其中黄芪、边条参、当归益气补血，紫河车、巴戟天、何首乌益肾填精以治本；法半夏、石菖蒲、远志、牛黄粉涤痰开窍醒脑以治标，标本兼治，共奏醒脑益智之功。现代药理研究表明：黄芪、何首乌、巴戟天具有抗衰老、抗缺氧的能力；石菖蒲、远志、黄芪、人参、何首乌对实验性动物学习、记忆障碍都有不同程度的改善作用。

刘老师认为年老体弱，气血亏虚，肾精不足是老年性痴呆的主要病因。由于老年人基础疾病多，脏腑功能衰退，元阳亏虚，气血生化不足，脑髓空虚，清窍失于濡养，元神失聪，发为痴呆。治疗上可从大补气血入手，黄芪、人参、党参、当归、熟地黄等为常用，同时在遣方用药中，不忘补肾填精的重要性。清·汪昂在《医方集解·补养之剂》提到："人之精与志，皆藏于肾，肾精不足则志气衰，不能上通于心，故迷惑善忘也。"又如清·程国彭在《医学心悟·健忘》所言："肾主智，肾虚则智不足，故喜忘其前言。"因此，在治疗老年性痴呆的过程中，菟丝子、巴戟天、肉苁蓉、益智仁、何首乌、紫河车等补肾填精的药物，需酌情加用。年老气化无力，脾虚生痰；血脉推动无力，瘀血内生，痰瘀二者作为病因，又是病理产物，在痴呆的辨证治疗中不可忽视。痰浊重者，患者多表现为头昏身重，表情淡漠或寡言少语，咳痰或流涎，治疗上可加用涤痰开窍之药物，如法半夏、石菖蒲、远志、胆南星等。瘀血重者，患者既往可有中风、胸痹等病史，可兼见偏瘫、偏身麻木、胸闷、面色晦暗、口唇紫暗等，治疗上可并用活血通络之品，如川芎、郁金、丹参、田七等。

案2：血管性痴呆——阴虚火旺，痰热蒙窍案

本案为老年女性，有高血压病、糖尿病病史，第二次脑梗死后出现记忆力下降等症而入院综合诊治，根据卒中病史、痴呆表现及相关体检、量表评估等，诊断为血管性痴呆。治疗上常规管理卒中危险因素，中医以固本扶正为主辨治，明显减轻患者不适，提高其生活质量。

邓某，女，75岁。首诊日期：2014年1月6日。

病史：患者因左侧肢体乏力7年，乏力加重并伴记忆力下降5个月加重2个月住院诊疗。患者于2007年9月突发左侧肢体乏力，当时诊断为脑梗死，经改善脑循环、营养神经等治疗后遗留左侧肢体稍乏力，但日常生活可自理，其后多次住院康复治疗。2013年7月患者因左侧肢体乏力加重伴反应迟钝、记忆力下降再次住院，诊断为脑梗死、血管性痴

呆，予改善脑循环、营养神经、康复理疗、改善认知功能等对症治疗后，患者左侧肢体乏力症状好转出院，出院后患者记忆力减退逐渐加重，以近事记忆力下降为主，表现为对刚做过的事、刚说过的话容易忘记，执行功能较差，不会开电视及使用手机，定向力尚正常，无明显的精神症状。患者家属间断在门诊代为开药治疗，患者症状缓慢加重，近两个月来患者近事记忆力减退尤其明显，夜间出现视幻觉、虚构，行为表现古怪，刚吃完饭即不能记忆，向家人诉肚子饿，夜间常描述见到神鬼等古怪离奇事物，难以入睡，抱着枕头上下楼梯走动，常因担心别人偷走自己常用物品将其藏在衣柜，能辨认熟人，并叫出其名字。再次入住我院后，邀刘老师查房指导。

初诊症见：精神稍疲倦，反应迟钝，表情淡漠，时见急躁易怒，夜间或有幻觉、虚构，能辨认熟人，但不能叫出其名字，左侧肢体乏力，可拄拐杖缓慢行走，纳可，口干苦，口气臭秽，睡眠颠倒，大便干结难解，夜尿频，舌淡暗，苔黄腻，脉弦滑。查：清醒，反应迟钝，记忆力、理解力下降，计算力差；肌张力左侧稍增高，肌力左侧4级。辅助检查：2014年1月6日测简易智力状态检查量表（MMSE）7分；缺血指数量表（HIS）7分；日常生活活动能力量表（ADL）28分。头颅MR示：①颅内多发缺血梗死灶；②侧脑室旁脑白质变性，脑萎缩；③MRA提示脑动脉硬化。P300潜伏期延长，提示认知功能障碍。脑电图：中度异常脑电图（后头部节律减慢，各导联慢波慢活动明显增加）。

对本病的诊疗，刘老师强调，应从中西医角度考虑诊治相关问题。患者既往高血压、糖尿病史为多次中风及血管性痴呆的危险因素，应按照专科要求，管理好血压和血糖等；同时应注意患者的安全，并重视其情绪、心情等，从移情易性方面顾及患者的内心感受，综合照护患者。据其四诊所见，中医考虑为痴呆，病在心、肝、肾、脑，阴虚为本，虚火上冲、痰热蒙窍为标，治疗上拟标本兼顾，以滋阴降火、涤痰开窍、安神定志为法；处方取大补阴丸合知柏地黄丸之义加减：熟地黄20g，生龟甲30g（先煎），知母15g，黄柏10g，山萸肉15g，女贞子15g，牡丹皮10g，石菖蒲15g，远志10g，胆南星10g，虎杖20g，甘草5g。7剂，每日1剂，水煎服。

二诊（2014年1月22日）：患者带上方药出院续服，经上述治疗后，其烦躁易怒、口干口苦、口气臭秽较前明显减轻，大便每日可解，夜间视幻觉减少，但患者睡眠不佳，仍夜间易醒，舌脉同前。在原方基础上，去苦寒之知母、黄柏，加用酸枣仁、茯神各15g以养肝安神助眠，人参10g大补元气、益智宁神。14剂，每日1剂，水煎服。中成药：痴复康口服液，每次1支，每日2次。

三诊（2014年2月12日）：春节之后，患者家属来诊，代诉患者记忆力基本同前，近期精神明显转佳，心情情绪大有好转，行为异常有改善，大便尚可，夜尿仍较多，舌脉未见。考虑患者证以肝肾不足为本，兼有痰蒙脑窍，二诊方适当调整，处方：熟地黄20g，人参10g，生龟甲30g（先煎），山萸肉15g，女贞子15g，石菖蒲15g，远志10g，胆南星10g，肉苁蓉20g，益智仁15g，甘草5g。14剂，每日1剂，水煎服。痴复康口服液续用。

按语： 患者老年多次中风后见神情淡漠、反应迟钝、善忘等，符合清·沈金鳌《杂病源流犀烛·烦躁健忘源流》中提到的"中风后善忘"的特点。刘老师认为此类患者辨证方面多因老龄脏腑功能虚损，心肝肾阴不足，阴虚火旺，阴不济阳，阳化内风，肝风内动，气血痰郁，随风阳上犯，蒙蔽清窍，扰乱心神所致。治疗上当以滋阴降火固其根本，佐以涤痰开窍、安神定志为法。处方中以大补阴丸合知柏地黄丸加减，其中以生龟甲滋肾潜阳、安神定志，熟地黄滋肾填精，山萸肉、女贞子滋补肝肾，知母、黄柏滋肾阴、泻相火，牡丹皮清泻肝肾火热；石菖蒲、远志、胆南星涤痰开窍，虎杖清肝泻火，辅以通便，甘草调和诸药。该方含有苦寒药物之知母和黄柏，不宜久服，过于寒凉可能进一步损耗阳气，损伤人体脾胃。因此，二诊取效后，刘老师即减去苦寒之知母、黄柏，并加用人参、酸枣仁、茯神以益气宁心，安神助眠。后续患者治疗上继以固本为主，不忘治标，获得一定效果。

六、痫证案

痫证，是以反复发作性神志恍惚，甚则突然仆倒，不省人事，肢体强直抽搐，口吐涎沫，两目上视或口中怪叫，醒后如常为主要临床表现的病证。相当于现代医学的癫痫（各种发作形式）。刘老师认为，本病多为本虚标实，本虚多为脾肾亏虚或心脾两虚，标实多见风痰上扰夹瘀之证。临证时，应根据矛盾主次，分阶段辨治：频繁发作期或发作持续状态，主要应分阴阳；休止期或相对静止期，主要辨虚实，在此基础上，分清风火痰瘀中的主要病理因素，可事半功倍。

案 1：脑软化灶继发性癫痫——肝脾不调，风痰阻窍案

本案为青少年女性，有剖宫早产及脑出血史，以"发作性肢体抽搐伴意识不清"为临床主症，使用西药联合治疗，症状未能完成控制，遂未再使用西药。中医辨证为脾肾不足、肝脾不调，风痰瘀阻为主，经标本兼治获得较好效果。

温某，女，16岁。首诊日期：2017年12月20日。

病史：因"反复发作性肢体抽搐伴意识不清4年余"就诊，患者2013年11月（12岁）起病，表现为清醒状态下突发意识不清，起于右侧肢体的四肢抽搐、双手紧握、牙关紧闭，维持数十秒后自止，醒后复常，可见疲劳乏力。后因反复发作，遂至多家三甲综合医院求医，按医嘱服用多种西药（具体不详），均未完全控制，现已停用西药。1到3个月发作1次，发作表现基本同前，末次发作为2017年11月11日。其母在怀孕36周时情绪不好，致羊水早破，行剖宫产，1岁多时有"脑出血"史，具体不详，保守治疗后未遗留明显神经功能障碍。

初诊症见：发育欠佳，形体瘦小，毛发较稀疏，记忆力差，对答可，间中有头晕头痛，或困重感，双手间中有不自主抖动。晨起有口苦，脾气急躁易怒，纳差，不思饮食，眠差，难以入睡，白天困倦，大便偏硬难解，舌淡暗，苔腻微黄，脉细滑。辅助检查：外院颅脑MR平扫+MRA示：左颞、顶、枕叶软化灶，右颞叶表面血管畸形。

对于本病的诊疗，刘老师指出，患者出生时有母体情志不遂、剖宫产及幼儿脑出血等情况，现颅脑MR报告见前，按照医嘱使用西药数年，效果不好，现据其发作时表现，中医诊断为痫证；四诊合参，先后天之内外因，病机总属脾肾不足、肝脾不调为本，风痰瘀阻为标；治疗上以调理肝脾为先，治其后天本，息风涤痰除其标。处方：党参15g，茯苓15g，白术10g，柴胡10g，白芍15g，天麻10g，钩藤10g，胆南星5g，陈皮5g，虎杖10g，红景天6g，甘草5g。7剂，每日1剂，水煎服。中成药：益脑安胶囊，每次2粒，每日3次。

二诊（2018年1月3日）：无肢体抽搐发作，服药后无头晕症状，偶有头痛，刺痛感，睡眠稍改善，脾气急躁好转，有心慌，胃口稍好，大便软，舌淡暗，苔腻微黄，脉滑。辨证治法同前，上方去虎杖，加川芎行气活血通窍。处方：党参15g，茯苓15g，白术10g，柴胡10g，白芍15g，天麻10g，钩藤10g，胆南星10g，陈皮5g，红景天6g，酒川芎10g，甘草5g。14剂，每日1剂，水煎服。益脑安胶囊续服。

三诊（2018年2月7日）：服药后无肢体抽搐发作，无头晕头痛，较前容易入睡，但睡眠较浅，白天精神改善，上午仍较困倦乏力，脾气暴躁好转，无心慌，出汗较多，白天为主，纳改善，大便偏溏，每日2次，无口干、口苦，舌淡暗，苔白微腻，脉滑。患者肝气得疏，目前以脾虚风痰为主，法随证变，以健脾化痰息风为法。处方：党参15g，茯苓15g，白术10g，天麻10g，钩藤10g，酒川芎10g，灵芝10g，陈皮5g，制远志10g，石菖蒲15g，芡实20g，五指毛桃30g，甘草5g。21剂，每日1剂，水煎服。嘱药物服完后，如无特殊情况，可自行至门诊原方续服，中成药可长期坚持服用。

按语：中医学认为先天因素在癫痫发病中起到重要作用，此患者母孕期间，情绪不稳定，羊水早破，提前4周出生，一方面，母亲情绪直接影响胎儿发育，另一方面，未足月出生，胎儿发育尚未健全，故导致患儿先天不足，大脑发育不全。1岁时不明原因脑出血，亦考虑先天发育不足所致，而脑出血又增加了患痫危险，此谓先天不足，后天失养，发为痫病。形体瘦小，发育欠佳，毛发较稀疏此谓先天肾精不足之征；头晕头痛，困重感，白天困倦，纳差，不思饮食，眠差，为肝郁气滞，脾虚湿困，中焦失运，清阳不升之征；双手不自主抖动，口苦，脾气急躁易怒，为肝肾不足、风阳内动之征。治则上治标为先，以疏肝健脾、息风涤痰为法，处方上予柴芍六君汤为底，疏肝健脾祛湿，天麻、钩藤平肝息风，虎杖、胆南星清热化痰，红景天健脾益气，活血化瘀。予益脑安胶囊养肝血、平肝息风、益气活血通络。二诊后诸症好转，头痛、心慌、眠差为主要症状，考虑脾虚湿困仍在，兼有心神失养、瘀血阻络，于健脾祛湿基础上，加肿节风、川芎理气活血止痛，加灵芝安养心神。三诊头痛、睡眠好转，以困倦、多汗、大便溏等脾虚湿困的症状为主，考虑诸症大部分好转，后期应以补虚为主，培土生精，兼顾先天后天。加芡实、石菖蒲、五指毛桃益气健脾祛湿，加远志宁心安神。综观此案，纯中医治疗，用药中时刻注重后天之本，但用药根据证候而灵活变化，体现了中医辨证论治的特点。

案2：双侧海马硬化继发癫痫——气血不足，风痰上扰夹瘀案

本案青年女性，癫痫病史多年，大发作为主，一直服用丙戊酸钠缓释片（德巴金），因症状加重来诊。中医考虑以心脾气血两虚证为本，兼夹风痰痹阻清窍，维持西药治疗，中医药治疗以培补气血、扶正固本为主，息风涤痰开窍治其标，随服药反应及病情变化之证而调治，临床发作得到较好的控制。

黄某，女，36岁。首诊日期：2019年8月7日。

病史：患者因"反复发作性肢体抽搐伴意识不清12年余，加重1年"就诊，2007年6月，患者夜间无明显诱因下突发意识不清，双目上视，头部偏斜，双上肢握拳屈曲，四肢抽搐，牙关紧闭，口吐涎沫，呼之不应，持续约1分钟后缓解。醒后患者或有头晕头痛，后数月内共发作4次，症状基本同上。至当地医院就诊，诊断为"癫痫"，予德巴金0.5g，每日1次。约半年发作1次，2018年10月开始发作次数增多，1～2个月1次，症状同前，多夜间发作，或与经期相关。末次发作为2019年8月3日，目前服用德巴金0.5g，每日2次。患者6个月龄曾出现高热、抽搐，具体不详；2018年7月梅州医院脑电图示：左侧额、颞区可见较多散在尖波、尖－慢综合波；2018年10月12日广东省人民医院颅脑MR示：双侧海马萎缩；头颅MRS示：双侧海马神经元脱失。

初诊症见：自诉时见头空痛沉重感，或头晕不适，白天疲劳，容易出汗，面色少华，夜间磨牙，记忆力不好，口干苦，眠差，纳差、不思饮食，大便偏溏，小便调，月经延后1周，色淡，血块较多，经期腰腹痛，舌暗淡，苔白腻，脉弦细。

对于本病的诊疗，刘老师认为，综合四诊，病属"痫证"，患者久病，病机以心脾气血两虚为本，风痰上扰、瘀阻脑窍为标；治疗上拟补益气血，息风涤痰，醒脑开窍。处方：黄芪40g，党参20g，茯苓15g，白术15g，当归10g，熟地黄15g，生山萸肉15g，酒川芎10g，红景天6g，天麻10g，陈皮10g，柴胡10g，石菖蒲15g，制远志10g。7剂，每

日1剂，水煎服。中成药：益脑安胶囊，每次4粒，每日3次；复方北芪口服液，每次1支，每日3次。德巴金续用。

二诊（2019年8月21日）：病史同前，诊后暂无发作，头痛、头晕均有减轻，白天疲劳、容易出汗大致同前，面色好转，口干无口苦，胃口不好，大便偏溏，小便调，舌暗淡，苔腻微黄，脉弦细。辨证治法同前，去熟地黄、山萸肉、红景天，加白芍养血柔肝，加竹茹、钩藤等以加强除痰息风之功。处方：黄芪40g，党参20g，茯苓15g，白术15g，当归10g，白芍20g，酒川芎10g，天麻10g，钩藤15g，陈皮10g，竹茹15g，柴胡10g，石菖蒲15g，制远志10g。14剂，2天1剂，水煎服。

三诊（2019年11月6日）：患者2个月余无癫痫发作，面色可，白天精神明显好转，出汗减少，偶有头痛无头晕，或有痰，夜间磨牙，口干无口苦，眠改善，胃口不佳，时见胸胁隐痛，大便或不通，此次月经延后3天，经量适中，血块减少，经期腰腹痛明显减轻，舌暗淡，苔白微黄润，脉弦细。刘老师指出，患者现证属肝郁脾虚、风痰上扰，治拟健脾疏肝，息风化痰。处方：党参20g，茯苓15g，白术15g，柴胡10g，生山萸肉15g，酒川芎10g，陈皮10g，法半夏15g，制远志10g，石菖蒲10g，天麻10g，钩藤15g，乌梅15g，肿节风15g。14剂，2天1剂，水煎服。益脑安胶囊、德巴金续用。

四诊（2020年1月15日）：患者规律续用三诊方汤药、中成药及西药，自2019年8月来癫痫暂未发作，偶有头晕，沉重感，咽中痰少，易咯出，口干缓解，稍口苦，眠尚可，纳改善，大便或干，经期或腰痛，舌淡白，苔白稍腻，脉细滑。经数月调治，现辨证属脾肾不足、风痰上扰夹瘀，治以健脾益肾、息风化痰、活血通络。处方：党参20g，茯苓15g，白术15g，当归15g，酒川芎15g，生山萸肉15g，盐杜仲15g，灵芝10g，石菖蒲15g，制远志10g，天麻15g，钩藤15g。14剂，2天1剂，水煎服。

五诊（2020年5月6日）：患者一直规范服用中西药物，2020年1月以来只有1次发作，表现基本同前，程度较轻。偶见头晕或头部隐痛，口苦时见，午休后为主，痰少，纳食、睡眠尚可，记忆力有改善，舌淡，苔微白腻，脉细滑。维持1月15日方案继续治疗。

后间断门诊复诊，癫痫每年发作1～2次，发作仅见肢体不适，无明显意识障碍；平时精神状态好，纳、眠正常，外院复查脑电图仍见异常，原方基础上微调，间断服用，成药续服。

按语：癫痫的病因多以虚为本，以风、痰、火、瘀、惊致病为标。脾胃为后天之本，气血生化之源，《素问·经脉别论》道"饮入于胃，游溢精气，上输于脾，脾气散精，上归于肺"是说通过脾的升清，营养物质得以输布全身，营血等精微物质又是精神活动的物质基础。脾胃虚弱，运化失司，聚湿生痰，气血生化无源，无以濡养脏腑，肝为藏血之官，失于濡养，引动肝风，肝风夹痰上扰清窍，发为痫证。本例患者虽尚在壮年，但青年时期起病，病程迁延已十余年，休作有时，反复难愈。久病多虚，尤易在月事期间，正衰邪陷，其病益进，故经期易发；结合纳呆、乏力及头晕，空痛沉重感，白天疲劳，容易出汗，面色少华，舌色暗淡、脉弦细等一派脏气虚弱、血气不足，风痰上扰之象。治当以益气补血，息风化痰，活血化瘀为法，本《素问·三部九候论》"虚者补之""陷者举之"之理，以八珍汤为基础，在补气基础上加熟地黄、当归、山萸肉等养血滋阴，并以川芎、红景天行气活血化瘀，调经止痛，佐以石菖蒲、远志化湿开窍凝神，天麻平肝息风；中成药以益脑安息风活血通络，以复方北芪口服液补养气血。二诊诸症改善，纳食仍不佳，考虑熟地黄滋腻碍胃之嫌，更换为白芍养血柔肝，加竹茹清热化痰，钩藤助天麻平肝息风。三诊气血不足症候改善，综合辨证以肝郁脾虚为本，随调整治法方药。四诊本虚之象明朗，考虑责之脾肾，治疗上脾肾同治，兼顾祛邪。五诊诸症稳中见好，效不更方，原方续服巩固。该病案体现了癫痫缓解期祛邪与扶正固本并重的诊疗思路。

案3：卒中后迟发性癫痫——风痰上扰夹瘀案

本案老年女性，中风2年后出现发作性肢体抽搐，考虑为卒中后迟发性癫痫，服用德巴金治疗，后因肥胖、肝功能受损停药，停药后癫痫时有发作。中医考虑为风痰上扰夹瘀证，以息风化痰，活血化瘀法治之，取得了较好的疗效。

黄某，女，78岁。首诊日期：2020年9月9日。

病史：患者2018年7月因突发"言语不清伴右侧肢体乏力"外院诊断急性脑梗死（左侧额叶），经对症处理后，遗留有右侧肢体乏力，病情稳定，平素规范二级预防用药。2020年2月开始出现发作性肢体抽搐，严重时为全身抽搐、意识不清，每次持续1至数分钟不等，约2个月发作1次，在外院诊治，考虑为癫痫，服用德巴金（后因肥胖、肝功能受损停药），现未服用西药。末次发作为2020年8月30日。

初诊症见：神清，精神一般，形体偏胖，右侧肢体乏力，时有震颤，偶有头晕，困重感，有时有针刺感，咽中痰多，质黏色稍黄，晨起有口苦，脾气暴躁，眠差，难以入睡，胃口不好，口淡无味，口水多，大便偏硬，舌暗红，苔薄微腻，脉弦。2018年确诊高血压，规律服药，控制可。

对于本病的诊治，刘老师认为患者既往有中风病史，风痰上扰，瘀阻脑窍，神机失用，故继发为癫痫，病机以风痰为主，治当以息风涤痰、活血化瘀、醒脑开窍为法。处方：天麻15g，钩藤20g，地龙10g，石菖蒲15g，制远志10g，天竺黄15g，丹参15g，红景天6g，山楂15g，黄芪40g，党参20g，灵芝10g。7剂，每日1剂，水煎服。中成药：益脑安胶囊，每次4粒，每日3次。

二诊（2020年9月23日）：诊后未见肢体抽搐发作，上症大部分有改善，精神好，体力改善，活动后容易疲劳，头晕减轻，咽中痰减少，色黄，无口干口苦，眠改善，胃口增加，有流口水，大便偏硬难解，夜尿数次，舌暗红，苔薄微黄腻，脉弦。患者诸症均见好转，效不更方，可守原方并略微调整。大便质硬难解，去灵芝，加虎杖清热化痰通便。处方：天麻15g，钩藤20g，地龙10g，石菖蒲15g，制远志10g，天竺黄15g，丹参15g，红景天6g，山楂15g，黄芪40g，党参20g，虎杖15g。15剂，每日1剂，水煎服。益脑安胶囊续用。

三诊（2020年11月12日）：二诊服药后患者按原处方自行购药续服。癫痫自9月至今无发作。下肢乏力好转，可缓慢行走，右侧肢体有麻木感，耐力好转，精神可，无头晕发作，痰少，仍有脾气大，夜间口干，口水多，胃口一般，夜眠可，二便尚调，舌暗红，苔白干，脉弦。痰热已除，现以气虚痰瘀之证为主，治以益气化痰、活血化瘀为法。处方：赤芍15g，黄芪45g，酒川芎15g，川红花10g，燀桃仁15g，当归15g，地龙10g，石菖蒲10g，郁金15g，制远志5g，天麻15g，稻芽30g，太子参15g，麦冬15g。14剂，每日1剂，水煎服。

四诊（2021年3月25日）：癫痫半年无发作。下肢乏力改善，体力较前好转，能步行较长时间，精神好转，偶有腰酸、腿酸，脾气暴躁减轻，夜间口干减轻，纳一般，夜眠可，二便尚调，舌暗红，苔微白腻，脉弦。予三诊方去石菖蒲、稻芽、麦冬，加杜仲、牛膝、山萸肉补肾填精，固本培元。处方：赤芍15g，黄芪45g，酒川芎15g，川红花10g，燀桃仁15g，当归15g，地龙10g，郁金15g，制远志10g，天麻15g，太子参15g，盐杜仲15g，牛膝15g，生山萸肉15g。14剂，每日1剂，水煎服。

后患者家属约3个月至门诊代诊一次，诉癫痫控制稳定，近1年无发作，下肢乏力大致同前，其他情况稳定，精神及心情均较好，早晚都会去公园散步，守中成药益脑安胶囊治疗，间断予汤剂配合。

按语： 刘老师认为，中风之发病多为老年人，病理基础多为肝肾亏虚，病机多为风痰上扰夹瘀。年老脏腑亏虚，最先表现为脾胃虚弱，脾胃功能失调，使气机升降失常而影响其他脏腑功能，并导致代谢障碍，产生水饮痰浊等物质，阻塞经络及清窍。因肝肾亏虚，则肝风内动，肝阳上亢，复因情志刺激或感受外邪，风夹痰夹瘀上冲于脑，神窍闭阻，发为神志之病。痰、瘀是脏腑功能失调的病理产物，其产生之后，又可阻滞脉络，壅闭脑窍，加重病情，诱发痫病。此例患者，正是因脏腑不足，内风引动痰瘀阻滞脑窍，发为中风，进而导致痫病。治当以息风涤痰，活血化瘀为大法，以天麻、钩藤、地龙息风定惊为主药，佐以石菖蒲、天竺黄、远志增强清热豁痰，宁神开窍之功，以丹参、红景天活血化瘀通络，山楂活血消食开胃；同时，重视固护后天之本，以黄芪、党参、灵芝益气健脾扶正。辅以益脑安胶囊平肝息风，活血通络。二诊，患者诸症好转，唯大便质硬难解，加虎杖活血化瘀，清热通便。三诊，患者痫病病情稳定，目前之证，乃为气虚痰瘀阻络，肌肤不仁，肢体不用，可遵补阳还五汤之法益气化痰，活血通络，佐以郁金、远志、天麻、菖蒲等解郁宁心，化痰息风开窍之品，患者夜间口干、舌苔偏干，有津液不足之征，故加太子参、麦冬益气生津。四诊，患者风痰湿热之邪均已去十之八九，标实已去，本虚升为主要矛盾，故保留补阳还五汤主体以益气活血通络，加用杜仲、牛膝、山萸肉补益肝肾、固本培元而收功。此案为中风引发痫病之典型案例，治法中痰瘀同治应贯穿始终。

案4：围产期缺氧继发癫痫——脾肾不足，风痰上扰夹瘀案

本案患儿因出生时缺血缺氧导致反复发作性肢体抽搐，考虑为围产期缺氧继发性癫痫，经某省儿童医院系统治疗后7年间未见发作。2018年5月开始再次发作，规范使用奥卡西平等药物，癫痫仍不能得到控制。中医辨证为脾肾不足，风痰上扰夹瘀证，以健脾补肾，息风化痰，活血化瘀法治之，取得了较好的疗效。

金某，男，9岁。首诊日期：2018年12月20日。

病史：因"反复发作性肢体抽搐伴意识不清9年"就诊。缘患者出生时羊水过少缺血缺氧导致反复发作性肢体抽搐，发作较频繁，随后经某省儿童医院治疗（具体不详）抽搐症状得到控制，2011至2018年4月无症状发作。今年开始再发，表现为突然大叫一声后双眼上翻，双手握拳，有时伴有头颈向一侧偏转，有时伴有跌倒，每次2分钟，多于白天发作。2018年5月至12月发作8次。发作前有头痛（描述不详）先兆，发作后有一段时间注意力不能集中。2018年6月开始服用奥卡西平、左乙拉西坦等。现智力发育稍落后于正常同龄儿童。

初诊症见：形体偏瘦小，面色少华，正常对答，注意力不集中，好动，性情较为急躁，多痰，晨起尤甚，发作前头痛，平素睡眠可，发作前连续几天睡眠欠佳，不安稳，翻来覆去，纳一般，大便正常，舌淡红，苔白微腻，脉细滑。

对于本病的诊治，刘老师认为，患儿先天不足，血少气滞，瘀塞痰凝，神机失用，髓海失养，继发为癫痫。病位在脑，病性本虚标实，治当以息风涤痰，活血化瘀，醒脑开窍，健脾补肾为法。处方：党参10g，茯苓10g，白术10g，天麻10g，钩藤10g，全蝎3g，白芍10g，石菖蒲10g，制远志5g，牡丹皮5g，姜黄5g，炙甘草5g。7剂，每日1剂，水煎服。中成药：益脑安胶囊，每次2粒，每日3次；知柏地黄丸，每次4粒，每日3次。

二诊（2019年1月3日）：服药后无发作，脸色较前改善，注意力集中一些，性格较前安静，喉中仍有痰，时可咯出，痰色微黄，稍口干，大便稍干，舌淡红，苔薄黄，脉细滑。效不更方，上方微调，去白术、牡丹皮、甘草，加柴胡疏肝理气，胆南星涤痰开窍，地龙镇惊息风，解

痉止咳。处方：党参 10g，茯苓 10g，天麻 10g，钩藤 10g，全蝎 3g，白芍 10g，石菖蒲 10g，制远志 5g，柴胡 5g，姜黄 5g，胆南星 5g，地龙 5g。14 剂，每日 1 剂，水煎服。中成药：益脑安胶囊，每次 2 粒，每日 3 次。

三诊（2019 年 7 月 24 日）：上诊后按原方继续门诊取药，间断服用中药，中成药规律服用，2019 年 2 月 14 日、6 月 15 日发作一次，频次明显减少，发作时间较前缩短，程度减轻。注意力较前集中，学习有进步，脾气好转，现平时痰减少，发作后多痰涎，舌红，苔中白腻，脉细滑。疗效明显，继续予二诊方加天竺黄、羚羊角粉，增强镇惊息风之力。处方：党参 10g，茯苓 10g，天麻 10g，钩藤 10g，全蝎 3g，白芍 10g，石菖蒲 10g，制远志 5g，柴胡 5g，姜黄 5g，胆南星 5g，地龙 5g，天竺黄 5g，羚羊角粉 0.15g（冲服）。14 剂，每日 1 剂，水煎服。益脑安胶囊续用。

后定期门诊取药，家属诉自行将第三诊处方于当地药房取药打粉，每日适量冲服 1 次，配合益脑安胶囊服用，西药自行停用左乙拉西坦，维持奥卡西平原剂量。随访 1 年余，癫痫发作 2 次，均于睡眠中发作，每次 10 余秒自行缓解，发作后痰不多，继续入睡，白天照常上学无影响，一般情况可，学习成绩中等。

按语：痫证主痰，痰邪是癫痫发病之根源，与风、火、瘀、虚等相互搏结，蒙蔽清窍，冲扰神明；治痫必先治痰，息风涤痰是癫痫重要治则。治宜抓住风、痰、虚之机，而立祛风、化痰、养血之法，且治宜分缓急，发作期宜养血息风、除痰开窍定痫，缓解期则宜补肾健脾柔肝，调气血，祛风，养心，益肾。本例患儿，发育迟缓、形体瘦削、面色少华为先天不足、后天失养之表现，后天脾胃不足，肝肾失养亏虚生内风，注意力不集中、好动、性急为肝风内动，肝阳上亢之征；内风夹痰夹瘀上扰心神脑窍，故睡眠不安，头痛，神昏、肢体抽搐。《辨证录·癫痫门》云："小儿易于发癫痫者，虽因饮食失宜，亦由母腹之中先受惊恐之气也……用祛痰搜风之药而益甚，绝不悟其先天之亏损，而大补其命门、膻中之火，所以愈不能见效也。治法宜补其脾胃之土，而更补命门之火以生脾。"故治疗上不可单用化痰开窍之物，必宜兼用健脾补肾之滋。陈士铎云："四君子汤原是补脾胃之圣药，脾胃健而惊风自收。"（《辨证录·癫痫门》）故组方以四君子汤为底健脾益气，取天麻钩藤饮之君药，祛风镇痉，且有疏痰气、清血脉之功；全蝎入肝，搜风以定痛，与天麻、钩藤合用相得益彰；肝脏体阴而用阳，肝血为肝脏之本，故加白芍养血柔肝；痰蒙神窍，头痛、神昏，故化痰开窍宁神之品必不可少，故加菖蒲、远志；久病必瘀，日久之病，必有瘀血因素，酌加牡丹皮、姜黄清热凉血化瘀，并以益脑安胶囊平肝息风、活血通络，知柏地黄丸滋阴清热、补益肝肾。二诊诸症改善，喉中有痰为里邪欲外排之征象，痰色偏黄为郁久化热，去白术、炙甘草之壅滞，加胆南星、地龙清热化痰定惊，使邪有出路，加柴胡引诸药入肝经，其余药物总体不变。三诊诸症平稳好转，发作过后仍有较多痰涎，原方基础上加用天竺黄、羚羊角粉增强清热豁痰，清心定惊之效而收功。后续家属自行按原方取药打粉，维持中药治疗，随访长期疗效较好。

案 5：多发性硬化继发癫痫——脾肾不足，痰瘀阻络案

本案患者反复发作性肢体抽搐、意识丧失，病程较长，西医诊断为"多发性硬化、癫痫"，经激素冲击、抗癫痫治疗后仍有间断发作。中医辨证为脾肾不足，痰瘀阻络证，以健脾补肾，涤痰开窍，活血化瘀法治之，疗效明显。

钟某，女，27 岁。首诊日期：2017 年 1 月 25 日。

病史：因"反复发作性肢体抽搐伴意识丧失 6 年余"就诊。患者2010 年 12 月出现左侧食指发作性抽动伴轻微麻木感，每次发作持续数秒至数十秒，当天发作十次以上，次日再发抽动感后继而出现左手至左前臂、左上臂僵直，约数秒后出现意识丧失、四肢抽搐，持续时间十余分钟，由家人送至当地医院，诊断为"癫痫"，予德巴金抗癫痫治疗。2013 年未见发作，停用抗癫痫药物。2014 年 12 月再发，发作前有右侧视野闪光感，每日发作 10 ～ 20 次。于中山大学附三院住院治疗，诊断"多发性硬化、癫痫"，予激素冲击、抗癫痫等治疗后好转出院。出院后仍有间断发作，每年发作 3 ～ 4 次，每次持续数日，每日发作数十次。

初诊症见：形体偏胖，面色萎黄，记忆力稍差，脸上较多痤疮，颜色紫暗，心悸，容易疲劳，怕风怕冷，晨起有黄痰，口苦，纳差，眠差，难以入睡，大便质硬难解，舌淡暗，苔腻微黄，脉细滑。月经规律、

正常。

对于本病的诊治，刘老师认为，综合四诊，病机属脾肾不足为本、痰瘀阻滞为标，治当标本兼顾，以健脾补肾、涤痰开窍、活血化瘀为法。处方：党参20g，白术20g，茯苓20g，天麻15g，钩藤20g，胆南星10g，虎杖15g，制远志10g，首乌藤30g，白芍20g，生山萸肉15g，生地黄15g。14剂，每日1剂，水煎服。中成药：益脑安胶囊，每次4粒，每日3次；益气养心安神口服液，每次1支，每日3次。

二诊（2017年2月22日）：服药后无癫痫发作，现目前记忆力基本正常，心悸减轻，怕风减轻，晨起无黄痰，少许口干口苦，纳可，饭后少许腹胀，眠差，难入睡，二便调。舌暗红，边有齿印，苔白干，脉细。患者症状明显改善，唯眠差，入睡困难，上方微调，去虎杖、生地黄，加麦冬15g，乌梅15g，清心除烦，酸枣仁20g，合欢皮10g，养心安神。14剂，每日1剂，水煎服。中成药同前。

三诊（2017年3月8日）：无癫痫发作，精神好，但容易疲劳，无心慌心悸，现仅有左上肢怕风（吹风会有手臂发麻），无痰，少许口干无口苦，纳可，腹胀减轻，眠好转，二便调。舌暗红，苔少，有齿印，脉细。患者睡眠较前好转，二诊方去麦冬、酸枣仁，加川芎10g，活血化瘀，女贞子10g，滋阴补肾。4剂，每日1剂，水煎服。

四诊（2017年6月14日）：初诊至今，已近半年无发作。精神好，精力较前充沛，近日有视物模糊，夜间甚，无进行性加重，无心慌心悸，无肢体怕风，无痰，无手足麻木，夜眠可，情绪稳定，无口干口苦，纳可，二便正常。舌淡胖，齿痕，苔白腻，脉细。月经规律，色淡，量偏少，5天干净。患者癫痫发作基本得到控制，视物模糊方面，考虑系肝肾亏虚，血不养肝之象，予三诊方去白芍、乌梅、川芎，加女贞子10g，枸杞子15g，滋阴补肾，蒺藜15g平肝明目，灵芝10g补五脏，益肝心。14剂，每日1剂，水煎服。中成药：六味地黄丸，每次8粒，每日3次。

五诊（2018年5月23日）：上药后未见抽搐发作，间断门诊自行取药治疗，停药数个月。现容易疲劳，畏寒，恶风，手脚汗多，四肢偶有麻痛感，无头晕头痛，无视物模糊，少许口干无口苦，夜眠可，情绪稳定，纳可，易饥，二便正常。舌紫暗淡胖，齿痕，苔白腻，脉细。患者视物模糊已改善，现觉恶风畏寒，容易疲劳，四肢麻痛，是为"血痹"，仿仲景黄芪桂枝五物汤之意，予四诊方去合欢皮、女贞子、蒺藜、灵芝、枸杞子，加黄芪30g，益气固表，白芍15g，当归10g，活血养血；巴戟天10g，补肾助阳，牡蛎30g，涩精止汗。7剂，每日1剂，水煎服。中成药：金水宝胶囊，每次3粒，每日3次。

六诊（2018年6月27日）：病史同前，家属代取药，诉病情稳定，上述症状均有好转，要求维持原处方取药。

按语：西学中用代表张锡纯认为，体内郁热灼耗伤水饮而为胶痰，甚者为顽痰，痰经热炼而胶黏日甚，热为痰锢而消解无从，痰火充塞窍络而致神明淆乱，并创制荡痰汤、癫丸等方药，获效甚广。本例患者素体禀赋较弱，加之癫痫发作频繁，形体虚胖，面色萎黄，记忆力差，精神困倦等一派气血耗伤之象，心血暗耗，脾气亏虚，则心不主神气，脾不藏意，风夹痰夹瘀袭扰中上二焦，蒙蔽脑窍。此为本虚标实，心脾肾不足，风痰瘀上扰。治疗上，应标本兼治，清热化痰，息风通络以祛邪实，健脾养心安神培补后天之本，邪去正盛则痫病有向愈之机。组方上，以四君子为底健脾益气以绝生痰之源，天麻钩藤平肝息风止痉，胆南星、虎杖清热化痰，远志、首乌藤养血安神，祛风通络，白芍、山萸肉、生地黄，凉血养肝柔肝，并配合益脑安胶囊息风止痉，活血通络，益气养心安神口服液安神助眠。二诊诸症见好转，患者心悸、口干、眠差，舌苔干，为心阴不足，心神失养之象，《证治准绳·杂病·神志门·痫》有云"病愈后，痰热药中加养血宁神之药，如四物、酸枣仁、远志、麦门冬、安神丸、至宝丹，服饵不辍，仍加谨节，疾不再作矣"，故投以加麦冬、乌梅养阴生津，酸枣仁、合欢皮养肝宁心，解郁安神。三诊继续好转，主诉无新增不适症状，酌加活血补益肝肾之品，睡眠改善，故停益气养心安神口服液，改予金水宝胶囊补益肝肾。四诊诉视物模糊，为血不养肝，肝肾不足之征，以不足之象为主，应逐渐过渡到补虚为主，兼以祛邪，加蒺藜、灵芝、枸杞子补益肝肾，养肝明目，宁心安神，成药去金水宝胶囊，改六味地黄丸加强补益肝肾之阴的功效。五诊患者自行停药数月后不适症状有加重，进一步印证痫病之"顽痰胶着"，病情迁延难愈。患者容易疲劳，畏寒，恶风，手脚汗多，舌紫暗淡胖，齿痕，苔白腻，脉细等一派气虚血寒之征象，邪实因素不多，唯有瘀血之征隐约可见。治疗应以补虚为主，佐以化痰祛瘀通络处方，并嘱患者定期服药复诊，维持治疗。

案6：登革热后继发癫痫——阴虚夹热，风痰内扰案

本案患者为登革热后继发癫痫，起病急骤，以四肢抽搐，角弓反张为主要表现。辨证属阴虚夹热，风痰内扰，以养阴清热，涤痰息风，通腑醒神之法治之，疗效良好。

麦某，男，35岁。首诊日期：2014年10月20日。

病史：患者于9月22日开始出现高热，最高体温39℃，自服中药汤剂（具体不详）后26日开始热退，后出现恶心欲呕、泄泻，约4次/天，无肌肉酸痛，无出皮疹；10月5日傍晚患者开始出现神志模糊，表情淡漠，时有自言自语，无法正常对答，无肢体抽搐、烦躁不安。急送我院急诊，头颅CT未见出血。登革热抗体2项：登革病毒抗体IgM检测（＋）、登革病毒抗体IgG检测（－）；登革热病毒核酸检测（＋）。脑脊液常规、生化等未及明显异常。诊断为"登革热、脑桥中央和脑桥外髓鞘溶解症"。既往史：5年前发现鼻咽癌，于肿瘤医院行放疗及化疗治疗。

初诊症见：神清，精神可，表情淡漠，反应迟钝，言语含糊不清，头颈部持续后仰，不能低头，四肢拘挛，四肢间断出现抽搐发作，发作时伴有大汗出，口张不能合，口气臭秽，无发热恶寒，无头晕头痛，无咳嗽咳痰，停留胃管，纳差，夜眠可，小便调，大便不通。舌淡，苔黄，脉弦数。

对于本病的诊疗，刘老师认为，患者有鼻咽癌行放、化疗史，多致患者气阴亏虚；本次发病以高热起病，热盛伤气阴，加重气阴两伤。患者以表情淡漠、言语含糊不清、全身肌肉强直为主要表现，《素问·至真要大论》云"诸暴强直，皆属于风"，此风非外风，结合患者气阴两虚之本，乃阴虚、血虚生风，发为本病。《金匮要略·痉湿暍病脉证治第二》有云"夫痉脉，按之紧如弦，直上下行"，患者脉弦，符合此证。又《景岳全书·痉症》云"凡属阴虚血少之辈，不能养营筋脉，以致搐挛僵仆者，皆是此证"，患者曾有发热，兼有放化疗等伤阴耗血之举，辨证为阴虚夹热，风痰内扰，治以养阴清热、涤痰息风、通腑醒神为法。处方：羚羊角30g（先煎），钩藤20g，生地黄30g，白芍20g，地龙10g，醋龟

甲 30g（先煎），葛根 30g，天竺黄 15g，虎杖 20g，石菖蒲 15g，重楼 20g，甘草 10g。7 剂，每日 1 剂，水煎服。中成药：通腑醒神胶囊，鼻饲，每次 3 粒，每日 1 次。

二诊（2014 年 10 月 27 日）：患者神清，精神好转，表情较前丰富，反应较前灵敏，有自发言语，言语含糊不清，头颈部持续后仰，可稍自行低头，四肢拘挛，无四肢抽搐发作，口能稍微闭合，口气臭秽较前明显减轻，无发热恶寒，无头晕头痛，少许咳嗽咳痰，停留胃管，纳、眠一般，小便调，大便已解。舌淡暗，苔黄，脉弦紧。经过前一阶段治疗后，患者热象明显减轻，表现为大便已通，口气臭秽较前明显减轻，且全身肌张力较前下降，阴虚之本同前，风痰阻络之标未去，加之患者久病卧床，正气亏损，《素问·五常政大论》有云"其久病者，有气从不康，病去而瘠"，气不足而经脉不通，血气不从，往复循环，其气日衰，故现在风痰内扰为之实，气阴两虚为之虚，本虚标实之象，中药汤剂在原方基础上去清热之品，而加强益气养阴、理气通络之力。治法调整为益气养阴，理气通络，息风开窍。处方：羚羊角骨 30g（先煎），钩藤 20g，生地黄 30g，白芍 20g，醋龟甲 30g（先煎），天竺黄 15g，虎杖 20g，甘草 10g，太子参 30g，黄芪 45g，山萸肉 20g，郁金 15g。7 剂，每日 1 剂，水煎服。中成药：羚羊角口服液每次 10mL，鼻饲，每日 3 次。

三诊（2014 年 11 月 3 日）：神清，精神可，反应灵敏，对答合理，言语较前清晰，头颈部后仰，可稍低头，自诉颈部酸痛感，四肢拘挛，无四肢抽搐发作，口能闭合，无口气臭秽，无发热恶寒，无头晕头痛，无咳嗽咳痰，停留胃管、全流饮食，夜眠可，小便调，大便不畅。舌淡暗，苔腻微黄，脉滑。患者肌张力较前进一步降低，无肢体抽搐发作，内风已平息，但仍有苔黄、大便不畅，热象仍明显，辨证属于气阴两虚，痰热内扰，治以益气养阴、清热化痰、通腑开窍之法。处方：生地黄 30g，白芍 20g，醋龟甲 30g（先煎），天竺黄 15g，虎杖 20g，太子参 30g，黄芪 45g，山萸肉 20g，枳实 15g，夏枯草 15g，黄芩 15g，甘草 10g。7 剂，每日 1 剂，水煎服。

四诊（2014 年 11 月 18 日）：患者神清，精神可，反应灵敏，头颈部僵硬感较前明显减轻，可自行低头，对答合理，言语明显较前清晰，口能闭合，双上肢伸直度较前增加，可在搀扶下缓慢行走，双下肢可自主活动，无四肢抽搐，无口气臭秽，无发热恶寒，无头晕头痛，无咳嗽咳痰，停留胃管予全流饮食，夜眠可，二便调。舌淡暗，苔腻微黄，脉滑。患者肌张力继续下降，双上肢伸直度较前增加，可在搀扶下缓慢行走，双下肢可自主活动，大便已通，苔黄减轻，热象较前减轻，病情逐渐向愈。继续予三诊方带药出院，嘱继续门诊随诊。

按语： 温病是感受温邪引起的急性外感热病，早期邪盛阶段，肝风内动；后期温邪伤阴耗气，可导致虚风内动，病势徐缓，抽搐无力，迁延日久。本案患者正是在温病后期，热势已退、邪去正衰的阶段发作痉证。患者素体气阴亏虚，温病之后阴津更伤，以致筋脉失养，故在疾病后期出现了虚风内动之象。刘老师认为阴津耗竭，肝风内动为该患者的主要病机。究其根本，缘患者温病日久，煎厥真阴，肝肾阴亏，水不涵木，筋脉失养，因此，治疗应当选用滋阴柔肝之品，使真阴得复，肝木得养，虚风自息。在治疗的不同阶段，患者兼有痰热内扰、气虚血瘀等证，在养阴息风的基础上随证加减、灵活处方，使正虚得补、邪实得泻，共奏止痉之功。刘老师认为，虚实夹杂之痉证在临床上是难治之证，往往需要较长时间才可见效，必须细察患者的体质和既往病史，综合考虑后方可立法处方用药，只宜缓缓图之，不可急于求成、频繁调整治疗方向，致使病情愈加复杂。

七、感冒案

感冒是以鼻塞、流涕、喷嚏、头痛、恶寒、发热、全身不适为主症的病证，是最常见的外感病之一，其发病之广，个体重复发病率之高，是其他任何疾病都无法比拟的。感冒一年四季皆可发病，以冬春季节多见。西医学的普通感冒、急性上呼吸道感染、流行性感冒等皆属本病范畴。刘老师在诊治感冒时，重视岭南风土、天气时节等因素对发病的影响，强调因时、因地、因人动态辨证，重视风邪、寒邪、湿邪、火（热）邪等病理因素，坚持以"透邪宣表，兼顾正气"为基本治则，形成了独具个人特色的辨治方法。

案1：急性上呼吸道感染——风热犯肺案

本案为外感风邪后发为感冒，出现寒热往来、头晕昏沉、咽痒、咳嗽等症状，辨证为风热外袭、肺卫不宣，宜疏风清热透表。表证清除后，结合其年龄和头晕等症状，治以平肝息风、健脾化痰之法。通过中医药动态辨证，谨守病机，用药甚妙，效果明显。

薛某，女，57岁。首诊日期：2018年7月18日。

现病史：患者诉于7月13日在空调房受凉后出现恶寒发热，最高体温38.9℃，自服退热药及凉茶，稍有缓解，但症状反复，恶寒与发热交替，头晕昏沉，咽痒、咳嗽无痰。既往有继发性癫痫病史，控制良好。

初诊症见：恶寒，低热，伴有头晕昏沉，轻咳无痰，咽痒有异物感，口渴，口干无口苦，舌淡暗，苔白腻，脉细。

刘老师重视岭南风土、天气时节对感冒的影响，患者发病时正值小暑，因不慎受寒后发为感冒，出现寒热往来、头晕昏沉、咽痒咳嗽等症状。四诊合参，诊断为感冒，辨为风热犯肺证，治当先清热透表，宜以疏风清热、宣肺透邪为法。处方以桑菊饮加减：青蒿15g、柴胡15g、桑叶15g、菊花15g、连翘15g、金银花15g、羌活15g、桔梗10g、蒺藜15g、浙贝母15g、前胡15g、甘草5g。3剂，每日1剂，水煎服。

二诊（2018年7月25日）：经上述治疗后，寒热往来、咽痒干咳改善，体温恢复正常，仍有头晕、头胀，身痒，口干多饮，尿多，舌淡暗，苔白腻，脉细滑。现表证已解，证属肝风内动、痰湿中阻，治以平肝息风、健脾化痰。处方：天麻15g、钩藤20g、杜仲20g、牛膝15g、肿节风15g、胆南星10g、姜黄15g、徐长卿15g、苍术10g、藿香15g、党参15g、甘草5g。10剂，每日1剂，水煎服。

按语：时值夏月小暑节气，暑气蒸腾之时不慎吹空调受凉，发为感冒，本证因风热外袭、肺卫不宣，故用"辛凉轻剂"桑菊饮加减。患者以寒热往来为主诉，首选青蒿、柴胡药对透表泄热，青蒿气味芬芳，性寒而不伤胃，有清热宣气、透邪化湿之功，柴胡性平味苦，轻清升散，可助青蒿透表泄热，二药伍用，相辅相成。又以桑叶清肺透热，菊花清散风热，连翘、金银花清热解毒，杏仁、前胡降气止咳，浙贝母清热化痰止咳，桔梗、甘草宣肺止咳利咽，蒺藜平肝活血祛风，携解表祛风之羌活共治头晕头胀。《素问·至真要大论》曰"诸风掉眩，皆属于肝"，风有内外的区别，但均与肝相关，外感风邪或肝风内动皆可导致肝经气血逆乱，循经上犯脑窍而致头晕、头痛（胀）。二诊时患者表证已解，仍头晕、头胀，结合患者年龄及病史，考虑肝风内动、痰湿中阻所致，治以天麻、钩藤平肝息风，杜仲、牛膝补益肝肾，胆南星、肿节风、姜黄解毒逐痰，徐长卿祛湿止痒，苍术、藿香、党参健脾化湿益气，甘草调和诸药。辨证上首辨外感与内伤，刘老师谨守病机，用药灵动，体现了中医辨证论治的特点。

案2：急性上呼吸道感染——反复外邪束表案

本案为老年女性患者，因感冒分别于2007年、2010年、2013年、2016年四次至门诊就诊。老年人多正气不足，易受外邪侵袭，风、寒、湿、热等轻重不一，主诉有别，均属外邪侵袭，或犯肺卫、肌表，或袭太阳、少阳等，治疗时多以疏风散邪、宣肺解表为主，或需兼顾正气，无非肺脾为主，扶正以祛邪。用药治法侧重均不同，体现了动态辨证，因时、因人、因地制宜论治。

容某，女，73岁。

诊次一（2007年6月30日）：因"发热5天"就诊。病史：5天前恶寒发热，体温38℃左右，现仍发热，无恶寒，少许头痛，咳嗽，少痰，口干，近2天大便未解，舌红偏干，苔薄白，脉弦数。

对于本病的诊疗，刘老师强调因时、因地、因人动态辨证。该患者发热恶寒、少许头痛，咳嗽，少痰，口干，大便未解，四诊合参，诊断为感冒，辨为伤寒少阳证，治以清肺泄热，和解少阳为法。方以小柴胡汤加减：柴胡15g，法半夏15g，黄芩15g，苦杏仁15g，鱼腥草20g，前胡15g，浙贝母15g，桑叶15g，菊花15g，白蒺藜15g，知母15g，地骨皮15g。2剂，每日1剂，水煎服。

诊次二（2010年3月17日）：因"咳嗽咳痰1周"就诊。病史：1周前感冒发热，现热已退，咳嗽，咳痰，腿软，稍头痛，鼻塞流涕，无恶寒、咽痒，二便调，舌淡，苔薄白，脉紧。

刘老师指出，本病注重风邪、寒邪等病理因素，提倡宣肺透表，兼顾正气。该患者发病时属冬春交际，年老正气不足，四诊合参，诊断为感冒，辨证为外感风寒邪气，治以解表散寒，宣肺止咳，兼顾正气。方药以止咳嗽散加减：紫菀15g，款冬花15g，白芷15g，茯苓15g，法半夏15g，枳壳10g，浙贝母15g，前胡15g，陈皮10g，桔梗10g，党参20g，甘草5g。3剂，每日1剂，水煎服。

诊次三（2013年7月24日）：因"头痛3天"至门诊就诊。病史：颠顶疼痛3天，伴少许咳嗽，流清涕，无周身疼痛，无咽痛，无头晕，纳、眠可，二便调。舌淡，舌中苔白，脉弦。

刘老师治疗感冒注重风、寒、湿邪等病理因素的影响，辨证论治，用药灵活。该患者发病时正值暑夏之季，多受湿邪外袭，虽因头痛为主诉，但咳嗽，流清涕，为外感风寒湿邪所致。四诊合参，诊断为外感头痛，辨证为外感风寒湿邪，治以解表散寒，除湿止痛。方以九味羌活汤加减：羌活10g，蒺藜15g，防风10g，苍术10g，枳壳10g，浙贝母15g，前胡15g，茯苓15g，法半夏10g，白芷10g，陈皮10g，甘草5g。3剂，每日1剂，水煎服。

诊次四（2016年10月12日）：因"感冒后四肢乏力10天"就诊。病史：10天前感冒发热，最高体温38℃，服退热药后热退，唯觉精神欠佳，面白神疲，四肢乏力，以下肢为主，行走不利，口不干，纳一般，二便如常，舌暗红，苔白腻，脉浮弦。

对于本病的诊疗，刘老师强调需兼顾正气，特别是年老体衰之人。该患者本次来诊为感冒发热后精神欠佳，四肢乏力，为发热耗伤正气，无以推动津液，温煦脑窍四肢。四诊合参，诊断为感冒，辨证为肺肾气虚证，治以健脾益气，补肾助阳。方以四君子汤加味：黄芪45g，党参20g，茯苓15g，白术10g，山萸肉15g，杜仲15g，牛膝10g，补骨脂15g，法半夏10g，女贞子15g，山药15g，大枣10g。5剂，每日1剂，水煎服。

以上诸诊，方药数剂，服后即取得良效。

按语：感冒是老年人的常见病、多发病，老年人普遍正气不足，容易感受外邪，发为感冒，若治疗不当往往迁延难愈，转为肺炎、支气管炎、慢性阻塞性肺疾病等，甚至诱发心悸、水肿等病。本案所录为同一位老年女性患者四次不同的感冒诊疗过程。

首诊患者寒热往来，伴有头痛、咳嗽、咳痰、口干，综合舌脉及二便，可辨证为伤寒少阳证，予小柴胡汤加减，方中柴胡透解邪热、疏达经气，桑叶、菊花、蒺藜解表散热，黄芩清泄邪热，法半夏和胃降逆，苦杏仁、浙贝母、鱼腥草、前胡清肺化痰止咳，知母、地骨皮可清热降火而无苦燥伤阴之弊，又能除口干烦渴。诸药合用共奏清肺泄热、和解少阳之功。二诊患者感冒热退后出现咳嗽、咳痰症状，四诊合参，辨为风寒闭肺，治以止嗽散加减，方中紫菀、款冬花润肺消痰止咳，桔梗、前胡、浙贝母、法半夏降气化痰止咳，陈皮、枳壳调中消痰，白芷解表散寒，祛风止痛，茯苓、党参、甘草合用健脾益气。三诊患者外感风寒湿邪侵犯肌表，郁遏卫阳，阻滞经络，发为头颠顶痛，治以九味羌活汤加减发散风寒湿邪，方中羌活散表寒，祛风湿，止痹痛；防风为风药中之润剂，祛风除湿，散寒止痛；苍术发汗祛湿，为祛太阴寒湿要药；白芷祛风散寒，宣痹止痛，擅解阳明头痛；蒺藜可活血祛风止头痛；加用前胡、浙贝母、法半夏降气化痰止咳，茯苓、陈皮、枳壳调中消痰，甘草调和诸药。四诊患者感冒后四肢乏力，此时已年过八旬，四诊合参，辨为肺肾气虚证，治以四君子汤为底方补气健脾、培补肺气，同时运用大剂量黄芪补气固表；选用补骨脂、山萸肉、女贞子滋补肾元，杜仲与牛膝合用补肝肾、强筋骨；法半夏和胃降逆，山药平补肺脾肾，大枣调畅和中。以上同一患者四则感冒小医案，体现出刘老师对中医学同病异治思想的灵活运用，强调因时、因地、因人动态辨证，老年人感冒尤其注意辨证准确、顾护正气。

八、咳嗽案

咳嗽是以发出咳声或伴有咳痰为主症的一种肺系病证，既是肺系疾病中的一个症状，又是独立的一种疾患。有声无痰谓之咳，有痰无声谓之嗽，二者常常并见，故名曰"咳嗽"。西医学中的呼吸道感染、急（慢）性支气管炎、支气管扩张、肺炎、咳嗽变异型哮喘等以咳嗽为主要症状的疾病均属本病范畴。所谓"治上焦如羽，非轻不举""肺为娇脏"，刘老师认为咳嗽的诊治应在辨别外感与内伤、急性与慢性的基础上，轻灵用药，兼顾正气，注重扶助肺脾两脏。

案1：肺炎——痰热蕴肺案

本案为发热后出现咳嗽，初起为痰热蕴肺，肺失宣降，治以清热化痰止咳为主。待热邪渐去后，脾虚湿蕴渐显，治当祛风止咳，辅以健脾渗湿。不同时期中医药辨证论治，效果甚佳。

李某，男，25岁。首诊日期：2013年6月26日。

病史：1周前因劳累过度发热，自服退热药已退热，热退后出现咳嗽，干咳为主，痰少许，微黄色，汗出较多，无头痛，无全身酸痛。2013年6月20日胸片提示：左下肺炎症。

初诊症见：咳嗽时作，咳声高亢，干咳为主，时咳少许黄黏痰，夜间咳甚，无头痛，无全身酸痛，汗多，眠差，胃纳尚可，大便秘结，舌红，苔薄黄，脉细数。

刘老师认为，该病诊治当首辨外感与内伤，该患者为暑热之季感受外邪，风热上犯，郁而生痰，痰热蕴肺，发为咳嗽。四诊合参，当诊为咳嗽，证属痰热蕴肺证，治以清化热痰，肃肺止咳为法。方以桑菊饮合清金化痰汤化裁：桑叶15g，菊花15g，黄芩15g，鱼腥草30g，浙贝母20g，苦杏仁15g，前胡15g，桔梗10g，茯苓15g，金银花15g，枳壳10g，甘草5g。3剂，每日1剂，水煎服。

二诊（2013年7月3日）：咳嗽有所减轻，少许白稀痰，纳、眠可，大便稀溏，舌红，苔薄白，脉细，上方去黄芩、鱼腥草、前胡、金银花，加陈皮、薏苡仁健脾理气渗湿，法半夏降逆，北沙参补益肺气。处方：桑叶15g，菊花15g，浙贝母20g，苦杏仁15g，桔梗10g，茯苓15g，枳壳10g，甘草5g，陈皮10g，法半夏10g，北沙参20g，薏苡仁30g。3剂，每日1剂，水煎服。

三诊（2013年7月10日）：少许干咳，咽痛，时有皮肤瘙痒，乏力，易困倦，舌红，苔腻，脉滑。二诊方去桑叶、菊花、苦杏仁、枳壳、陈皮，加木蝴蝶、芦根、岗梅根、前胡清肺利咽止咳，蒺藜祛风止痒。处方：浙贝母20g，桔梗10g，茯苓15g，甘草5g，法半夏10g，北沙参20g，薏苡仁30g，木蝴蝶15g，蒺藜15g，岗梅根15g，前胡15g，芦根20g。4剂，每日1剂，水煎服。

按语：刘老师认为，岭南地区地理条件特殊，"炎方土薄"，一是长年天气炎热导致地表蒸发水气，内外两湿相合，二是长期受海洋暖湿气流影响，四季多风，加上岭南地区气候炎热，当地人腠理疏松，卫表不固，故咳嗽常以"湿邪""风邪"为先，尤其多与暑、热合邪。本案患者为暑热之季感受外邪，风热犯肺，蕴而生痰，痰热蕴肺，肺之宣肃失司，发为肺炎咳嗽。治以桑菊饮合清金化痰汤方义化裁，桑叶、菊花、金银花清肺透热，黄芩、鱼腥草清肺泻火，杏仁、前胡、枳壳降气止咳，兼能提壶揭盖，宣肺行气通腑，浙贝母、桔梗清热化痰止咳，茯苓可健脾利湿，湿去则痰自消，甘草调和诸药。二诊患者咳嗽咳痰减轻，舌苔由黄转白，大便稀溏，此次痰热得清、脾湿显露，故减去清肺泻火之黄芩、鱼腥草、前胡、金银花，加陈皮、法半夏、薏苡仁、北沙参，寓二陈汤之意，健脾燥湿化痰，北沙参可补益肺气。三诊仅有少许干咳，痰热蕴肺之证改善，故去桑叶、菊花、苦杏仁、枳壳、陈皮，加木蝴蝶、芦根、岗梅根、前胡清肺利咽止咳，蒺藜祛风止痒。刘老师认为肺为清虚之娇脏，临证用药宜丝丝入扣，本案中视肺热痰热的程度加减用药，灵活运用清化热痰、温化湿痰、润肺止咳等大法，诸法合用，咳嗽得愈。

案 2：功能性咳嗽——肺脾气虚案

本案患者素体肺脾气虚，卫外不固，因外感风邪后出现发热、咳嗽，治以扶正祛邪，顾护正气，谨守病机，诸药并用，效果显著。

黎某，女，62 岁。首诊日期：2013 年 4 月 6 日。

现病史：10 余天前出现怕冷、发热，经推拿治疗后退热，后出现咳嗽，遇风明显，无咽痛，偶有咽痒，夜间汗多，气逆时作，口干，纳、眠可，二便调。发病前有肢体乏力、麻木病史，经综合诊疗后肢体乏力、麻木好转，病情稳定。

初诊症见：咳嗽，遇风加重，偶有咽痒，无咽痛，夜间汗多，气逆时作，口干，纳、眠可，二便调。舌红，苔薄白，脉数。

刘老师认为，本病首辨外感与内伤，该患者此前有肌无力病史，10余天前受凉，发热，退热后出现咳嗽，为内伤咳嗽，内伤咳嗽多邪实与正虚并见，邪实为风邪，正虚为肺脾气虚。四诊合参，当诊为咳嗽，证属肺脾气虚，治以健脾补肺固表、宣肺止咳为法。方以玉屏风散加减：黄芪 30g，防风 10g，白术 10g，桑白皮 15g，瓜蒌皮 10g，浙贝母 20g，桔梗 10g，前胡 15g，柴胡 10g，茯苓 15g，苦杏仁 10g，甘草 5g。3 剂，每日 1 剂，水煎服。

二诊（2013 年 4 月 20 日）：现畏风减轻，咳嗽有黄痰，仍有咽痒，易汗出，口干。上方减桑白皮、桔梗、前胡、柴胡、杏仁，加蒺藜、黄芩、鱼腥草、枇杷叶清化热痰，莲子补脾养心。处方：黄芪 30g，防风 10g，白术 10g，瓜蒌皮 10g，浙贝母 20g，茯苓 15g，蒺藜 10g，黄芩 10g，鱼腥草 20g，枇杷叶 20g，莲子 15g，甘草 5g。7 剂，每日 1 剂，水煎服。

三诊（2013 年 4 月 27 日）：服药后诸症好转，现天气变化仍有少许咳嗽，微量白痰，汗出稍减。二诊方保留黄芪、防风、白术、浙贝母、甘草，加北沙参清养肺阴，枇杷叶、款冬花、制远志润肺止咳祛痰，女贞子、肉苁蓉、白芍滋养肾阴。方以玉屏风散加味：黄芪 30g，防风 10g，白术 10g，浙贝母 20g，制远志 10g，款冬花 10g，北沙参 20g，女贞子 20g，蜜枇杷叶 20g，肉苁蓉 15g，白芍 15g，甘草 5g。7 剂，每日 1 剂，水煎服。

按语： 本案患者咳嗽遇风明显，伴有汗多，气逆，且发病前有肌无力病史，四诊合参可辨为肺脾气虚证，刘老师选用玉屏风散为基础方，黄芪内可补脾肺之气，外可固表止汗，为君药；表虚不能卫外还须建立中气，以白术之补脾建中者为臣药，以脾旺则四脏之气皆得受荫，表自固而邪不干，加用茯苓增强健中之力；防风为风药中之润剂，可散风御邪，加用柴胡疏风透表；防风与黄芪，相畏相使，黄芪自不虑其固邪，防风亦不虑其散表，散中寓补，补内兼疏。加桑白皮、瓜蒌皮、浙贝母、桔梗、前胡、苦杏仁、甘草共奏降气平咳喘之功。二诊患者畏风减轻，出现咳吐黄痰，去桑白皮、桔梗、前胡、柴胡、杏仁，加蒺藜、黄芩、鱼腥草、枇杷叶、莲子清化热痰。三诊时患者诸症好转，痰热已清，天气变化时仍有咳嗽咳痰，汗出稍减，继用玉屏风散为底方，加北沙参清养肺阴，白芍酸甘缓急，枇杷叶、款冬花、制远志润肺止咳祛痰，女贞子、肉苁蓉滋养肾阴，以求金水相生。

案 3：功能性咳嗽——肺肾不足案

本案患者为产后调护不当，正气虚损，加之外感风邪，引发咳嗽，外感咳嗽迁延不愈，久则伤肺气，肺脏日益耗伤，成内伤咳嗽。内伤咳嗽迁延难愈，日久则导致肺、脾、肾等脏腑亏虚，应治以补益肺肾为法，咳嗽得愈。

郑某，女，40岁。首诊日期：2011年12月22日。

病史：患者产后调护不当，引发咳嗽，干咳，无痰，多方求医无明显效果。现反复咳嗽十年有余，自觉有气上冲感时咳嗽发作，以干咳为主。

初诊症见：咳嗽时作，干咳无痰，时有气上冲感，伴有鼻塞，晨起流涕，胸闷感，无咽痛咽痒，无口干，二便调，纳、眠可，舌淡，苔薄黄，脉细。

刘老师认为，咳嗽有外感、内伤之分，且互为因果，相互为病。外感咳嗽迁延不愈，伤及肺气，易反复感邪，咳嗽频作，肺脏日益耗伤，可成内伤咳嗽。内伤咳嗽若治疗不彻底或迁延难愈，日久则导致肺脾肾等脏腑亏虚。四诊合参，当诊为咳嗽，证属肺肾不足，治以补益肺肾、宣肺止咳为法。处方：党参20g，紫菀15g，款冬花15g，茯苓15g，白术15g，桔梗10g，菟丝子15g，白芷10g，蒺藜15g，辛夷10g，生山萸肉15g，枳壳10g。7剂，每日1剂，水煎服。

二诊（2011年12月29日）：自觉有气上冲感则咳，干咳无痰，喉咙发紧感，稍有咽痒，今日晨起流涕，胸闷感，口干，舌暗淡，苔微黄，脉细。既往月经欠规律，推迟7～10天，量少。上方去菟丝子、辛夷、山萸肉，加防风、五味子、陈皮各10g。7剂，每日1剂，水煎服。

三诊（2011年1月5日）：自诉服药后咳嗽较前有所减少，现咳嗽以下午为甚，胸闷感，活动后加重，舌暗淡，苔微黄，脉细。自诉既往胸片结果未见异常。二诊方去白术、蒺藜、陈皮，加瓜蒌皮10g，徐长卿、山萸肉各15g。7剂，每日1剂，水煎服。

按语：《素问·咳论》曰："五脏六腑皆令人咳，非独肺也。"久咳病因复杂，病位可涉及五脏六腑，临证时务必灵活变通，找出引起咳嗽的病因辨证论治，有的放矢方可取效。肺主呼吸，肾主纳气，人体的气机与肺和肾的关系密切，本案患者长期反复咳嗽，经久不愈，时有气上冲感，此为久咳耗伤肺气，累及肾气，肺肾皆气虚。正如《景岳全书·杂证谟·内伤咳证治》所言"故凡治劳损咳嗽，必当以壮水滋阴为主，庶肺气得充，嗽可渐愈"，故治疗上，刘老师从培土生金、金水相生入手，予党参、茯苓、白术补气健脾以培补肺气，菟丝子、山萸肉滋补肾元，同时予蒺藜、白芷、辛夷祛风散寒，紫菀、款冬花、桔梗、枳壳润肺下气止咳；二诊患者仍有干咳、晨起流涕，出现咽痒发紧、口干症状，鼻塞改善，故去菟丝子、辛夷、山萸肉等温补、辛散之品，加防风祛风解表、五味子敛肺滋肾、陈皮助理气止咳；三诊患者咳嗽减轻，出现活动后胸闷，故去白术、蒺藜、陈皮，加瓜蒌皮宽胸理气、徐长卿通络活血、山萸肉加强补肾之功。

九、喉痹案

喉痹是指以咽部红肿疼痛，或干燥、异物感，或咽痒不适，吞咽不利等为主要临床表现的疾病，是五官科常见病之一，相当于西医学中的急慢性咽炎、喉炎、咽喉炎、咽峡炎等。刘老师认为喉痹应首辨急性与慢性，治则治法上急性喉痹以祛邪为先、利咽为主，慢性喉痹则注重脏腑虚损、以清润养咽为主，临证灵活运用多种利咽之药。

急性咽炎——风热闭喉案

本案患者因急性喉痹来诊，可见咽痛、咽痒、咳嗽等症，治以祛邪利咽，清热解毒为主。若感染向上蔓延引起中耳炎、鼻窦炎，向下蔓延可致喉炎、气管炎、肺炎等。运用中药与中成药配合使用，疗效显著。

李某，男，26 岁。首诊日期：2013 年 7 月 24 日。

病史：咽痒、咽痛半个月，伴咳嗽，咳吐黄痰，舌红，苔黄腻，脉滑。查体：咽喉充血，双扁桃体无肿大，咽后壁少许淋巴滤泡。

刘老师认为，诊断本病首辨急性与慢性。本案患者因咽痛、咽痒半个月来诊，伴咳嗽，咳吐黄痰，当为急性喉痹，需治以祛邪利咽为主。四诊合参，当诊为喉痹，证属风热闭喉，治以疏风散热，解毒利咽。处方：桑叶 15g，菊花 15g，黄芩 15g，玄参 15g，木蝴蝶 10g，桔梗 10g，浙贝母 20g，蒺藜 15g，茯苓 15g，岗梅根 15g，重楼 10g，甘草 5g。4 剂，每日 1 剂，水煎服。

二诊（2013 年 7 月 31 日）：咽痛缓解，仍有少许咽痒、咳嗽，痰多，易咯出，舌红，苔黄腻，脉缓。上方去黄芩、茯苓、重楼，加防风

10g 疏风解表，鱼腥草 30g，瓜蒌皮 15g，清化热痰。4 剂，每日 1 剂，水煎服。

　　按语：本案属于喉痹风热闭喉证，刘老师运用了木蝴蝶、桔梗、甘草、岗梅根、重楼、玄参等一派解毒利咽之品，岗梅根属于岭南地区道地药材，味苦、甘，性凉，具有清热解毒，生津止渴，散瘀之功效，清·赵学敏《陆川本草》称其"清凉解毒，生津止泻，治热病口燥渴，热泻，一般喉疾"。另用桑叶、菊花、黄芩、浙贝母、蒺藜等疏风解表、化痰止咳，茯苓可治痰之本。二诊时患者咽痛缓解明显，仍有少许咽痒、咳嗽、痰多易咯，去解毒利咽之重楼、黄芩，健脾利痰之茯苓，加用祛风解表之防风，清热涤痰之鱼腥草及瓜蒌皮，以进一步祛除内外之邪而获效。

十、心悸案

　　心悸，一名风惊，一名惊悸，一名怔忡，是一种自觉心跳或心慌的不适感，可间断或持续，规律或不规律的发作，并常在安静休息、无其他刺激或分散注意力时更为明显。临床上可见于各种心律失常病症、自主神经功能紊乱等。刘老师认为，心悸的病因大致可分为寒、火、痰、瘀、虚五类，疾病早期多以实证为主，但病程较长的患者则以虚证或虚实夹杂更为多见。正如张景岳所言"凡治此者，速宜养气养精，滋培根本，若或误认为痰火而妄施清利，则速其危矣"，在治疗长期、慢性的心悸时应特别重视补法的运用。诚如杨仁斋之见，诸虚之中，尤以血虚与心悸的关系最为密切，而中医营血之生成，又与心、脾、肝、肾四脏的功能密不可分。因此刘老师认为，心悸之病证候虽多，但究其根本，总以心血亏虚，心神失养为本，治疗应在辨证施治的基础上，加用健脾益气，补益肝肾之药以养血生血，固本培元。

案 1：冠心病——心脾不足，肝肾亏虚案

　　本案患者有高血压、冠心病病史，规律服用降压、抗栓及降脂药，但仍有心悸、胸闷、头晕等症。本案辨证属心脾不足、肝肾亏虚证，刘老师以养心健脾，滋补肝肾之法治之，疗效显著。

　　梁某，男，73 岁。首诊日期：2012 年 10 月 24 日。

病史：心悸反复数个月。既往有高血压、冠心病病史，平素规律服用降压药，但血压波动大，控制不佳。动态心电图未及异常。患者心悸，胸闷，活动后少许气促，头晕，运动时加重，心烦，寐差，小便微黄，大便稍干。舌质暗，苔薄黄。脉浮弦数。心率83/分，律齐，血压134/84mmHg。

对于本病的诊治，刘老师认为，心悸的病位主要在心，但与脾、肝、肾三脏亦密切相关。脾为营血生化之源，脾气不足则心血亏虚，心血亏虚则神气不守，神气不守则怔忡始生。又《素问·天元纪大论》云："君火以明，相火以位。"朱丹溪《格致余论·相火论》云："具于人者，寄于肝肾二部，肝属木而肾主水也……肝肾之阴，悉具相火，人而同乎天也。"心脏为君火之舍，肝肾为相火之居，肝肾阴虚则相火亢盛，相火亢盛则君火动摇，君火动摇则心悸不安。故心悸之治，非独在心，而在五脏。本案患者既有心脾不足之象，又具肝肾亏虚之证，故其治宜养心而健脾，滋补而肝肾。四诊合参，本病属中医"心悸"范畴，证属心脾不足，肝肾亏虚证，以养心健脾，滋补肝肾为法。处方：黄芪40g，山萸肉15g，太子参15g，麦冬15g，天麻15g，盐杜仲20g，钩藤20g，白芍20g，益母草15g，田七10g，郁金15g，竹茹15g。7剂，每日1剂，水煎服。

二诊（2012年11月7日）：患者心悸、胸闷好转，活动后少许气促，头晕减轻，左脚易发抽搐，时有手指麻木感，睡眠较前改善，但多梦，小便可，大便少。舌质暗，苔薄黄，脉浮弦数。予上方改太子参为党参20g，去益母草、竹茹，加远志10g安神定志，牛膝15g养血活血，柔筋解痉。10剂，每日1剂，水煎服。

三诊（2012年12月5日）：患者心悸、胸闷消失，活动后少许气促，头晕好转，运动时加重，左脚易发抽搐消失，时有手指麻木感，心烦，睡眠稍改善，梦仍多，小便可，大便少，既往有痔疮病史，近2天便前少量出血。舌质暗，苔薄白，脉浮弦数。效不更方，二诊方微调，去牛膝、钩藤，加首乌藤30g交通心肾，养心安神，川芎10g活血化瘀，清头定眩。14剂，每日1剂，水煎服。

四诊（2013年1月9日）：患者心悸、胸闷消失，偶有轻微头晕，无肢体抽搐，无手指麻木感，纳、眠可，无心烦多梦，小便可，大便少。

舌质暗，苔薄白，脉浮弦。三诊方续服用1个月余，诸症悉除，唯遗轻微头晕，去白芍、郁金，加熟地黄、枸杞子滋补肝肾，补髓填精，巩固疗效。处方：黄芪45g，山萸肉15g，熟党参20g，麦冬15g，天麻15g，盐杜仲20g，首乌藤30g，熟地黄20g，远志10g，田七10g，枸杞子15g，川芎15g。14剂，每日1剂，水煎服。

按语：本案患者，年老体虚，脏气不充，表现为心悸、胸闷、活动后气促，综合症舌脉，考虑责之心、脾、肝、肾。其心悸、胸闷、活动后气促为心脾气虚之证；心烦、寐差、大便干、小便黄、苔薄黄、脉弦数为肾水亏虚，心肾不交之象；头晕、左脚易发抽搐为水不涵木，血虚风动所致。刘老师着眼于上述病机，脾肾并补，气血同治，以养心健脾，滋补肝肾为法，使用黄芪、太子参相伍，甘温益气，补中健脾；山萸肉、麦冬酸甘养阴，滋肝润肾；天麻、钩藤平肝息风，降压定眩；白芍、田七，补血养血，化瘀生新；郁金、益母草，疏达肝气，清利肝热；竹茹清心除烦以疗不寐。二诊时，患者心悸、胸闷好转，但仍有活动后气促，是为心脾气虚之象，故改太子参为党参，增强补气健脾之力；左脚易发抽搐，故加用牛膝补肝益肾，养血柔筋；无心烦，睡眠较前改善，故去竹茹，增远志，交通心肾；无小便黄，故减益母草。三诊时，患者心悸、胸闷、左脚易发抽搐消失，但仍有头晕、心烦、多梦，故去牛膝、钩藤，加首乌藤一能引阳入阴，养心安神，二能养血柔筋，通络除痹；川芎活血祛风，清头止眩。四诊时，患者诸症悉愈，舌脉均已改善，唯剩少许头晕，故去白芍，加熟地黄、枸杞子滋肝益肾，补髓填精以善后。经过四个疗程的诊治，患者所有症状均得到了明显的改善。

案2：自主神经功能紊乱——心阴不足案

本案为自主神经功能紊乱患者，有心悸、精神紧张、手心汗出等症，病程较长，本案辨证属心阴不足证，刘老师以滋阴降火，养心安神之法治之，疗效显著。

何某，女，28岁。首诊日期：2013年6月19日。

病史：患者自觉阵发性心慌、易紧张20余年，平素心率90～120/分，心电图检查提示为窦性心动过速，既往偶有血压偏高。

初诊症见：患者自觉阵发性心慌、易紧张，无明显胸闷痛，手心汗出，无易饥饿、恶心呕吐，晨起口舌干燥，无口苦，纳、眠可，二便调，舌红，苔薄，脉细数。心率96/分，血压134/66mmHg。

自主神经功能紊乱一病牵涉系统颇广，临床表现甚多，对于本病的诊治，医者往往难以抓取主证，故此时当以整体思维辨证分析，针对核心病机辨证施治，方能有所成效。在本案的诊治中，刘老师认为，患者久患心悸，精神紧张，手心汗出，口舌干燥，舌红脉数，是为心阴耗伤，相火上浮之象。四诊合参，诊为心悸，心阴不足证，治当以为法。处方：醋龟甲20g（先煎），知母10g，麦冬15g，山萸肉15g，糯稻根20g，远志10g，盐女贞子15g，五味子5g，生地黄15g，浮小麦30g，牡蛎30g（先煎），炙甘草10g。7剂，每日1剂，水煎服。

二诊（2013年7月3日）：服药后阵发性心慌减轻，但仍易紧张，手心汗出，晨起仍口舌干燥，无口苦，纳、眠可，二便调，舌红，苔薄，脉滑略数。心率90/分，效不更方，上方微调，去龟甲、女贞子，加百合、珍珠母，加强清心润燥、镇惊安神之力。处方：珍珠母30g（先煎），知母10g，麦冬15g，山萸肉15g，糯稻根20g，远志10g，百合15g，五味子5g，生地黄15g，浮小麦30g，牡蛎30g(先煎)，炙甘草10g。7剂，每日1剂，水煎服。

三诊（2013年7月10日）：服药后心慌发作较前减少，精神较前放松，手足心偶有汗出，无口干口苦，纳、眠可，小便可，大便偏溏，舌红，苔薄，脉滑数。守上治法，调整处方，去知母、百合，加茯神、制首乌以宁心安神，补血填精。处方：珍珠母30g（先煎），熟党参20g，麦冬15g，山萸肉15g，糯稻根20g，远志10g，茯神15g，五味子5g，制何首乌15g，浮小麦30g，牡蛎30g（先煎），炙甘草10g。7剂，每日1剂，水煎服。

四诊（2013年7月17日）：心悸心慌较前减轻，精神较前放松，手心无明显汗出，纳、眠可，小便调，间中大便溏，舌淡红，苔薄，脉数。三诊方去珍珠母、糯稻根、茯神、五味子、制首乌，加龙骨镇惊涩肠，徐长卿、炒枣仁、莲子养心安神，合欢皮、柴胡疏肝解郁。处方：龙骨30g（先煎），熟党参20g，麦冬15g，山萸肉15g，炒酸枣仁20g，远志10g，徐长卿15g，莲子15g，合欢皮25g，浮小麦30g，牡蛎30g（先煎），柴胡15g。7剂，每日1剂，水煎服。

五诊（2013 年 7 月 24 日）：服用四诊方后诸症大减，已无阵发性心慌，无明显精神紧张，无明显汗出，偶有晨起口干，纳、眠可，二便调。舌淡红，苔薄白，脉数。继续以滋阴降火，敛汗养心为法巩固疗效，四诊方去龙骨、徐长卿、莲子、合欢皮，加山药、芡实、黄芪、女贞子脾肾双补、培土扶元，知母清相火、固真阴。处方：山药 15g，熟党参20g，麦冬 15g，山萸肉 15g，炒酸枣仁 20g，远志 10g，芡实 15g，黄芪45g，浮小麦 30g，牡蛎 30g（先煎），知母 15g，盐女贞子 15g。14 剂，每日 1 剂，水煎服。

按语：本案患者以心慌、精神紧张为主证，以其疾病日久，耗津伤阴，心阴不足，相火浮跃，扰动神明，故见心中怵惕，慌乱不安；"心在液为汗"，厥阴郁热，煎液外出，故见手心出汗；"心在窍为舌"，本脏津液亏虚，不能濡养苗窍，故见口舌干燥。四诊合参，本病属心悸，心阴不足证，病性虚实夹杂，以虚为主，治宜标本兼顾。故以滋阴降火，养心安神为法，投麦冬、五味子酸甘养阴；山萸肉、女贞子、生地黄滋补真阴；知母降火坚阴；龟甲、牡蛎镇惊潜阳；远志定悸安神；浮小麦、糯稻根益气除热，养心敛汗。二诊时，患者心悸明显减轻，但仍易紧张，故去女贞子，仿仲景疗百合病之意，加入百合清心解郁，以定君火，并易龟甲为专入心、肝二经的珍珠母，增强平肝潜阳，安神定惊之效。三诊时患者心悸、精神紧张、手心汗出等症状均有改善，但大便有偏溏之象，故去生地黄，改为同具养血之功，但无滑肠之弊的制何首乌，并加党参、茯神，既可健脾利湿实大便，又能定怔、止悸、养心神。四诊时，患者心悸、精神紧张等症状均有改善，手心已无明显汗出，偶有大便偏溏，去糯稻根、五味子、茯神、制何首乌、炙甘草，加酸枣仁、莲子养心安神，柴胡、合欢皮疏肝解郁，龙骨涩肠定悸。徐长卿一味，《本经》言其有疗"啼哭、悲伤、恍惚"之功，故以用之改善患者的精神状态。五诊时，患者心悸、易紧张、手心汗出等症悉除，唯留少许口干，四诊方中去龙骨、徐长卿、莲子、合欢皮、柴胡等物，加以知母生津止渴，女贞子、山药、芡实、黄芪脾肾双补，以滋气血生化之元，固其根本。纵观本案，刘老师结合经典，针对患者的主要矛盾发挥中医辨证论治的特色与优势，阴血并重，标本兼治，收获了令人满意的疗效。

十一、不寐案

不寐，是指睡眠时经常不易入眠，或睡眠短、浅易醒，甚则整夜不能入眠。《灵枢·大惑论》言："卫气不得入于阴，常留于阳，留于阳则阳气满，阳气满则阳跷盛，不得入于阴则阴气虚，故目不瞑矣。"明确了不寐的核心病机在于阳气不能入于阴。刘老师在参考了《内经》及诸家有关不寐的医论后认为，不寐应属中医情志病范畴，而情志之病又与肝心二脏的关联尤为紧密，故在临床上治疗不寐时，应特别注重肝心二脏的调理和养护。又"见肝之病，知肝传脾，当先实脾"，肝失调达、肝气郁结、肝郁化火等病理变化，往往也容易引起脾胃功能的失调，因此刘老师在治疗不寐时也尤为重视脾胃之气的调护，喜用黄芪、党参、茯苓、白术等药令胃，则卧安。

案1：睡眠障碍——肝郁脾虚案

本案为睡眠障碍患者，有难以入睡、神疲乏力、胃痛等症，辨证属肝郁脾虚证，以疏肝解郁，健脾和胃，养心安神之法治之，疗效显著。

黄某，男，30岁。首诊日期：2014年10月8日。

病史：患者从事餐饮行业，工作劳累，四五年前开始日夜颠倒，每日工作至凌晨两三点才能休息，导致睡眠较差，梦多易醒，醒后难以入睡，自2013年起越为严重，甚则整晚无法入睡。

初诊症见：失眠，神疲乏力，面色无华，时有汗出，纳差，胃脘部隐痛不适，嗳气，少许反酸烧心感，腰酸腰痛，口干口苦，尿频，时有尿痛，大便偏溏。舌质淡红，苔薄白，脉弦。

对于本病的诊疗，刘老师认为该患者因长期从事夜班工作，精神紧张，导致心神不宁，失眠多梦，其不寐发生的直接原因是心血虚亏，深究根本原因多在于肝郁脾虚。其心血虚是标，本在肝郁脾虚。故治以疏肝健脾，解郁安神为法。处方：党参20g，茯苓15g，海螵蛸20g，蒲公英15g，竹茹15g，首乌藤30g，合欢皮25g，郁金15g，浮小麦30g，知母15g，牡丹皮15g，珍珠母30g。7剂，每日1剂，水煎服。

二诊（2014年10月15日）：诉服药后睡眠情况稍好转。现入睡困难症状时反复，大便正常，舌尖红，苔薄白，脉弦。将党参改为太子参，知母改为麦冬，去合欢皮加有瓜石斛，减清热之力而增养阴之效。处方：太子参20g，茯苓15g，海螵蛸20g，蒲公英15g，竹茹15g，首乌藤30g，有瓜石斛25g，郁金15g，浮小麦30g，麦冬15g，牡丹皮15g，珍珠母30g。7剂，每日1剂，水煎服。

三诊（2014年10月22日）：入睡困难症状改善，胃纳较前好转，仍口干，舌淡红，苔薄白，脉弦。二诊方14剂，每日1剂，水煎服。随访睡眠明显改善，诸症向好。

按语：李东垣在《脾胃论·脾胃盛衰论》中说"百病皆由脾胃衰而生也"，脾在志为思，《景岳全书·杂证谟·不寐》指出："劳倦思虑太过者，必致血液耗亡，神魂无主，所以不寐。"随着社会的发展而出现生活节奏加快、工作压力增加、学习紧张、竞争性增强等诸种因素，使人们思虑过度，所思不遂，影响机体的正常生理活动，尤其是气的正常运动，导致气滞和气结。气结于中，阻碍了脾之升清运化，胃之受纳腐熟，即出现所谓"胃不和则卧不安"之证。本例患者因长期从事夜班工作，精神紧张，导致心神不宁，失眠多梦，其不寐发生的直接原因是心血虚亏，深究根本原因多在于肝郁脾虚。其心血虚是标，本在肝郁脾虚。故治以疏肝健脾和胃，解郁养心安神为法。方中党参、茯苓健脾宁心，蒲公英、竹茹、知母清除胃热，海螵蛸制酸，首乌藤、合欢皮、郁金、珍珠母合用解郁安神，浮小麦收涩敛汗；胃脘隐痛，考虑其久病必瘀，加牡丹皮以凉血活血散瘀终收全效。对于此类患者，如坚持临床上惯用的"养血安神"及"补养心脾"法，只能治标，未触其本，只有从疏肝健脾入手，方为治本之道。

案2：睡眠障碍——脾气虚弱，肝血不足案

本案患者诊断为睡眠障碍，主要症状为眠浅易醒，心慌、汗出等，辨证属脾气虚弱，肝血不足证。以健脾养肝，补益气血之法治之，效果显著。

郑某，女，41岁。首诊日期：2014年1月16日。

病史：失眠反复1年，加重1个月。

初诊症见：平素睡眠较浅，易惊早醒，精神紧张，偶有心慌，伴手心汗出，四肢少许震颤，偶有少许干咳，纳可，小便调，大便稍稀溏，

月经量少，色暗。舌暗，苔白微腻，脉细数。

对于本病的诊疗，刘老师认为，脾为营血生化之源，肝为藏血、藏魂之器，脾气虚弱则肝血不充，肝血不充则魂无所安，故脾气虚弱，肝血不足亦可导致失眠不寐。患者手心汗出，大便稀溏为脾气虚弱不能固摄之证，眠浅易醒、心慌易惊、四肢少许震颤、月经量少，均为肝血不足、血不藏魂之象。治当以健脾养肝，益气补血为法。处方：合欢皮25g，浮小麦30g，丹参15g，首乌藤30g，制远志10g，当归10g，炙甘草10g，黄芪45g，酸枣仁20g，茯苓15g，白术15g，生山萸肉15g。7剂，每日1剂，水煎服。

二诊（2014年1月23日）：服药后睡眠稍好转，无手汗出，仍易惊早醒，少许干咳，时有心慌，手足震颤改善，纳可，二便调，舌暗，苔白微腻，脉细数。患者现无手汗出，心慌较前改善，去浮小麦、远志，加香附调达肝气。处方：合欢皮25g，麦冬15g，丹参15g，首乌藤30g，香附15g，当归10g，炙甘草10g，黄芪45g，酸枣仁20g，茯苓15g，白术15g，生山萸肉15g。7剂，每日1剂，水煎服。

三诊（2014年1月30日）：患者目前睡眠改善，睡眠时间延长，手足震颤较前好转，时有心慌，纳一般，大便稍溏，小便可，舌暗，苔白微腻，脉细。患者睡眠较前明显改善，时见心慌发作，大便仍较溏薄，去麦冬、丹参，加党参、山药健脾益气，并配合中成药归脾丸养心安神。处方：合欢皮25g，山药30g，党参15g，首乌藤30g，香附15g，当归10g，炙甘草10g，黄芪45g，酸枣仁20g，茯苓15g，白术15g，生山萸肉15g。7剂，每日1剂，水煎服。

按语：《灵枢·淫邪发梦》云："正邪从外袭内，而未有定舍，反淫于脏，不得定处，与营卫俱行，而与魂魄飞扬，使人卧不得安而喜梦。"肝为贮血之器，主藏魂，肝血充盈则魂有所归，肝血亏虚则魂无所安，发为不寐。本案患者中年女性，情绪焦虑，心慌不安，失眠易醒，大便溏薄，月经素少，为脾气虚弱，肝血不足之象。故治疗上，刘老师以健脾养肝，补益气血为法，用黄芪、当归补气生血，白术、茯苓健脾益气，丹参、酸枣仁、山茱萸养血柔肝，合欢皮、首乌藤敛阳入阴，安神助眠，浮小麦固涩敛汗，远志定惊止悸，炙甘草调和药剂。诸药并用，使脾气得健，肝血得充，卫并于营，则魂自安。

案 3：睡眠障碍——肝火扰心案

本案为睡眠障碍患者，主要症状为难以入睡，甚则彻夜不眠，辨证为肝火扰心证，以清热平肝，养心安神之法治之，收效明显。

罗某，男，42 岁。首诊日期：2013 年 9 月 26 日。

病史：失眠反复 1 年余，表现为难于入睡，甚则彻夜不眠，服用镇静安眠药后可入睡数小时以内，自觉疗效不好，遂来诊。

初诊症见：睡眠不好，难于入睡，情绪不佳时，失眠加重，晨起眼眵多，纳可，二便调，舌淡暗，苔微黄，脉弦细。

对于本病的诊疗，刘老师认为，患者平素情绪不稳，容易紧张，故其病必在于肝。肝气不舒，郁而化火，上扰心神，故见心烦失眠；肝开窍于目，肝火上灼目窍，故见眼分泌物增多。其治当以清热平肝，养心安神为法。处方：柴胡 15g，牡丹皮 15g，菊花 15g，薄荷 5g（后下），莲子 15g，白芍 15g，生山萸肉 15g，大枣 10g，合欢皮 25g，浮小麦 30g，首乌藤 30g，酸枣仁 20g。7 剂，每日 1 剂，水煎服。

二诊（2013 年 10 月 10 日）：患者诉服用中药后，可入睡至 2 小时，且较前安稳，眼部分泌物仍较多，舌淡暗，苔微黄，脉弦细。处方：柴胡 15g，牡丹皮 15g，菊花 15g，薄荷 5g（后下），莲子 15g，知母 15g，生山萸肉 15g，黄柏 10g，合欢皮 25g，浮小麦 30g，首乌藤 30g，酸枣仁 20g。14 剂，每日 1 剂，水煎服。

三诊（2013 年 10 月 31 日）：患者失眠较前改善，睡眠时间延长，前额发紧感，眼部分泌物减少，无口干，纳可，二便可，舌淡暗胖大，苔微黄，脉弦细。效不更方，继投二诊方，14 剂，每日 1 剂，水煎服。巩固疗效。

按语：明代医家张景岳认为"心神不安"为不寐的中心病机，《景岳全书·杂证谟·不寐》曰："不寐证虽病有不一，然惟知邪正二字，则尽之矣。盖寐本乎阴，神其主也，神安则寐，神不安则不寐，其所以不安者，一由邪气之扰，一由营气之不足耳。有邪者多实证，无邪者皆虚证。"刘老师认为不寐起源于肝，传变于心。本案患者每于情绪不佳而失眠加重，当责之于肝气不舒，日久郁而化热，热扰心神，暗耗阴血，心神失养。故治疗上心肝同调，标本兼治，方以柴胡、牡丹皮、菊花、薄荷、莲子清泻心肝之火，白芍、生山萸肉、大枣滋阴养血以养肝之体，合欢皮、首乌藤、酸枣仁、浮小麦宁心安神，共奏其功。二诊时，患者心肝之火渐消，故逐渐去除清泻心肝之火的药物，加用党参、茯苓健脾益气，健运中州，巩固疗效，效果颇佳。

案4：失眠症——脾虚肝郁化热案

本案患者因长期失眠就诊，有慢性胃病史，辨证属脾虚肝郁化热，经益气健脾、清心安神，后续加强清热养阴、疏肝解郁而获良效。

黄某，男，30岁。首诊日期：2014年10月8日。

病史：失眠反复3年余，间中服用安眠药，效果不佳，亦担心安眠药物的副作用。既往电子胃镜示：慢性浅表性胃炎伴糜烂。HP（＋），有慢性前列腺炎病史。

初诊症见：失眠，疲倦乏力，易出汗，活动后加剧，腰酸腰痛，面部烘热，胃脘部隐痛不适，嗳气，无反酸烧心感，口干口苦，纳差，尿频，时有尿痛，大便偏溏。舌质淡红，苔薄白，脉弦。

对于本病的诊疗，刘老师认为，患者失眠，伴疲倦乏力、易出汗、活动后加重、纳差、大便偏溏，为脾气虚之象，口干口苦为热象，脾气虚则运化无力，易生痰湿，痰湿内蕴，日久化热，上扰心神，故至不寐。四诊合参，辨证为脾虚痰热扰心，治疗以标本兼治为则，以益气健脾、清热化痰、养心安神为法。处方：党参20g，茯苓15g，竹茹15g，牡丹皮15g，蒲公英15g，知母15g，珍珠母30g（先煎），海螵蛸20g，首乌藤30g，合欢皮25g，浮小麦30g，郁金15g。7剂，每日1剂，水煎服。中成药：养心安神口服液，每次10mL，每日3次。

二诊（2014年10月15日）：服药后睡眠情况改善，大便正常，其余症状同前。舌尖红，苔薄白，脉弦。患者舌尖红，为热象；失眠多存在阴阳失调、阳不入阴的病机，可加强养阴清热之力，助阳入阴。上方去牡丹皮、知母、合欢皮，改党参为太子参，加石斛、麦冬养阴清热，栀子清心除烦。处方：太子参20g，茯苓15g，竹茹15g，蒲公英15g，珍珠母30g（先煎），海螵蛸20g，首乌藤30g，浮小麦30g，郁金15g，石斛15g，麦冬15g，栀子10g。7剂，每日1剂，水煎服。

三诊（2014年10月22日）：患者诉睡眠明显改善，出汗情况好转，或有嗳气，口干或苦，小便调，大便偏溏，舌尖红，苔薄白，脉弦。证属脾虚肝郁为主，予健脾养阴疏肝、解郁安神为法。处方：党参20g，茯苓15g，竹茹15g，海螵蛸20g，首乌藤30g，合欢皮25g，郁金15g，麦冬15g，白术15g，柴胡15g，佛手15g，枳壳10g。7剂，每日1剂，水煎服。

按语： 人之寤寐，由心神控制，而营卫阴阳的正常运作是保证心神调节寤寐的基础。每因饮食不节、情志失常、劳倦、思虑过度或病后、年老体虚等因素，导致心神不安，神不守舍，不能由动转静而致不寐。早在《素问·逆调论》就有"胃不和则卧不安"的记载。《医宗必读·不得卧》将失眠原因概括为"一曰气虚，一曰阴虚，一曰痰滞，一曰水停，一曰胃不和"五个方面。《古今医统大全·不寐候》曰："有脾倦火郁夜卧，遂不疏散，每至五更，随气上升而发燥，便不成寐。此宜快脾发郁、清痰抑火之法也。"本案患者有慢性胃炎病史，长期胃部不适、胃纳差，有脾胃虚弱的表现。脾胃属土，居中焦，为气机上下升降之枢纽。脾胃虚弱，则受纳、腐熟、运化水谷精微的功能失常，不能化生足够的气血濡养心神；脾气虚则推动无力，不能正常运化气血津液，痰湿内生，日久化热，痰热扰心；心神失养、心神被扰，故致不寐。因此，刘老师以党参益气健脾，茯苓健脾宁心，浮小麦益气除烦，竹茹清热化痰除烦，知母、蒲公英清热泻火，海螵蛸制酸止痛，珍珠母平肝潜阳、安神定志，首乌藤、合欢皮养心安神，久病入络，予牡丹皮活血清热，郁金活血行气清心。二诊时患者睡眠已有改善，其舌尖红，考虑有心火，且《诸病源候论·大病后不得眠候》有云"阴气虚，卫气独行于阳，不入于阴，故不得眠"，遂加强养阴清热之力。三诊时考虑长期慢性失眠多会引起情志不舒，故加入疏肝行气解郁之品而奏效。

十二、胃痛案

胃痛，又称胃脘痛，是以上腹胃脘部近心窝处疼痛为主症的病证。可见于西医学的急性胃炎、慢性胃炎、胃溃疡、十二指肠溃疡、功能性消化不良、胃痉挛、胃黏膜脱垂、胃神经官能症等疾病。刘老师指出，胃痛是内科临床最常见的病证之一，胃属土，受肝木所克，情志不遂，肝气犯胃是胃痛的最常见的病因之一，因此在临床诊疗中，需注意患者情志方面因素，做到药疗与情志调节并行，方能取得较好的疗效。治疗上强调顾护脾胃，由于胃主受盛，吞汤饮药首先到胃，故用药时尤需注意药物性味有无偏颇，以免影响胃本身的受纳、和降功能。

案1：慢性浅表性胃炎——脾气亏虚，肝胃不和案

本案患者患慢性浅表性胃炎多年，临床上症见胃部胀闷不适，伴少许疼痛，易疲倦，经行疼痛，辨证属脾气亏虚、肝胃不和，中医治以补土抑木、健脾益气、疏肝解郁、理气和胃为法，疗效显著。

李某，女，39岁。首诊日期：2010年7月28日。

病史：因胃部闷痛胀满不适反复10年就诊，反复数次胃镜提示"慢性浅表性胃炎"。曾在某三甲中医院住院治疗，病情仍时有反复，且常于情绪不良、经期、劳累或饮食不慎等情况下诱发、加重。自发病以来，体重下降约5kg。

初诊症见：胃脘部胀闷不适，常与情绪、劳累或饮食不慎诱发加重，时见胀痛，或嗳气泛酸，易疲倦、喜叹息，时有头晕，口中和，无心慌心悸胸闷痛，经行疼痛，睡眠尚可，大便正常，舌暗淡，苔薄白，脉弦细。

对于本病的诊治，刘老师指出，该患者有胃脘部胀满、闷痛为主症，属"胃痛"范畴，胃痛的产生，有外邪、饮食、情志及脾胃虚弱等因素，而临床又因情绪影响较为多见，如叶天士云"肝脏厥气，乘胃入膈""厥阴顺乘阳明脾胃，胃土久伤，肝木愈横"，厥阴之气上逆，阳明之气失降，指出了肝胃不和、肝木犯胃的病机。脾、胃互为表里，胃病日久，必伤脾气，脾土不足，更易被肝木所克。四诊合参，辨证为脾气亏虚、肝胃不和，治疗以健脾益气、疏肝和胃为法。方药拟四君子汤合柴胡疏肝散加减：党参20g，茯苓15g，白术15g，柴胡10g，郁金15g，佛手15g，合欢皮15g，白芍15g，竹茹15g，蒲公英15g，天麻15g，徐长卿15g。7剂，每日1剂，水煎服。

二诊（2010年8月11日）：患者药后胃脘胀满、闷痛均减轻，时见呃逆或泛酸，头晕减轻，自觉胸腹气不顺感，月经量多、痛经，二便正常，舌暗淡，苔薄白，脉弦细。基本治法同前，上方去柴胡、佛手、蒲公英、徐长卿，加益智仁、海螵蛸温脾、制酸、降逆，厚朴花理气化湿，

益母草活血调经。处方：党参 20g，茯苓 15g，白术 15g，郁金 15g，合欢皮 20g，白芍 15g，竹茹 15g，天麻 15g，海螵蛸 20g，益智仁 15g，厚朴花 10g，益母草 15g。14 剂，每日 1 剂，水煎服。

三诊（2010 年 9 月 1 日）：患者胃痛等不适进一步减轻，呃逆及泛酸明显减少，自觉时见胸中气阻感，头晕不明显，二便正常，舌暗淡，苔薄白，脉弦细。二诊方去天麻，加香附疏肝解郁、理气宽中。处方：党参 20g，茯苓 15g，白术 15g，郁金 15g，合欢花 15g，白芍 15g，竹茹 15g，海螵蛸 20g，益智仁 15g，厚朴花 10g，益母草 15g，香附 10g。14 剂，每日 1 剂，水煎服。

四诊（2010 年 9 月 22 日）：患者近胃脘胀闷不明显，间中隐痛，胃口可，无明显嗳气、呃逆及泛酸，精神心情较好，口中和，二便调，舌暗淡，苔薄白，脉弦细。辨证同前，加强益气健脾和胃治疗。处方：党参 30g，茯苓 15g，白术 15g，山药 15g，郁金 15g，合欢花 15g，白芍 15g，益智仁 15g，益母草 15g，香附 10g，厚朴花 10g，大枣 10g。14 剂，每日 1 剂，水煎服。嘱患者注意调畅情志、饮食清淡易消化，减少胃痛复发之因；如无明显胃痛，此方及香砂养胃丸可续用，巩固疗效。

按语： 胃为阳土，喜润恶燥，为五脏六腑之大源，主受纳、腐熟水谷，其气以和降为顺，不宜郁滞。脾和胃同居中焦，以膜相连，一脏一腑，互为表里，共主升降，脾病多涉及胃，胃病亦可及于脾。本案患者病史有 10 年之久，久病伤正，脾气亏虚，故予党参、茯苓、白术健脾益气、补益中土。脾气虚弱，失其健运，多生痰湿、瘀血，可稍加化痰、活血之品。肝胃之间，木土相克，土弱则常被木克。予柴胡、郁金、佛手、合欢皮等药物疏肝理气解郁，肝气平和、气机顺畅，胃痛自消。抓住病机，遣方用药方可直达病所。二诊时患者症状减轻，但诉打嗝频繁、自觉胸中气阻感、月经量多、痛经，随证加减，予益智温脾固气，厚朴花理气化湿宽中，海螵蛸加强制酸、收敛止血，益母草活血调经。而后诸症减轻，仍守肝脾胃同治之法调整用药，合用香砂养胃丸，并嘱调畅情志、注意饮食等，调治获得较好效果。

案 2：胃肠功能紊乱——脾胃虚弱，湿热中阻案

本案患者因产后进补太过，见胃脘痛及大便不调等不适，临床考虑

为饮食不慎、脾胃受损，运化失常、湿热中阻，经扶正祛邪治疗，诸症减轻。

陈某，女，30岁。首诊日期：2009年6月13日。

病史：患者产后7个月，期间进补较多，出现胃脘胀痛反复3个月，伴有胃口不好，大便失调等，并见奶水减少后，现已断奶1个月。经西医诊治，服用胃肠动力药物等，效果不好。

初诊症见：食后胃脘痛，食后为甚，口气重，纳差，时见腹胀不适，或伴肠鸣，大便先硬后溏，无恶心呕吐、反酸呃逆，夜眠可，月经未至，舌红，苔白腻，脉滑。

对于本病的诊治，刘老师认为，患者是年轻产妇，孕产后脾胃本虚弱，盲目进补后进一步损伤其受纳运化功能，出现气血生化乏源、湿热内蕴等病症，虽有大便不调表现，然以胃脘胀痛为主。四诊合参，中医诊断：胃痛，辨证为脾胃虚弱、湿热中阻，治疗以健脾益气、化湿清热为法。处方：党参20g，茯苓15g，苍术15g，益智仁15g，法半夏15g，泽泻15g，芒果核15g，火炭母15g，救必应15g，黄柏10g，郁金15g，牡丹皮10g。7剂，每日1剂，水煎服。

二诊（2009年7月8日）：服用上药后胃口稍好，胃脘痛减轻，或腹胀，大便溏，口气重减轻，夜眠可，舌红，苔白腻，脉滑。继用前法，调整用药，上方去益智仁、芒果核、牡丹皮，加香附理气调经，薏苡仁健脾渗湿止泻，山楂消食健胃。处方：党参20g，茯苓15g，苍术15g，法半夏15g，泽泻15g，火炭母15g，救必应15g，黄柏10g，郁金15g，香附15g，薏苡仁20g，山楂15g。14剂，每日1剂，水煎服。

三诊（2009年7月29日）：患者精神好，胃口转佳，食后胃胀痛少见，大便每日1～2次，质可，无明显腹胀，月经已至，色暗红、量不多，稍口干，舌淡红，苔薄白，脉细滑。目前以脾胃亏虚为主，治疗上以健脾益气和胃为主。处方：党参20g，黄芪15g，白术15g，茯苓15g，法半夏10g，知母15g，柴胡10g，郁金15g，香附15g，薏苡仁20g，益母草15g，甘草5g。14剂，每日1剂，水煎服。嘱可以此方继续调理一两个月。

按语：《素问·痹论》有曰："饮食自倍，肠胃乃伤。"《医学正传·胃脘痛》亦云："初致病之由，多因纵恣口腹，喜好辛酸，恣饮热酒煎煿，复食寒凉生冷，朝伤暮损，日积月深……故胃脘疼痛。"均指出了饮食不节是胃痛发病的关键因素。本案患者为产后 7 个月女性，由于生产耗气伤血，故民间习俗常于产后大量进食滋补之品。然而患者产后本身处于脾气虚弱、运化无力的状态，过食滋补之品，则有伤脾碍胃，阻滞气机之嫌，气机壅滞，蕴湿化热，故出现进食后胃痛、腹胀、口气重、纳差、大便先硬后溏等一系列症状，若予大剂补气之品，即恐脾胃无法运化，犯"实实致病"；而若一味予攻伐之品，亦恐进一步削弱脾胃的功能。故治疗上需权衡虚实标本，予党参、白术、茯苓平补脾气，且白术兼有燥湿、茯苓兼有渗湿的功效，一举两得。清热利湿方面刘老师喜用广东本地中药救必应、火炭母。芒果核作为药食同源的中药，具有健脾行气消积的作用，在此类病证中亦较为常用。诸药合用，扶正祛邪、标本兼顾，起到健脾益气、清热化湿的功效。诸症明显减轻后，考虑以脾胃虚弱为主，遂转向以健脾益气和胃为法，以进一步调理并维持脾胃运化功能。

十三、胃痞病

胃痞是指胃脘上腹部胀满、痞闷不舒，但外无胀急之形，触之濡软、按之不痛的临床病证，可见于西医学中的功能性消化不良、慢性胃炎、胃神经官能症、胃下垂等。刘老师认为胃痞的病因多以饮食不调、情志不遂等，核心病机为脾胃虚滞，病性属本虚标实，治疗上应标本兼治，补脾胃之虚，除气津之滞。

案 1：慢性非萎缩性胃炎——脾胃气虚，气滞湿阻案

本案为慢性胃炎患者，病程迁延，病性为本虚标实，脾胃气虚为本，气滞湿阻为标，治以补虚泻实，虚则以补益脾胃，实则以行气祛湿，标本兼治以取良效。

杨某，男，70 岁。首诊日期：2018 年 12 月 20 日。

病史：近 5 年前开始出现反复胃脘胀闷，进食寒凉食物多诱发或加重。外院数次胃镜显示：慢性非萎缩性胃炎，多次在当地医院以中药、西药治疗，病情波动，发作反复。现患者希望中医药调治。

初诊症见：精神尚可，胃脘胀闷时见，食后为甚，或腹胀，常以进食寒凉食物诱发或加重，稍有咳嗽，口不干苦，颈痛，小便调，大便尚

可，肛门或灼热感，舌暗苔黄，脉弦细。

对于本病的诊疗，刘老师认为本病程较久，为本虚标实之证，脾胃阳气不足，气机升降，气滞湿阻日久易入络，"痰湿生热，热生风"，故在补脾胃之虚、祛气津之滞的同时，应佐以通络、祛风之药。此患者四诊合参，当诊为胃痞，证为脾胃气虚、气滞湿阻，治以益气健脾、行气祛湿、佐以祛风舒筋通络为法。处方：党参 20g，茯苓 15g，白术 15g，山药 15g，陈皮 10g，法半夏 15g，佛手 15g，蒺藜 15g，羌活 15g，白芷 15g，郁金 15g，葛根 30g。7 剂，每日 1 剂，水煎服。

二诊（2018 年 12 月 26 日）：患者近日胃胀好转，食则仍有时见脘腹胀满，不能进食寒凉食物，常鼻塞流涕，无咳嗽咳痰，口不苦，颈部疼痛缓解，小便调，肛门灼热感减轻，舌暗苔白，脉弦细。现患者颈痛缓解，故去蒺藜、羌活、白芷、葛根，加枳壳、藿香以行气化湿，干姜、砂仁以温中散寒、化湿和中。处方：党参 20g，茯苓 15g，白术 15g，山药 15g，陈皮 10g，法半夏 15g，佛手 15g，郁金 15g，枳壳 10g，干姜 5g，砂仁 5g（后下），藿香 15g。7 剂，每日 1 剂，水煎服。

随访 1 年，未见明显反复。2019 年 12 月因饮食不慎再次出现类似临床表现，仍以二诊方法加减调之，效果良好。

按语：胃痞之证，临床较为多见，其成因及病机常不同于胃脘痛之非"不通则痛、不荣则痛"，刘老师认为胃痞的病机多为脾胃虚滞，脾胃虚弱，因虚致实，本虚标实；故治疗应标本兼治。本案患者为胃痞日久，其本在于脾胃阳气亏虚，其标在于气滞湿阻。阳虚则不受寒凉食物，气滞则脘腹痞满，湿阻则咳嗽、颈痛，日久痰湿生热生风，则肛门灼热。舌脉为虚实并见之象。故治疗以参、苓、术、山药健脾益气，陈皮、法半夏、佛手燥湿化痰，蒺藜、羌活、白芷、郁金、葛根祛风舒筋通络。胃痞之证，病程易迁延，病情易反复，饮食如有不慎，则极易再发。俗话说"胃病三分治，七分养"，医者在处方用药之余，更应嘱托患者在日常生活中做到饮食有节，情志调畅。

案 2：慢性萎缩性胃炎——气阴两虚，痰瘀互结案

本案患者为慢性萎缩性胃炎，伴有胃下垂，病情迁延，脾胃亏虚，气阴两伤，气虚不能行津，凝津为痰，阴虚不能濡脉，血行不畅而为瘀；

气阴不足为本，痰瘀阻络为标；法以益气养阴、行气活血、化痰通络，标本兼治，获取疗效。

张某，男，74 岁。首诊日期：2010 年 9 月 15 日。

病史：患者 3 年前开始出现进食后胃部易胀满感，常嗳气，在当地医院行胃镜等检查，诊断为"慢性萎缩性胃炎、胃下垂"，经治疗后，效果欠佳。2 年来上述症状反复发作，其希望中医治疗，故来诊。

初诊症见：精神稍疲倦，进食后胃部易胀满，嗳气时见，纳差，口干不苦，舌尖或有灼伤感，有时头晕耳鸣，眠差，二便调，舌暗略胖，有瘀斑点，苔黄厚腻，脉弦缓。

此患者四诊合参，当诊为胃痞，证为气阴两虚、痰瘀阻滞；对于本病的诊疗，刘老师认为病情迁延，脾胃受损，气阴不足为本、痰瘀阻络为标，治当补虚泻实、标本兼治，以益气养阴、化痰祛瘀为法。处方：黄芪 40g，太子参 20g，麦冬 15g，石斛 15g，益智仁 15g，知母 15g，郁金 15g，丹参 20g，厚朴花 10g，白芷 15g，徐长卿 15g，肿节风 20g。7剂，每日 1 剂，水煎服。

二诊（2010 年 9 月 30 日）：服药后自觉症情好转，自行停药 7 天。现进食后仍胃部易胀满，嗳气好转，无反酸，口干不欲饮，舌尖灼伤感减轻，头晕耳鸣有减轻，眠欠佳，二便调，舌淡暗，有瘀斑瘀点，苔黄厚腻，脉弦缓。上方稍做调整，减轻养阴之用，适当加强行气化痰之功。处方：黄芪 40g，党参 20g，茯苓 15g，麦冬 15g，益智仁 15g，郁金 15g，丹参 20g，厚朴花 10g，白芷 15g，肿节风 20g，法半夏 15g，佛手 15g。7 剂，每日 1 剂，水煎服。

三诊（2010 年 10 月 13 日）：患者胃胀不适较前减轻，嗳气好转，无反酸，口干不欲饮，头晕明显好转，二便调，舌暗红，苔黄厚腻，脉弦缓。患者痰热之象稍明显，二诊方去茯苓、益智仁、法半夏、佛手，改为石斛、竹茹、浙贝母、蒲公英以养阴清热化痰。处方：黄芪 40g，党参 20g，麦冬 15g，石斛 15g，郁金 15g，丹参 15g，厚朴花 10g，白芷 15g，肿节风 20g，竹茹 15g，浙贝母 15g，蒲公英 10g。7 剂，每日 1 剂，水煎服。

四诊（2010 年 10 月 27 日）：药后患者自觉诸症明显减缓，无腹胀，偶有嗳气、呃逆，无泛酸，舌尖疼痛不明显，无头晕，痰少，二便尚调，舌暗红，苔淡黄腻，脉弦细。患者邪实渐去，现以扶助正气为主，三诊方去竹茹、浙贝母、蒲公英，加白术、茯苓、甘草，处方：黄芪40g，党参20g，麦冬15g，石斛15g，郁金15g，丹参15g，厚朴花10g，白芷15g，肿节风20g，白术15g，茯苓15g，甘草5g。14剂，每日1剂，水煎服。

按语： 本例患者慢性萎缩性胃炎伴有胃下垂，其临床病证属于中医"胃痞"的范畴。四诊合参，为本虚标实之证，因虚而滞，滞而腹胀。气阴两虚，虚热伤津为本，可见神疲、口干、舌尖灼伤；气不行津、阴不濡脉，日久易生痰瘀，痰瘀互结，可见头晕耳鸣、纳差等，舌脉可见气阴不足、痰瘀阻滞之虚实夹杂征象。本病治疗应益气、养阴、行气、活血、化痰，黄芪大补元气，益智仁"益脾胃，理元气"，两者合用补益脾胃后天之气，太子参、麦冬、石斛养阴，知母坚阴清虚热，郁金、丹参行气活血，厚朴花行气宽中，白芷燥湿，肿节风活血除湿，徐长卿"治一切痧症和肚痛，胃气痛，食积"（《中国药用植物志》）。全方合用，起到标本兼治的目的。二诊时，腹胀已缓解，胃气仍有不畅而噯逆，为痰湿未尽除，舌质红，有郁而化热之象，加浙贝母化痰软坚，蒲公英清热解毒、降泄滞气，以图除其根。三诊、四诊时，病邪渐除，即改为益气养阴、健脾和胃为主，扶正除邪而收功。

十四、便秘案

便秘，是指粪便在肠内滞留过久，秘结不通，排便周期延长，或周期不长、但粪质干结，排出艰难；或粪质不硬、虽有便意，但便而不畅的病证。便秘既可作为一种独立的病证，也可作为一个常见症状出现在多种急慢性疾患的进程中。刘老师认为，便秘不仅是消化系统疾患的常见病症，在其他专科中也是重要的临床表现。便秘的发生与脏腑功能紊乱、衰退，或与食物、药物、情绪、体质等综合因素均相关。在临床诊疗中，需辨证求因，全方位评估。中医药整体调治，扶正祛邪，可改善便秘等症状，提高患者生活质量。便秘往往明显影响其生活质量，有时甚至是病情转机的关键，特别是老年患者，更应审察病机，多以虚秘为主，当辨其在气、血、阴、阳而治之。

老年性便秘——脾肾两虚案

本案患者年过八旬，近半年便秘，伴倦怠乏力。本案以脾肾两虚为本，治疗以健脾益气补肾为主，兼以润肠通便，疗效甚佳。

黄某，男，82岁。首诊日期：2012年9月13日。

病史：反复大便不畅或干结难解数年，加重半年。既往有肺气肿、前列腺增生等病史。

初诊症见：自觉精神疲惫，白天倦怠乏力、思睡，饭后明显，白天一天睡眠时间超过13小时，便秘，3～4天/次，质硬，无头晕头痛，记忆力尚可，偶有咳痰，少许腹胀，夜尿3～4次，舌暗红，苔白厚腻，脉浮弦。

对于本病的诊疗，刘老师认为，便秘诊疗需分清标本虚实，不能见大便秘结就一味攻伐。高龄患者年老体弱，脏腑功能日渐亏虚，气血阴阳虚损，气虚则大肠传导无力，阳虚则肠道失于温煦，血虚则大肠不荣，阴亏则大肠干涩，均可导致便秘。人体气血阴阳的充足有赖于脾气强健，脾气强健方可正常运化水谷精微，供人体吸收转化为气血阴阳。而老年人的脏腑亏虚又多以脾肾亏虚多见，倦怠乏力、饭后明显正是脾虚的表现。在老年性便秘中，因脾肾两虚而因虚致实的情况非常常见。四诊合参，中医诊断：便秘，病在脾肾，气阳不足、大肠失司，治疗上扶正固本，以健脾益气补肾为法。处方：黄芪45g，党参20g，五指毛桃30g，怀牛膝15g，杜仲20g，生山萸肉15g，熟地黄20g，肉苁蓉30g，火麻仁30g，秦艽15g，丹参15g，甘草5g。7剂，每日1剂，水煎服。

二诊（2012年9月20日）：现患者便秘较前好转，少许口干，舌暗红，苔白厚腻，脉浮弦。考虑存在湿热内蕴，适当佐以行气化湿、清热通下功能，上方调整如下：黄芪45g，党参20g，五指毛桃30g，生山萸肉20g，熟地黄30g，肉苁蓉30g，火麻仁30g，秦艽15g，大腹皮15g，虎杖20g，枳实15g，甘草5g。7剂，每日1剂，水煎服。

三诊（2012年9月27日）：患者倦怠乏力感较前减轻，自觉头重脚轻，大便3天1次。舌暗红，苔白厚腻，脉浮弦。二诊方去山萸肉、熟地黄、大腹皮，易党参为太子参，加沙参、玉竹以加强养阴生津，大肠津液足，方可使大便不燥。处方：黄芪45g，太子参20g，五指毛桃

30g，肉苁蓉 30g，火麻仁 30g，秦艽 15g，虎杖 20g，枳实 15g，丹参15g，玉竹 20g，北沙参 20g，甘草 5g。14 剂，每日 1 剂，水煎服。

四诊（2012 年 10 月 11 日）：现患者大便尚可，自觉记忆力减退，口干口苦，睡眠时间延长，舌暗红，苔黄厚腻，脉浮弦。三诊方去玉竹、沙参，患者觉记忆力减退，加何首乌、女贞子以填精益髓。处方：黄芪45g，太子参 20g，五指毛桃 30g，肉苁蓉 30g，火麻仁 30g，秦艽 15g，虎杖 20g，枳实 15g，丹参 15g，制何首乌 20g，女贞子 15g，甘草 5g。7剂，每日 1 剂，水煎服。

五诊（2012 年 10 月 18 日）：患者药后觉精神好转，记忆力稍改善，现大便通畅，夜尿 4 次 / 夜，睡眠欠佳，舌暗红，苔黄厚腻，脉浮弦。四诊方去秦艽、女贞子，加沙苑子、山萸肉补肝肾，处方：黄芪 45g，太子参 20g，五指毛桃 30g，肉苁蓉 30g，火麻仁 30g，虎杖 20g，枳实15g，丹参 15g，制何首乌 20g，沙苑子 15g，生山萸肉 15g，甘草 5g。7剂，水煎服，每日 1 剂。

按语：中医学认为便秘的病位在大肠，并与脾胃肺肝肾密切相关。其病因主要包括有外感寒热之邪，内伤饮食情志，病后体虚，阴阳气血不足等。本病《景岳全书·杂证谟·秘结》曰："秘结证，凡属老人、虚人、阴脏人及产后、病后、多汗后，或小水过多，或亡血、失血、大吐、大下之后，多有病为燥结者，盖此非气血之亏，即津液之耗。凡此之类，皆须详察虚实。"《医学心悟·大便不通》云："是知肾主二便，肾经津液干枯，则大便闭结矣……若老弱人精血不足，新产妇人气血干枯，以致肠胃不润，此虚闭也，四物汤加松子仁、柏子仁、肉苁蓉、枸杞子、人乳之类以润之，或以蜜煎导而通之；若气血两虚，则用八珍汤。"刘老师认为，老年人体质多为少气少血、阴阳两虚，便秘见于老年患者，多为因虚致实之证。脾虚气弱传送推导无力，肾虚命门火衰则阴寒凝结、传导失司，肾虚精耗则不能蒸化津液、温润肠道，均可导致大肠传导功能失常、腑气不通，而形成便秘。故对于老年人的习惯性便秘，刘老师喜用大剂量黄芪配伍党参或太子参、五指毛桃补气健脾；对症治疗方面，予火麻仁润肠通便，肉苁蓉补肾益精、润燥滑肠，两者配伍，既能通大便又不伤正气；再视患者肾阴虚、肾阳虚的偏重而应用滋阴补肾及温阳补肾之品，这正是"塞因塞用"反治法的体现，使用得当多能取得良效。

十五、汗证案

汗证是因人体阴阳失调、腠理不固而致出汗的量、质、时间及部位出现异常，临床有自汗、盗汗之分，亦有黄汗、油汗、冷汗、脱汗之说。刘老师认为门诊所见的汗证，既可独立存在，又可见于某些疾患的兼症。其病情往往阴阳难辨、虚实交错，需详查细审，切中病机，对证辨治。五脏之中，肺、脾、肾在汗液生化和代谢中起到非常重要的作用，故刘老师认为汗证日久可从肺、脾、肾三脏论治，总体上以益肺、健脾、补肾为本，收敛、涩津、止汗为标，对证治之。

案1：低钾血症——肺肾亏虚，脾胃失健案

本案为低钾血症患者，经补钾治疗纠正低钾后仍遗留汗多、纳差、乏力等症状。临床辨以肺肾亏虚为本，脾胃失健为标，病性为阳气亏虚兼有积证，治宜标本兼治，法从调补肺肾、健脾和胃，效果甚佳。

陈某，女性，37岁。首诊日期：2020年10月29日。

病史：患者诉因"反复汗出、乏力、纳差"在当地人民医院诊断为"低钾血症"。治疗后血钾正常，但临床症状未有明显改善。

初诊症见：患者汗多，夜晚较甚，盗汗，纳差、乏力，伴畏寒、恶风，无口干口苦，胃纳差，眠差，小便尚可，大便稍难解。舌淡苔黄腻，脉细数。

对于本病的诊疗，刘老师认为汗为"五液"之一，虽为心所主，但与肺脾肾功能密不可分。肺、脾多从气、阳而论，肾主从肾阳、肾阴而立。肺肾亏虚，阳气衰败，津液生化失常，卫表不固、从汗而泄，进而耗伤肾阴。脾主运化、胃主受纳，脾气不足，脾胃失健，水谷不化，脾不散精，水津失布，更伤阴津。故本病应标本兼治。以调补肺脾肾为主，兼以和胃消积，才能"水精四布，五经并行"。此患者低钾血症已纠正，然临床病症仍存，四诊合参，当诊为汗证，证属肺肾亏虚、脾胃失健，治以调补肺肾、健脾和胃、涩津止汗为法。处方：黄芪40g，生山萸肉15g，党参20g，白术15g，茯苓15g，淫羊藿15g，山药20g，浮小麦30g，五味子5g，山楂15g，陈皮5g，鸡内金10g，白芷10g。7剂，每日1剂，水煎服。

二诊（2020 年 11 月 5 日）：患者安静时汗出较前减少，运动后易自觉发热、汗出，无明显盗汗，倦怠乏力较前减轻，仍有畏寒，无口干口苦，睡眠改善，夜间易惊，纳差、反酸，大便 1~2 日一次，质可，小便尚调，舌淡苔薄黄，脉细数。辨证处方见效，略做调整。处方：黄芪 45g，山萸肉 15g，党参 15g，茯苓 15g，白术 15g，淫羊藿 15g，山药 20g，浮小麦 30g，山楂 20g，陈皮 5g，鸡内金 15g，白芷 15g，海螵蛸 20g。7 剂，每日 1 剂，水煎服。中成药：复方北芪口服液，每次 1 支，每日 3 次。

2 周后患者已无明显自汗、盗汗，运动后仍易汗出，劳累时略感倦怠乏力，偶有畏寒感，胃口明显好转，二便尚可，继续以复方北芪口服液维持治疗。1 个月后随访，精神佳、无明显异常汗出，一般情况可。

按语： 汗为人体正常体液，脾胃为后天之本、升降之枢纽，津液化汗依赖脾胃之气的充养和气化。肾为阴阳之宅，津液化为汗依赖于肾阴的滋润、肾阳的蒸腾。本案患者经西医治疗后血钾指标已恢复至正常水平，但临床表现改善不明显，以自汗与盗汗并见，且伴有纳差、乏力等虚候。刘老师认为，本病以肺肾亏虚为本，表现为气虚、阳虚及阴，脾胃失健为标，表现为运化呆滞。病患疲倦乏力、畏寒恶风、舌淡脉细为肺肾气虚、阳气不足之象；纳差、苔黄腻为脾胃失健之征；苔虽黄，但无口干，并非实热，而为食积所致；盗汗、寐差、便难解、脉数为阴虚内热之征；故以标本兼治为原则。首诊方以黄芪、山萸肉共为君，黄芪甘温，益气固表止汗，山萸肉酸、涩补肾固脱；党参、白术、淫羊藿、山药为臣，健脾益气，补肾益精；五味子为佐，滋补肾水，敛阴止汗，茯苓、山楂、陈皮、鸡内金利湿导滞，行气和胃，以防滋腻。浮小麦为使，引经入心以止汗。又因其有恶风，故加白芷一味解表通窍，以防有闭门留寇之嫌。二诊时，患者盗汗基本消失，仍动则汗出、畏寒，并出现反酸，舌苔已改善，故在二诊方的基础上去五味子酸涩，加海螵蛸制酸，并配合复方北芪口服液加强补益脾气之力。经综合调治，获得较好效果。

案 2：帕金森病——脾肾亏虚，痰瘀阻窍案

本案为帕金森患者，规律服用抗震颤麻痹药物，但汗多、夜间流口

水、大便难等非运动症状仍较为明显。综合辨证，考虑脾肾亏虚为本，痰瘀阻窍为标，治以调补脾肾、化痰活血开窍为法，获取良效。

李某，男，79岁。首诊日期：2020年5月28日。

病史：帕金森病病史3年余，规范调整服用美多芭、森福罗等，仍见汗多、夜间流口水、大便难。

初诊症见：出汗多，时见畏寒，神疲肢倦，肢体不温，夜间流口水，时有轻微口干苦，起步难，前冲碎步，纳一般，寐欠佳，夜尿数次，大便稍难，舌暗红，苔微黄腻，脉弦，沉按无力。

对于本病的诊疗，刘老师认为，帕金森病属于中医"颤病、拘证"的范畴，汗出异常是该病常见的非运动症状之一。四诊合参，当属汗证，其以脾肾亏虚为本、痰瘀阻窍为标，治当以调补脾肾、益气温阳、化痰活血开窍为法。处方：黄芪45g，党参20g，白术15g，淫羊藿15g，巴戟天15g，肉苁蓉15g，浮小麦30g，法半夏15g，石菖蒲15g，制远志10g，川芎15g，天麻15g。14剂，每日1剂，水煎服。

二诊（2020年6月18日）：汗稍减，肢体不温改善，口干苦减轻，仍觉神疲肢倦，夜间流口水，起步难，前冲碎步，纳一般，寐欠佳，夜尿数次，大便可，舌暗红，苔微黄腻，脉弦。守原法、方药，去法半夏，加山萸肉，以加强补益敛津之力。处方：黄芪45g，党参20g，白术15g，生山萸肉20g，淫羊藿15g，巴戟天15g，肉苁蓉15g，石菖蒲15g，制远志10g，丹参15g，川芎15g，天麻15g。14剂，水煎服，每日1剂。

三诊（2020年7月9日）：自觉病情较前好转，汗出减轻，肢暖，神疲肢倦改善，夜间仍流口水，少许口干苦，纳尚可，寐改善，夜尿1~2次，量减少，大便可，舌暗红，苔黄腻，脉弦。二诊方改淫羊藿为益智仁以补肾收涩，去川芎加胆南星以清化痰热。处方：黄芪45g，党参20g，白术15g，生山萸肉20g，巴戟天15g，肉苁蓉15g，益智仁10g，石菖蒲15g，胆南星10g，丹参15g，制远志10g，天麻15g。14剂，每日1剂，水煎服。

后患者以三诊方为主，维持服用，汗证明显改善，精神转佳，自觉步行能力亦有明显改善，而抗帕金森病药物未调增，随访数月，病情无加重。

按语：本案的汗证并非一个独立的病症，为帕金森病的非运动症状之一。目前中医治疗在帕金森病非运动症状辨治中体现了一定的优势，与西药联用，可以明显改善患者的生活质量。帕金森病通常发于中年以后，脾肾两虚是衰老的必然结果，汗多、畏寒、肢冷、夜间流口水，夜尿多，皆为脾肾亏虚之象。久病脏腑功能失调、水液代谢失常，气血失和，共同使然，致痰瘀内生，舌暗、苔腻为痰瘀之表观。本病脾肾不足为本、痰瘀内阻为标，故治当标本兼治。方中黄芪、党参、白术益气健脾，淫羊藿、巴戟天、肉苁蓉补肾温阳，法半夏、石菖蒲、制远志燥湿化痰开窍，川芎、天麻活血通络，浮小麦宁心敛汗。二诊时，患者汗稍减，肢体不温改善，去浮小麦，加生山萸肉加强"涩阴汗"之功，并加丹参以活血养心。三诊时，患者自觉症状改善，但仍夜间流口水，《本草求真》言益智有"胃冷而见涎唾，则用此以收摄"之功用，故改淫羊藿为益智仁，因仍有口干口苦，结合苔色，加胆南星清热化痰。纵观诊疗过程，针对疾病的主要矛盾（汗证）发挥中医辨证论治的特色与优势，以调补脾肾固其标，化痰活血开窍治其标。

十六、郁证案

郁证多由情志内伤所致，以忧郁、焦虑、恐惧、烦躁、易怒等异常情志活动为主要表现，多伴见胸闷、胁痛、心悸、头晕、头痛、乏力、纳差、月经不调等躯体不适，属于传统医学情志病范畴，相当于精神病学的抑郁障碍、焦虑障碍、神经衰弱、神经官能症以及自主神经紊乱等疾病。刘老师总结前人论述，结合个人临床经验，认为郁证的病因病机较为复杂，应尽可能注重病因的追寻，在诊治郁证时尤其重视调肝理脾。肝脾对情绪的影响主要体现在气机和运化上，若肝气郁结较为明显者，遣方多用柴胡、香附、枳壳、郁金、陈皮、合欢等疏肝理气、解郁安神之品；脾虚湿盛者多合用党参、白术、茯苓、石菖蒲、远志等健脾祛湿之品；肝血不足，甚至损及肝肾之阴者，多合用当归、白芍、酸枣仁、枸杞子、麦冬、知母、黄柏、女贞子、墨旱莲等养血补血，滋阴降火之品。临床注重心身同治、防治结合，重视安神之治，即补虚泻实、调理脏腑的同时，佐以疏肝宁神之品；在诊疗过程中，强调患者、家属、医生、护士、心理治疗师等多方参与，提高患者的治疗信心和依从性，并从生活起居、饮食劳逸、精神调摄等多方面调摄，预期获得良效。

案1：抑郁障碍——肝脾失调案

本案患者老年性抑郁障碍10余年，以诸多躯体不适为主要表现，反复住院及门诊治疗，严重影响患者生活质量。再次入院后予抗抑郁焦虑和助眠等治疗，疗效欠佳。中医辨治从证因结合着眼，扶土抑木，取效迅速，并逐渐减停精神科药物。

李某，女，73岁。首诊日期：2012年10月14日。

病史：患者2001年初，自觉头晕等不适反复发作，外院诊断考虑为"抑郁障碍"，多次门诊及住院诊治效果不佳。2012年10月9日再次入住我院神经内科。既往高血压、腔隙性脑梗死、混合型颈椎病、慢性胃窦炎、慢性结肠炎等病史。入院后，完善颅脑MRA等辅助检查未见明显异常，予盐酸舍曲林片、氟哌噻吨美利曲辛片、阿普唑仑片等，及柴胡加龙骨牡蛎汤加减，症状未见明显好转，于10月14日邀请刘老师会诊。

初诊症见：头晕昏沉感，头位改变时或较明显，无明显天旋地转性，双目酸胀，间断心悸不适，胃口不佳，时见恶心不适，眠欠佳，二便尚调。舌淡暗，苔白腻，脉沉滑。追问病史，2001年患者丈夫去世后即反复出现头晕、失眠、心悸、恶心、呕吐等不适症状，伴见心情不畅，忧思多虑，频频叹息。

对于本病的诊疗，刘老师认为患者年老体衰，病程逾10年，起病于丧夫之痛，长期心情不畅，反复出现头晕头痛、心慌心悸、失眠、纳差等症，包括颅脑MR等辅助检查未见明显异常，诊断上考虑郁证，辨证为肝脾失调、心神失养证，治法以健脾疏肝、养心安神为主。处方以四君子汤合甘麦大枣汤加减：党参20g，白术15g，茯苓20g，砂仁5g（后下），浮小麦15g，大枣15g，白芍15g，柴胡15g，合欢花10g，郁金15g，竹茹15g，炙甘草5g。3剂，每日1剂，水煎服。

二诊（2012年10月17日）：患者自诉头昏沉感明显好转，双目酸胀消失，睡眠明显改善（其中一晚未服用安眠药），心情较好，纳可，二便尚调，舌脉同前。辨证同前，处方略调整，去茯苓、竹茹，易山药、制远志，以加强健脾补肾、养心安神之功，处方：党参20g，白术

15g，山药20g，砂仁5g（后下），浮小麦15g，大枣15g，白芍15g，柴胡15g，合欢花10g，郁金15g，制远志10g，炙甘草5g。5剂，水煎服，每日1剂。减少阿普唑仑片服用，其余西药续用。

三诊（2012年10月23日）：服药后患者无明显头晕、心慌等不适，本周服用安眠药2次，睡眠好，二便调，舌脉同前。患者出院带药14剂（10月17日方），并逐渐减停抗抑郁、焦虑药物。

随访半年未复发，一般情况好。

按语：抑郁障碍是一种严重影响大众心身健康的精神类疾病，老年性抑郁障碍（通常是指年龄大于60岁）具有发病率高、病程冗长、合并躯体症状多、临床表现不典型、隐匿性强、治疗难度大、复发率高等特点，容易失治误治，严重影响患者的心身健康和晚年生活质量。历代医家主流观点认为，郁证的病因中最常见是情志所伤，发病与肝的关系最为密切，其次涉及心、脾。如《古今医统大全·郁证门》说："郁为七情不舒，遂成郁结，既郁日久，变病多端。"刘老师认为老年郁证以虚证或虚实夹杂证多见，正如本案患者，年老久病体衰，遭遇丧夫之变故，心脾两虚是本，肝郁气滞是标，肝、心、脾合病。临床表现虽以反复头晕、心慌、恶心呕吐、肢体乏力等躯体不适为主，但心情不畅、忧思多虑不容忽视。故治疗上，中药处方予四君子汤合甘麦大枣汤加减，健脾养心治其本，白芍、合欢花、郁金、砂仁、竹茹疏肝理气，和胃止呕治其标，并给予言语宽慰及建议子女多加陪伴、疏导患者情绪。

案2：抑郁症——肝肾阴虚，虚火上炎案

本案为青年女性，抑郁症病史3年，精神专科诊治，服用抗抑郁药物，疗效欠理想，通过中医辨证施治，取得一定疗效，并停用抗抑郁药。

高某，女，29岁。首诊日期：2015年9月30日。

病史：2012年因工作和家庭因素等，出现情绪低落，外院精神心理专科就诊，考虑为"抑郁症"，近服用盐酸文拉法辛胶囊、米氮平片等，症状反复。

初诊症见：情绪低落，难以开心，烦躁易怒，眠差，伴见头痛、腹胀、口干口苦，平素易上火，纳一般，大便干，小便调，舌暗红，苔薄白，脉弦细。

对于本病的诊疗，刘老师认为，患者因家庭及工作等因素，肝失疏泄，情志不畅，久治不愈，肝气郁滞日久化火，损伤肝肾之阴，虚火上炎。四诊合参，诊为郁证，辨证为肝肾阴虚，虚火上炎证，治以滋阴降火，解郁安神为法。处方取知柏地黄丸之意加减：知母15g，麦冬15g，盐山萸肉15g，女贞子15g，生地黄15g，茯苓15g，赤芍15g，牡丹皮15g，首乌藤30g，郁金15g，蒺藜15g，莲子15g。7剂，每日1剂，水煎服。

二诊（2015年10月14日）：情绪低落较前明显减轻，口干口苦、腹胀、大便干较前明显好转，有时停用文拉法辛胶囊、米氮平片，时见畏寒、手足欠温，小便正常，舌淡红，苔白腻，脉细。刻下虚热之象已减，兼见寒湿之证，首诊方去赤芍、牡丹皮、生地黄以防寒凉太过，加用香附、党参、芡实以增加疏肝解郁、健脾祛湿之功。处方：知母15g，麦冬15g，盐山萸肉15g，女贞子15g，香附15g，茯苓15g，芡实15g，党参20g，首乌藤30g，郁金15g，蒺藜15g，莲子15g。7剂，每日1剂，水煎服。

三诊（2015年11月4日）：情绪较前稳定，畏寒、手足欠温消失，遇风后腹胀、食欲下降，睡眠欠佳，舌暗，苔白厚腻，脉细。二诊方去莲子、芡实以防其收敛之性，闭门留寇之嫌，加火炭母、藿香加强祛湿，联用合欢皮、首乌藤、茯神以解郁安眠。处方：知母15g，麦冬15g，盐山萸肉15g，女贞子15g，香附15g，茯苓15g，火炭母15g，党参20g，首乌藤30g，郁金15g，蒺藜15g，藿香15g，合欢皮15g，首乌藤15g，茯神15g。7剂，每日1剂，水煎服。

四诊（2015年11月11日）：情绪、睡眠继续好转，偶有腹部不适，天气转凉后腹胀明显，不欲食，恶心欲吐，偶有反酸，纳一般，二便调，舌淡胖，苔白厚腻，脉细。患者目前阴虚内热之象好转，然腹胀、恶心欲呕、反酸、纳差等肝胃不和症状较为突出，故治法在滋养肝肾之阴的基础上，加强疏肝健脾，理气和胃，处方：知母15g，麦冬15g，盐山萸肉15g，女贞子15g，党参20g，茯神15g，干姜10g，藿香15g，首乌藤30g，郁金15g，紫苏梗15g，柴胡15g。7剂，每日1剂，水煎服。

经治疗，患者情绪、睡眠及胃肠不适等症明显好转，并于11月25日逐渐减停盐酸文拉法辛胶囊、米氮平片，随诊半年，患者病情稳定。

按语：情志内伤是郁证的主要致病因素，或突然遇到升学考试、失恋、工作调动等急性应激，或长期遭受各类压力、人际关系不良、社会资源匮乏、疾病迁延等慢性应激，而引发情志疾病。《医碥·郁》说"郁而不舒，则皆肝木之病矣"，肝"体阴而用阳"，主疏泄，畅达全身气机，调畅情志，而情志活动异常又多可导致气机失调，如《素问·举痛论》说"怒则气上，喜则气缓，悲则气消，恐则气下"，因此刘老师认为郁证与肝的关系最为密切。本案患者长期情志不畅，郁火伤阴，肝肾同源，久则损及肝肾之阴，虚火上炎，故见情绪低落、眠差、头痛、口干口苦、大便干等症，故治疗以滋阴降火，解郁安神为法，处方取知柏地黄丸之意加减获效。服药3周后，虚热之象已减，证以肝脾不和为主，并见寒湿内生之症，故侧重于疏肝理脾，祛湿和胃，方中加入党参、干姜、藿香、苏梗、柴胡之品。纵观本案诊治过程，郁证尤其是久病或年老体衰者，本多脾胃虚弱，滋阴降火之余，寒凉之品可能进一步损伤脾胃，寒湿内生，而祛湿散寒之品多辛散温燥，恐有伤阴耗气助虚火之弊，故用药不宜峻猛，滋养肝肾而不过腻，清热而不过寒凉，健脾祛湿而不过温燥。正如叶天士云："不重在攻补，而在乎用苦泄热而不损胃，用辛理气而不破气，用滑润濡燥涩而不滋腻气机，用宣通而不揠苗助长。"（《临证指南医案·郁证门》）这全凭临证诊察审证，随证调整，加减有度。

案3：焦虑状态——脾虚湿盛案

本案起病于产后，存在情志不畅因素，以紧张、焦虑及反复头晕、心慌等症为主要表现，中医辨证为脾虚湿盛证，以健脾益气、化痰止眩、解郁安神为法施治，基本痊愈。

周某，女，29岁。首诊日期：2016年1月20日。

病史：2015年4月剖宫产后，月子期间与家人争吵后出现头晕、心慌、易紧张，此后经常反复发作，多次前往当地医院就诊，完善相关检查未见明显异常，考虑精神心理因素所致焦虑，使用中西药物效果欠理想。

初诊症见：反复头晕，恶心欲吐，严重时不敢起床活动，伴有晃动感，情绪易紧张，眠一般，梦多，纳可，二便调，舌淡胖，苔白腻，脉弦。

对于本病的诊治，刘老师认为患者产后情志内伤，肝失疏泄，脾失健运，痰湿内生，上蒙脑窍，故头晕，上凌于心，故心慌、失眠，肝脾气机失和，浊气上逆，故见恶心欲呕，结合舌脉，辨证为脾虚湿盛证，以健脾益气、化痰止眩、解郁安神为法，中药以六君子汤、定志小丸、半夏白术天麻汤合方加减。处方：党参20g，茯苓15g，白术15g，法半夏10g，郁金15g，石菖蒲15g，制远志10g，钩藤20g，天麻10g，陈皮10g，首乌藤30g，合欢花10g。14剂，每日1剂，水煎服。中成药：逍遥丸，每次8粒，每日3次。

二诊（2016年2月3日）：头晕、恶心较前好转，可起床活动，眠差、多梦明显好转，喉中有痰、难咯，纳可，二便调，舌脉同前。头晕、眠差好转，故上方去钩藤、首乌藤，加用龙齿以重镇安神，加柴胡、当归调肝养血。处方：党参20g，茯苓15g，白术15g，法半夏15g，郁金15g，石菖蒲15g，制远志10g，柴胡10g，当归10g，天麻10g，陈皮10g，龙齿30g（先煎），合欢花10g。14剂，每日1剂，水煎服。

三诊（2016年2月17日）：头晕较前好转，眠尚可，纳可，二便调，自觉喉咙不适，涎多，舌淡胖，苔白腻，脉弦细。根据其四诊表现，目前其病机考虑为脾虚痰湿之证，按"脾为生痰之源"及"病痰饮者，当以温药和之"，治以健脾温中，化痰除湿，行气解郁为法，以理中汤合温胆汤加减。处方：党参20g，茯苓15g，白术15g，陈皮10g，干姜5g，川芎15g，天麻10g，郁金15g，竹茹15g，枳壳10g，合欢皮15g，甘草5g。14剂，每日1剂，水煎服。

四诊（2016年3月2日）：药后诸症好转，纳可，大便2~3日一行，舌淡红，苔薄，脉细。头晕、恶心欲呕、咽喉有痰几近消失，舌苔转薄，考虑痰湿之象渐减，三诊方去竹茹，枳壳易香附，加首乌藤以疏肝理气、解郁安神。处方：党参20g，茯苓15g，白术15g，陈皮10g，干姜5g，川芎15g，天麻10g，郁金15g，香附10g，枳壳10g，合欢皮15g，甘草5g。7剂，每日1剂，水煎服。

两周后随访，患者基本痊愈。

按语：妇女产后焦虑症较为常见，属于中医的"郁证""惊悸"类，临床症状特点除不良情绪、失眠外，多伴见反复多变的躯体不适。刘老师认为，本案患者产后，以虚为本，七情内伤诱发，痰湿之标象明显，邪扰心神而不安，故径直以健脾益气，化痰止眩，解郁安神为法，中药以六君子汤、定志小丸、半夏白术天麻汤合方加减，后虽调整为理中汤合温胆汤加减，但全程不离扶正祛邪、肝脾同调之大法，并持续获效。本案彰显了刘老师用药平和、稳中求效、善用对药的经验特点，如健脾化湿药对茯苓、白术，安神定志对药远志、菖蒲，理气化痰药对陈皮、法半夏，安神药对首乌藤、合欢皮或合欢花，平肝息风对药天麻、钩藤等，其多年的临床经验证明，正确运用对药，确可提高临床疗效。

案4：焦虑状态——气阴不足，肝郁痰扰案

本案中年女性，起于睡眠障碍，反复诊治，后并见紧张、头晕头痛等为主的焦虑状态，中医药辨证考虑气阴不足、肝失疏泄、痰邪内扰，随证调整用药，取得较好的疗效。

吴某，女，44岁。首诊日期：2018年4月12日。

病史：2016年初开始出现睡眠不好，逐渐加重，多家综合医院睡眠专科就诊，使用阿普唑仑片、枣仁安神胶囊等及中药汤剂等，失眠反复不愈。后逐渐见头晕、头痛等不适，自觉心烦紧张、情绪焦虑等不适，明显影响日常生活。

初诊症见：头晕或昏沉感，时见头皮刺痛感，情绪紧张焦虑，容易担心害怕、烦躁易怒，口干口苦，纳差，大便秘，小便可，舌淡，苔黄厚腻，脉弦细。

对于本病的诊疗，刘老师认为，患者年逾四十，"阴气自半"，不寐反复，阴气自伤，气阴亏损，心神失养；脏腑气机失调，痰湿内生；久病不愈，肝气不疏，肝郁痰扰，或肝郁化火，即均可上扰心神，变生诸症。四诊合参，诊断考虑病属"郁证""眩晕"范畴，本虚标实，气阴亏损为本，肝郁痰扰为标；治拟益气养阴，疏肝解郁，除痰安神为法。处方：太子参20g，麦冬15g，知母15g，合欢花10g，乌梅15g，白芍15g，石菖蒲15g，制远志10g，郁金10g，牡丹皮15g，莲子15g，柴胡10g。7剂，每日1剂，水煎服。

二诊（2018年5月3日）：患者药后诸症减缓，情绪较前平稳，紧张焦虑减轻，睡眠好转。停药2周，近几日再次出现头昏沉感，紧张感，少许口干无口苦，小便可，大便或溏，舌淡，苔白，脉弦细。患者气阴

不足之证改善，痰邪已除大半，兼见脾虚湿郁之象，予健脾益气化湿、养阴疏肝解郁为法。处方：党参20g，莲子15g，茯神15g，羌活15g，藿香15g，乌梅15g，白芍20g，合欢花10g，柴胡15g，川芎10g，郁金10g，牡丹皮15g。7剂，每日1剂，水煎服。

三诊（2018年5月10日）：紧张焦虑感较前减轻，睡眠可，头晕、头昏沉感及肩颈不适感好转，偶左侧头皮抽动感、刺痛感，口干无口苦，小便可，大便稀，舌淡，苔薄白，脉细。患者情志转舒、头昏好转，见脾气未充、风痰内扰之象，遂去羌活、合欢花、乌梅、藿香、莲子，加山药、浮小麦健脾益气，丹参和血养血，蒺藜疏风止痛，菖蒲、远志祛痰开窍。处方：党参20g，茯苓15g，山药20g，川芎15g，丹参15g，白芍15g，石菖蒲15g，制远志10g，浮小麦30g，郁金15g，蒺藜15g，柴胡10g。7剂，每日1剂，水煎服。

四诊（2018年5月17日）：药后情绪、睡眠可，躯体不适症状明显好转，继续三诊方加减调理，巩固疗效。

随访：半年未复发。

按语： 郁证发病，牵扯甚广，不仅可涉及五脏六腑，而且可影响气血津液阴阳及四肢百骸九窍，尤其与肝脾密切相关。本案刘老师辨证为气阴不足、肝郁痰扰，气虚则恐，易焦虑不安、担心害怕；肝"体阴而用阳"，阴不足可见肝失濡养，肝失疏泄而见肝郁；肝气郁结或化热，土虚木乘，故见纳差、便秘、舌淡、苔黄厚腻等症；《灵枢·本神》说"肝藏血，血舍魂，肝气虚则恐，实则怒"，肝郁气滞日久，郁而化火，则烦躁易怒。因此，刘老师着眼于上述病因病机，标本兼顾，以益气阴、疏肝气、除痰邪为法，方用太子参、党参、莲子、石菖蒲、远志以健脾祛湿除痰，宁心安神，予合欢花、郁金、柴胡疏肝理气解郁，乌梅、白芍、知母、麦冬、牡丹皮以柔制刚，清解郁热兼养阴，服药后获效较佳。纵观本案，中药处方随证加减，但诊治全程始终不离调理肝脾之大法。《三因极一病证方论·三因论》说"七情，人之常性，动之则先自脏腑郁发，外形于肢体"，可见郁证常兼夹脏腑和肢体等多种病证，诊治时需通盘考虑，如本案兼有"眩晕"之证。《内经》认为眩晕属肝所主，此与郁证同，如《素问·至真要大论》说"诸风掉眩，皆属于肝"及《素问·六元正纪大论》说"木郁之发……甚则耳鸣眩转"。张仲景认为痰饮是眩晕的重要致病因素之一，《丹溪心法·头眩》也强调"无痰则不作眩"，而《景岳全书·眩晕》则指出"无虚不能作眩"。因此郁证和眩晕在病因病机、病性、病位及治则上有许多共同点，两者均可由情志不遂、饮食不节、久病体虚等诱发，从而引起脏腑气血阴阳失调；病性均不外乎虚实两端，以虚实夹杂者多见；病位均与肝、脾等脏腑密切相关；治则均是补虚泻实，调整阴阳。总之，郁证和眩晕，病名不一，若症状互相夹杂，病因病机大致相同，基于"形神一体观"的理念，可异病同治。

案5：自主神经功能紊乱——肝旺脾虚，湿郁瘀阻案

本案患者患自主神经功能紊乱4年余，起病于手术应激之后，长期情志不遂，以情绪焦虑、失眠和诸多躯体不适为主要表现，严重影响患者生活质量，中医药以疏肝理脾，益气养阴，祛湿化瘀为法，随证加减，获效颇佳。

邓某，女，43岁。首诊日期：2017年3月15日。

病史：自诉2013年初，在外院行肝血管瘤介入术后，逐渐出现反复头晕、头重昏沉感，疲倦乏力，伴见情绪紧张焦虑，多思善虑，经常担心，入睡困难等。服用中西药物，病情反复或呈加重趋势。

初诊症见：头晕头胀不缓，心烦不寐，忧思焦虑，神疲困倦乏力，双目干涩，偶口干口苦，偶右侧胸部、腰背隐痛，饮食不消，大便量少，月经不调或痛经，舌暗红，苔白腻，脉细。

对于本病的诊疗，刘老师认为患者起病于手术应激之后，长期情志不遂，一方面肝郁日久化火伤阴，肝阴不足，头目失濡，则见头晕、头重昏沉感、双目干涩等；"女子以肝为先天"，肝失疏泄，气机失调，则见经行不畅。另一方面，肝失疏泄，影响胆汁的分泌、排泄及脾胃运化，故饮食不消、大便量少、口干口苦；脾虚气血生化乏源，心神失养，故见不寐、神疲乏力；"思出于心，而脾以应之"，脾虚则多虑善思、易紧张焦虑。舌暗红、痛经、月经淋漓不尽等亦有血瘀之象，应属久病气滞，痰郁瘀阻所致。四诊合参，属郁证范畴，辨证当属肝旺脾虚、湿郁瘀阻证，治以柔肝健脾，祛湿化瘀为法。处方：党参20g，郁金15g，合欢花10g，首乌藤30g，乌梅10g，白芍15g，陈皮10g，生山萸肉15g，女贞子15g，田七片10g，有瓜石斛15g，徐长卿15g。7剂，每日1剂，水

煎服。中成药：益气养心安神口服液，每次 1 支，每日 3 次。

二诊（2017 年 3 月 22 日）：症状基本同前，证法得当，增强益气养阴之力，用药调整，处方：太子参 20g，郁金 15g，合欢花 10g，首乌藤 30g，北沙参 20g，白芍 15g，百合 15g，生山萸肉 15g，女贞子 15g，田七片 10g，有瓜石斛 15g，旱莲草 15g。10 剂，每日 1 剂，水煎服。

三诊（2017 年 4 月 19 日）：情绪紧张焦虑、睡眠、精力、口干口苦、双目干涩等症较前好转，月经恢复正常。大便稍难解，夜尿频，舌暗红，苔白腻，脉细。守方微调，去白芍、百合，加生地黄养血润肠，党参健脾益气，处方：党参 20g，郁金 15g，合欢花 10g，首乌藤 30g，北沙参 20g，生地黄 15g，百合 15g，生山萸肉 15g，女贞子 15g，田七片 10g，有瓜石斛 15g，旱莲草 15g。21 剂，每日 1 剂，水煎服。

四诊（2017 年 6 月 7 日）：上述症状均明显好转，睡眠理想，精力可，大便调，舌淡胖，苔白，脉沉细。原方稍做加减，间断调服，巩固疗效。

按语： 刘老师在诊治郁证时，重视心身一体，认为七情过极或持续时间过久，影响机体的脏腑功能、气机的升降出入，损伤气血阴阳，以及生成湿、痰、瘀等病理产物，从而变生诸症。就本案而言，患者发病始于情志不遂，肝失条达，疏泄失常，故以气机郁滞为先，进而气郁日久，"气不行水"则湿郁不化，"气不行血"则瘀成，郁火伤阴耗气等。正如《类证治裁·郁症论治》言："七情内起之郁，始而伤气，继必及血，终乃成劳。"患者以焦虑、失眠、头晕、乏力、身痛、纳差、便难、月经失调等心身不适为主要表现，病程缠绵，病性虚实夹杂，病位主要涉及肝、脾等脏腑，故在临证治疗中主张"柔肝健脾，祛湿化瘀"，用药多采用柴胡、郁金、香附、合欢花等疏肝理气，党参、太子参、白术、陈皮等调理脾胃、益气祛湿，乌梅、白芍、山萸肉、石斛、北沙参、百合、旱莲草、女贞子、生地黄等养阴柔肝，田七活血祛瘀。诸药合用，气血通调，情志安和而获效。

十七、厥证案

厥证是指以突然发生的一时性昏倒、不省人事为主症，伴有四肢逆冷为主的一大类病证。临床可见于西医学中各种原因所致的晕厥。厥证临床有标本急缓、虚实寒热之分，治疗以急则治其标、缓者治其本为原则。刘老师认为厥证发病时应救急为先，中医有穴位按压、刺络、搐鼻等便捷有效的方法，而在发作间期尽可能查找相关的病因并对因处理，中医以治本为主，调整五脏六腑之寒热虚实，以减少或控制晕厥的发作。

案1：迷走性晕厥——脾肾亏虚，风痰上扰案

本案患者为反复晕厥发作6年、近月加重，发作时以天旋地转性眩晕后出现晕厥为突出表现，发作间期仍有头晕未能完全缓解。发作间期为脾肾亏虚、风痰上扰为主，治宜缓者治其本，法从益气健脾、滋阴补肾、息风化痰为法，以图控制或减少发作。

林某，女，66岁。首诊日期：2016年3月9日。

病史：患者2010年初开始出现晕厥发作，通常在行走时发作，晕厥前伴有天旋地转感，发作时意识不清，持续数秒至十几秒后苏醒，醒后无特殊不适，发生频率及次数不定。自诉外院颅脑影像学、脑血管彩超、脑电图等检查未见明显异常，诊断考虑为"迷走性晕厥"。近月再次发作3次，发作后觉头晕不适未能缓解。

初诊症见：症见神清，时见头晕不适、每日可见，无明显天旋地转，右耳耳聋，口苦口干，无偏瘫抽搐，无胸闷心慌，无恶心呕吐，无汗出，眠可，胃口不好，二便调，舌淡暗，苔薄白腻，脉弦。

对于本病的诊疗，刘老师认为本病多以本虚为主，但反复发作日久往往虚中杂实。此患者四诊合参，当诊为厥证，证为脾肾亏虚、风痰上扰，治当标本兼顾，以益气健脾、滋阴补肾、息风化痰为法。处方：黄芪45g，党参20g，茯苓15g，山萸肉15g，金樱子15g，女贞子15g，麦冬10g，天麻10g，石菖蒲15g，制远志10g，姜黄15g，炙甘草10g。14剂，每日1剂，水煎服。

二诊（2016年3月16日）：自诉头晕较前明显好转，胃口改善，口干苦，二便调，舌淡暗，苔薄白，脉弦。症状改善，加强益气培元之力，中药守方14剂，每日1剂，水煎服。中成药：复方北芪口服液，每次1支，每日3次。

三诊（2016年3月30日）：近无晕厥发作，无明显头晕，自觉右耳耳聋有改善，稍许右耳耳鸣，稍口苦，口干不明显，纳、寐尚可，二便

调，舌淡红，苔薄白，脉弦。患者纳食及口干改善，但见耳鸣、口苦，为肝经郁滞，可减去茯苓、女贞子，改以郁金、白芍以行气柔肝。处方：黄芪45g，党参20g，生山萸肉15g，麦冬10g，金樱子15g，天麻10g，石菖蒲15g，制远志10g，郁金15g，白芍15g，姜黄15g，炙甘草10g。7剂，每日1剂，水煎服。

按语： 厥证属发作性疾病，根据标本缓急原则，发作间期应调整脏腑气血阴阳，预防发作。刘老师认为，本病经检查未及明确病因，西医考虑迷走性晕厥，尤其要重视发作间期的治疗。脾主升清，肾主纳气，"升降息则气立孤危"（《素问·六微旨大论》），一旦气机升降失常，清气不升反降、元气不纳反越，阴阳之气不相顺接，则厥证发作。本病四诊合参，以脾肾两虚为本，见微知著，脾虚则舌淡、纳呆；肾虚则耳聋。疾病日久，则津液输布失常，聚湿成痰，故口干口苦、舌暗苔腻。故治以健脾益肾固其本，以黄芪、党参、茯苓健脾益气，山萸肉、金樱子、女贞子、麦冬固精滋阴补肾；同时，予天麻息风止晕，石菖蒲、制远志化痰祛湿开窍，姜黄为芳香健胃药，以行气开胃之功，炙甘草健脾和药。诸药合用，共奏益气健脾、滋阴补肾、息风化痰之功。经治疗后患者头晕缓解，无晕厥发作，维持用药，以图不便之需。

案2：咳嗽性晕厥——脾肾亏虚，痰浊阻肺案

本案患者咳嗽相关性晕厥，发作较频繁，缓解期为本虚标实之象，以脾肾亏虚为本，痰浊为标，治宜标本兼治，法从益气健脾、补肾填精、化痰止咳为法，以图减少发作。

林某，男，66岁。首诊日期：2010年10月13日。

病史：咳嗽病史7年余，外院诊断为变异性哮喘，有高血压病史。患者于2016年出现阵发性咳嗽，甚时出现晕厥，时长2～3分钟，可自行苏醒，咳嗽前有咽痒不适感，发作时伴有口角歪斜，双手颤动，晕厥发作1～2次/天，外院考虑为"晕厥（反射性晕厥？）"。患者仍有反复咳嗽后晕厥发作，故求助于中医治疗。

初诊症见：神清，暂无晕厥发作，少许咳嗽咳痰，痰白、量少，无口眼歪斜、肢体乏力抽搐等，纳、寐尚可，二便正常，舌淡红，少苔，脉弦细数。

对于本病的诊疗，刘老师认为本病为反复发作为特点，此患者四诊合参，控制诱发因素是本病的关键，证为脾肾亏虚、痰浊阻肺，病位其本在脾肾，其标在肺，故以脾肺肾同治，以益气健脾、补肾填精、化痰止咳为法。处方：黄芪45g，党参15g，茯苓15g，白术15g，山茱萸15g，补骨脂10g，紫菀15g，款冬花15g，前胡15g，蒺藜15g，徐长卿15g，白芷15g。7剂，每日1剂，水煎服。

二诊（2011年1月6日）：少许咳嗽，咯白痰、量少，晕厥仍有发生，多在咳嗽甚时发生，程度及次数较前减少，纳寐尚可，小便尚可，大便稍硬，舌红，苔薄白，脉弦细。加强补肾之力及化痰开窍治疗。处方：黄芪45g，党参15g，山茱萸15g，补骨脂10g，肉苁蓉20g，杜仲15g，牛膝15g，蜜紫菀15g，款冬花15g，瓜蒌皮15g，制远志10g，石菖蒲15g。7剂，每日1剂，水煎服。

三诊（2011年1月12日）：少许咳嗽，痰少、难咯，仍有晕厥发生，程度及次数较前减少，每日1次，多在咳嗽甚时发生，纳、寐正常，小便可，大便稍硬，舌红，苔薄白，脉弦细。处方：黄芪45g，党参15g，山茱萸15g，补骨脂15g，肉苁蓉20g，菟丝子15g，蜜紫菀15g，款冬花15g，枳壳10g，当归10g，制远志10g，浙贝母15g。14剂，每日1剂，水煎服。

四诊（2011年2月10日）：间中咳嗽咳痰，偶有晕厥发生，次数及程度较前均减少，二便基本正常，口不干，纳、寐尚可，舌红，苔薄黄，脉弦细。病证同前，加强宣肺化痰治疗。处方：黄芪45g，党参15g，山茱萸15g，肉苁蓉20g，瓜蒌子15g，蜜紫菀15g，枳壳10g，桔梗10g，制远志10g，浙贝母15g，郁金15g，白芍15g。7剂，每日1剂，水煎服。

按语：咳嗽相关性晕厥是一种反射性晕厥，有原因可循，因此以中医"治未病"的原则，在发作间期，以治疗原发病因为主。本病四诊合参，为脾肾亏虚为本，痰浊阻肺为标，涉及脾肺肾三脏。肺为华盖，主气、司呼吸，司气之宣降，肾主纳气，脾胃气血生活之源；脾肾亏虚，气无以生化、无以纳藏，气机升降失常，津液内聚成痰，肺气壅滞；甚则肺气不降反逆，阴阳气不相顺接，则发生厥证。故发作间期，应以调理脾肺肾三脏，"实则泻之，虚则补之"（《素问·三部九候论》），方中以黄芪、党参、茯苓、白术益气健脾，山茱萸、补骨脂补肾填精，前胡、紫菀、款冬花降气化痰止咳，蒺藜、徐长卿、白芷祛风除湿止咳。诸药合用以益气健脾、补肾填精、化痰止咳为法。另配金水宝胶囊以肺肾双补调和气机升降。二诊晕厥发作改善，大便稍硬，改加肉苁蓉、杜仲、牛膝加强补肾，兼以润肠。加制远志、石菖蒲以化痰祛湿开窍。三诊病情尚稳定，改用菟丝子阴阳双补，改枳壳、浙贝母以行气化痰，佐以当归以活血通络。四诊咳嗽、晕厥改善，夜尿稍多、口不干，苔略转黄，考虑为气机郁热，故去白术、茯苓，改用郁金、白芍行气活血、解郁柔肝，并加桔梗宣肺止咳，瓜蒌子化痰通便等。纵观诊治过程，始终以补益脾肾，化痰止咳为要，以图减少咳甚时晕厥发作。

十八、虚劳案

虚劳是一种由多种原因引起的，以脏腑、气血、阴阳皆损的慢性虚损性临床虚弱病证的总称，可见于多种病证后期或无明确基础疾病的全身虚弱性表现。刘老师认为虚劳不同于一般"虚证"，其多为劳作体衰或疾病日久而致正气虚损，人体脏腑阴阳、气血津液俱亏的一种状态，与一般的"虚证"相比，具有病程更长、病情更重、效果更差、恢复更慢的特点，故治疗应针对性进行补五脏、益气血、和阴阳，以获得疗效。

案1：病毒性脑炎后遗症——气血两虚案

本案为病毒性脑炎后改变，病后日久，气血亏耗，发为虚劳，病程较长，病性迁延反复，中医以虚则补之为原则，以改善症状，提高生存质量为目标。

刘某，男，27岁。首诊日期：2018年8月1日。

病史：2015年12月出现意识不清、精神疲倦、四肢无力，在当地医院诊断为病毒性脑炎，经治疗后遗留表情呆滞、肢体乏力。2018年5月病情加重，出现白日思睡，夜间难眠，晨起头晕，当地医院诊疗后排除脑炎再发，病情稳定，家属希望配合中药治疗，特来门诊。

初诊症见：白天思睡，表情呆滞，疲劳，全身乏力，持物无力，手抖，晨起时头晕，无头痛，口干不欲饮，无口苦，纳差，眠差，夜间难眠，大便3～5天1次、质软，夜尿2～3次，舌淡红胖，苔白腻，脉细滑。

对于本病的诊疗，刘老师认为疾病日久，气血暗耗，髓海失养，导致脑神失用，日久而成虚劳，此患者四诊合参，诊为虚劳，证为气血两虚，治以益气健脾、养血补血、填精益髓为法。处方：黄芪45g，党参20g，茯苓15g，白术15g，熟地黄20g，川芎15g，当归10g，红景天12g，益智仁15g，灵芝10g，肉苁蓉20g，炙甘草10g。14剂，每日1剂，水煎服。中成药：复方北芪口服液，每次1支，每日3次。

二诊（2018年8月15日）：疲劳乏力好转，白天仍有思睡，表情呆滞，持物无力，手抖改善，晨起时头晕，无头痛，口干不欲饮，无口苦。时常欲食，眠差，夜间难眠，二便同前，舌暗红胖，剥苔色白质腻，脉细滑。2018年8月10日我院脑电图示：异常脑电图，背景脑电轻度异常：节律调节调幅不良，慢波活动增多。界线性脑电图。考虑其大便不通，属虚秘，在扶助正气及养润基础上，暂去滋腻之熟地黄等，佐以清热通下之治。处方：黄芪45g，党参20g，茯苓15g，白术15g，川芎15g，当归10g，益智仁15g，灵芝10g，肉苁蓉20g，虎杖20g，决明子20g，荷叶20g。14剂，每日1剂，水煎服。中成药：附子理中丸，每次8粒，每日3次；香砂养胃丸，每次8粒，每日3次。

三诊（2018年8月29日）：白日思睡、疲劳较前改善，全身乏力减轻，表情呆滞，持物无力，手抖改善，无头晕头痛，时欲食，纳食改善，偶有梦呓，口稍干不欲饮，无口苦。大便日1次，质黏软，夜尿明显改善，舌红偏暗胖大，剥苔色黄白质腻，脉滑。原方药适当兼顾化湿清热。处方：黄芪45g，党参20g，茯苓15g，白术15g，川芎15g，当归10g，藿香15g，茵陈20g，荷叶20g，虎杖20g，决明子20g，山楂20g。4剂，每日1剂，水煎服。中成药：祛湿消滞颗粒剂，每次1袋，每日3次；诺迪康胶囊，每次1粒，每日3次。

按语： 脑疾日久，耗伤正气，气血虚衰，渐成虚劳之疾。刘老师认为，本病虚劳之疾因久病迁延，气血暗耗，气虚及阳，血虚及精，故治疗无法速效，"阴之病，来亦缓去亦缓。阳之病也，来亦速而去亦速。"（《中藏经·人法于天地论》）治疗以虚则补之为原则，气血双补，兼以温阳益精为法。方以黄芪为君大补元气，四君子汤合四物汤以气血双补，佐以红景天、灵芝、益智仁等补气养血填精之品，患者大便难解，以补肾通腑为用，并配合桂附地黄丸、复方北芪口服液温阳益气。二诊见患者气血亏虚之象略有改善，但大便仍难解，腑气不通，气血难生，故以肉苁蓉、虎杖、决明子合用以通腑泄热，荷叶升清以降浊，腑气通畅，一通百通，并配合附子理中丸、香砂养胃丸温阳健脾和胃。三诊见舌苔未有改变，湿气弥漫，脾气易怠，故于二诊方加藿香、茵陈、山楂以祛湿醒脾。并配合祛湿消滞颗粒、诺迪康胶囊益气健脾祛湿。本病以气血双补、填精益髓为基本方，配合对症治疗，虽无法立刻解决疾病之根本，但针对关键症候进行方药调整，以改善临床表现，提高生活质量为目标，以缓图之。

案2：慢性胃炎后——气虚精亏案

本案患者有慢性浅表性胃炎病史，长期工作繁忙暗耗精气，气血生化不足，脏腑功能失养，久病及肾，出现虚劳之证，法以益气补肾填精、脾肾同治，获得疗效。

李某，男，40岁。首诊日期：2019年3月28日。

病史：患者有慢性胃炎病史，自2015年开始因工作繁忙，逐渐出现形体消瘦，疲倦乏力，怕冷怕风，4年来经中西医治疗效果均不佳。

初诊症见：疲劳，怕冷怕风，背部尤甚，四肢不温，吹风后则头痛、汗出，易感冒，胸闷心慌，心烦，口干，不欲饮水，遗精，眠尚可，易醒，纳差，胃胀，喜热食，只可吃易消化食物，偶有腹痛，大便2～3天一行，偏溏，舌淡、苔白厚腻，脉弦。

对于本病的诊疗，刘老师认为，此患者多处不适，四诊合参，诊为虚劳，病位在脾、肾，辨证为气虚精亏；治疗上虚则补之，以益气健脾、补肾填精为要。处方：黄芪45g，党参20g，白术15g，茯苓15g，山药20g，砂仁10g（后下），生山萸肉15g，巴戟天15g，肉苁蓉20g，菟丝子15g，淫羊藿15g，大枣10g。7剂，每日1剂，水煎服。中成药：金水宝片，每次3片，每日3次；复方北芪口服液，每次1支，每日3次。

二诊（2019年4月3日）：服药后右侧头部怕风、怕冷稍有改善，仍有疲劳，后枕部、背部怕风，四肢不温，口不干，不欲饮水，阴囊潮湿，遗精，纳差，眠一般，大便成形，解大便后易汗出，舌淡苔白厚腻，脉弦。处方：黄芪45g，党参20g，白术15g，茯苓15g，山药20g，砂仁 10g（后下），生山茱萸 15g，巴戟天 15g，肉苁蓉 20g，菟丝子 15g，鹿角霜 15g，大枣 10g。7 剂，每日 1 剂，水煎服。复方北芪口服液续用，加玉屏风颗粒，每次 1 袋，每日 3 次。

三诊（2019 年 4 月 11 日）：右侧头部怕风、怕冷改善，疲倦乏力减轻，仍有后枕部、背部怕风，四肢不温，穿衣后易汗出，肢体酸痛不适，口不干，饮水少，阴囊潮湿减轻，偶有遗精，纳改善，眠一般，大便成形，便后易汗出，舌淡苔厚腻，脉弦。考虑兼有痰湿之证，减其补肾之品，并予化痰除湿之治。处方：黄芪 45g，党参 20g，茯苓 15g，白术 15g，陈皮 10g，巴戟天 15g，盐山萸肉 15g，石菖蒲 15g，制远志 10g，豆蔻 10g，白芥子 10g，胆南星 10g。7 剂，每日 1 剂，水煎服。中成药复方北芪口服液、玉屏风颗粒续用。

按语：胃病往往因为长期饮食起居不定时转为慢性。刘老师认为慢性胃炎属于中医"胃痞"的范畴，胃痞日久，内耗脾胃之气，加上患者工作繁忙，不能正常起居，导致脾胃亏虚，日久脾虚及肾，故成虚劳，四诊合参，本病证为气虚精亏之象。故治疗以脾肾双补，益气填精。以黄芪为君，大补元气，四君为臣补脾益气，山茱萸、巴戟天、肉苁蓉、菟丝子、淫羊藿、山药补肾填精，砂仁健脾行气，大枣调和诸药，并配合金水宝片、复方北芪口服液益气补肾。二诊诸症改善守方同前，并加玉屏风颗粒益气固表。三诊诸症改善，但仍有身后怕风、肢体酸痛，舌苔厚腻，考虑为痰湿阻滞，在益气补肾的基础上，加陈皮行气健脾、石菖蒲、远志、豆蔻、白芥子、胆南星祛湿化痰。虚劳之疾迁延难愈，守方是关键，但在补虚的基础上应注意邪实存在。

十九、五迟案

五迟是指立迟、行迟、发迟、齿迟和语迟，为小儿生长发育迟缓的疾病。五迟以发育迟缓为特征，多数患儿因先天禀赋不足所致，证情较重，预后不良；少数由后天因素引起者，若症状较轻，治疗及时，也可康复。刘老师认为本病多以先天不足为本，肾精亏虚，髓海失充，致使神机失用，筋骨不立；风、火、痰、瘀为标，诸邪内生，闭扰清窍，致使泥丸蒙塞，智低语迟。因此临床上在治疗五迟时，应兼顾本虚与标实两个方面，既要以补益为大法，着重补肾填髓，养肝强筋，健脾宁心，补益气血；又要考虑到难产、外伤、中毒或温热病后等因素导致的痰瘀阻滞，不忘在补益的同时兼顾涤痰开窍，活血通络。

案 1：生长发育迟缓——气阴不足案

本案患儿温热病后出现动作多，注意力不集中，发育迟缓等症状，病程较长。本案辨证属气阴不足证，以益气养阴，运脾补肾法治之，取得一定效果。

卢某，男，5 岁。首诊日期：2019 年 10 月 23 日。

病史：患儿自 2018 年 4 月发热后，出现多动、注意力下降、发育迟缓等症，颅脑 MR 未见异常，市儿童医院考虑生长发育迟缓。

初诊症见：多动，注意力下降，发育迟缓，记忆力可，咳嗽有痰，汗多，易感冒，反复腹痛，面色萎黄，口干，纳一般，夜间睡卧不安，磨牙，大便初硬后溏，舌红少苔，脉细滑。

对本病的诊疗，本案患儿有肢体多动、注意力下降等肾精亏虚，髓海不充之证，又见反复腹痛、面色萎黄等脾阴不足，疳积不运之象，亦有咳嗽、多汗、口干、易感冒等虚火烁金，肺气阴伤之表现。四诊合参，本病属中医"五迟"范畴，证属气阴不足证，病位在肺、脾、肾三脏，病性虚实夹杂，本虚标实，其治当以滋阴润肺，养脾消积，补肾填精为法。处方：北沙参 10g，白芍 6g，钩藤 5g，独脚金 5g，生地黄 5g，山药 10g，糯稻根 5g，生山萸肉 5g，鸡内金 5g，醋龟甲 10g（先煎），盐女贞子 5g，甘草 3g。7 剂，每日 1 剂，水煎服。

二诊（2019 年 11 月 6 日）：服药后多动表现较前明显减少，少有手脚抖动，咳嗽咳痰较前减轻，稍有汗出，无腹痛发作，面色仍黄，口干，睡眠，纳可，大便前干后溏，舌红少苔，脉细滑。证机同前，予上方去山药、鸡内金、甘草，加菊花、牡丹皮、知母增强滋阴降火之力。处方：北沙参 12g，白芍 6g，钩藤 6g，独脚金 6g，生地黄 6g，菊花 3g，糯稻根 6g，生山萸肉 5g，知母 3g，醋龟甲 15g（先煎），盐女贞子 5g，牡丹皮 5g。14 剂，每日 1 剂，水煎服。

三诊（2019 年 11 月 20 日）：多动明显减少，偶有手脚抖动，时有咳嗽，五心烦热，面黄，口干，睡眠一般，纳可，大便日一行，前干后溏，舌红少苔偏干，脉细滑。患儿阴虚火热之象依旧明显，调整部分药物，去牡丹皮、糯稻根、女贞子，加黄芩，柴胡清退虚热，陈皮醒脾消积。处方：北沙参 12g，白芍 8g，钩藤 8g，独脚金 8g，生地黄 8g，菊花 5g，黄芩 5g，生山萸肉 8g，知母 5g，醋龟甲 15g（先煎），陈皮 5g，柴胡 5g。14 剂，每日 1 剂，水煎服。

按语：《小儿药证直诀·变蒸》有云"五脏六腑，成而未全"，指出小儿脏腑娇嫩，形气未充，即五脏六腑发育不成熟不完善，各种生理功能尚未健全。其适应外界环境，抵御外邪侵袭及其他各种病因的能力均较成人低下，其病后容易出现邪盛伤正，致正气耗伤而呈现虚证。患儿高热之后耗伤阴津，而出现阴虚阳亢之虚热，且阳气稚弱也遭损伤，出现气虚，以致气阴两虚。治疗以益气养阴。本案首诊以女贞子、山萸肉及龟甲补肾填精，山药、生地黄上滋脾肺，下养肾阴，北沙参润肺止咳，独脚金、鸡内金运脾消积，白芍、钩藤柔肝息风，糯稻根固表敛汗，甘草调和诸药，全方三阴并补，虚实兼顾。二诊、三诊，围绕主要症状，适当调整用药，取到一定疗效。

案 2：大脑发育不良——肝肾不足案

本案患儿 2～3 岁出现智力发育迟缓，文字、运算学习障碍等，病程较长，辨证属肝肾不足证，治以滋补肝肾，益髓填精法，获得一定疗效。

丁某，男，14 岁。首诊日期：2018 年 10 月 10 日。

病史：患儿在 2～3 岁时发现智力发育迟缓，文字、运算学习障碍，既往容易情绪不稳定，易发脾气。多家医院专科诊治，考虑大脑发育不良。

初诊症见：说话多，自言自语，与人对话交流欠佳，有刻板动作，多动，注意力差，不能集中，纳一般，二便调，口干，舌尖红，质淡，苔白，脉弦。

对于本病的诊治，刘老师认为，患儿先天不足，肝肾亏虚，精血不能上充脑府，以致髓海失养，神、智发育不良；真阴不足，水不涵木，龙雷之火上犯，扰动神明，故见心烦易怒，性情暴躁，思维混乱。四诊合参，诊为五迟，肝肾不足证，治当以滋补肝肾、益髓填精为法。处方：柴胡 6g，白芍 12g，钩藤 9g，酒萸肉 12g，酒女贞子 9g，醋龟甲 20g，灵芝 6g，石斛 9g，牡丹皮 12g，生地黄 6g，徐长卿 6g，甘草 6g。颗粒剂冲服，共 21 剂。

二诊（2018 年 10 月 31 日）：患儿自言自语减少，与人对话交流改善，较之前愿意学习，有刻板动作，多动，注意力差，不能集中，脾气暴躁，夜寐欠佳，入睡困难，纳一般，二便调，口干，舌尖红，质淡，苔白，脉弦。患儿服药后总体症状较前改善，脾气暴躁，入睡困难仍较突出，家属要求改用饮片，予上方去柴胡，加水牛角清心除烦，酸枣仁、乌梅敛阳入阴，养心安神。处方：水牛角 15g（先煎），白芍 15g，钩藤 20g，生山萸肉 15g，盐女贞子 15g，醋龟甲 15g（先煎），灵芝 10g，石斛 15g，牡丹皮 15g，生地黄 15g，炒酸枣仁 15g，乌梅 15g。14 剂，每日 1 剂，水煎服。

三诊（2018 年 11 月 29 日）：患儿多动、自言自语、与人对话交流均有改善，较之前愿意学习，有刻板动作，注意力差，脾气暴躁，肚子鼓起，皮肤瘙痒，怪叫怪笑多，夜寐欠佳，入睡困难，纳一般，二便调，口干，舌尖红，质淡，苔薄黄，脉弦。患者睡眠改善不佳，去水牛角、酸枣仁、乌梅，加柴胡疏肝解郁，莲子、麦冬清心除烦，珍珠母镇惊安神。处方：柴胡 6g，白芍 12g，钩藤 9g，酒萸肉 12g，酒女贞子 9g，麦冬 6g，灵芝 6g，石斛 9g，牡丹皮 12g，生地黄 6g，莲子 9g，珍珠母 15g。颗粒剂冲服，共 30 剂。

四诊（2019 年 1 月 17 日）：患儿现偶有多动、自言自语、怪叫怪笑，频次较前明显减少，人际交往较前改善，学习意愿较前提升，脾气较前缓和，有刻板动作，注意力欠集中，睡眠较前稍改善，纳一般，小便黄，大便调，舌尖红，苔少，脉弦。患者溺黄、口干、夜卧难安，阴虚火热之象明显，去灵芝、石斛、莲子，加栀子清心除烦，黄柏泻火坚阴，夏枯草清热平肝。处方：柴胡 6g，白芍 12g，钩藤 18g，酒萸肉 12g，酒女贞子 9g，麦冬 6g，夏枯草 9g，黄柏 6g，牡丹皮 12g，生地黄 6g，栀子 6g，珍珠母 15g。颗粒剂冲服，共 21 剂。

按语：《医宗金鉴·幼科杂病心法要诀》云："小儿五迟之证，多因父母气血虚弱，先天有亏，致儿生下筋骨软弱，行步艰难，齿不速长，坐不能稳，要皆肾气不足之故。"本案患儿以多动、交流障碍、脾气暴躁为主要表现，是属肝肾不足之证。肝主筋，肾主骨，肝肾不足，则筋骨失约，故有多动，有刻板动作；肾生髓，脑为髓海，肾精不足，则髓海空虚，神机失用，故智力低下，注意力不能集中；肝肾不足，则龙雷上跃，阳气亢张，故自言自语，脾气暴躁，夜不能寐。四诊合参，本病属五迟肝肾不足证，病性以虚为主，兼有火证，其治以大补肝肾为主，调肝泻火为辅，故用山茱萸、女贞子、石斛、生地黄、醋龟甲补肝益肾，益髓填精；白芍、牡丹皮养血柔肝；钩藤平肝息风；柴胡调达肝气；灵芝养心开智；徐长卿定惊安神。二诊、三诊时，患儿多动、自言自语、人际交往等问题已较初诊时有所改善，唯脾气暴躁，夜寐不安等阴虚火旺之象明显，故先后增损水牛角、麦冬、莲子、珍珠母、酸枣仁、乌梅等降相火以入肾，敛三魂以入肝，潜浮阳以入阴，故能使病情得以进一步好转。四诊时，患儿诸症好转，但龙雷之火仍浮跃不潜，故以苦寒直折、泻火坚阴之法，投黄柏、栀子等治之。纵观全程，刘老师不离滋补肝肾，益髓填精之大法，加减出入，思路清晰，辨证准确，故能收到较好疗效。

二十、脑瘤案

脑瘤为颅内肿瘤的统称，主要有原发性脑肿瘤和其他转移至颅内的继发性脑肿瘤。脑肿瘤患者发病较为缓慢，临床常见部位固定的局限性头痛，并伴局部颅骨外压痛，或伴有头晕、呕吐、内分泌功能紊乱等，降低患者的生活质量。目前国内外治疗脑肿瘤的方法虽多，但大多难以达到临床治愈，部分患者在西医手术及放、化疗前后，就诊于中医。中医古籍等未见脑瘤明确定义，根据患者主要临床症状，可将其与对应病症进行研究，随着临床实践的积累及专科的分化，目前临床多将其归类于"脑瘤"或"脑癌病"。对于脑瘤的诊治，刘老师多从虚风痰瘀入手，与脏腑自身特点相结合，随证而治；扶正补虚乃治法之本，除痰活血贯穿始终，用药平和，常用药对，用药结合"三因制宜"等治疗原则。

案1：多形性胶质母细胞瘤 WHO Ⅳ级——脾气亏虚，痰瘀浊毒痹阻脑窍案

本案为中青年男性，巨大高级别胶质瘤手术治疗后，病变范围大、部分位于重要功能区，无法全切，术后患者脑水肿明显、剧烈头痛、意识欠清，面临二次手术风险，通过中西医结合治疗，获得一定效果。

梁某，男，42 岁。首诊日期：2016 年 4 月 11 日。

病史：患者因进展性头痛伴口舌歪斜、恶心呕吐 1 年多，就诊当地医院，影像学提示颅内占位性病变，于 4 月 5 日入住我院。入院后予脱水、降颅压、缓解脑水肿，营养中枢神经等对症，完善颅脑 MR 增强提示：右侧额叶–岛叶、右侧额叶占位，考虑为胶质母细胞瘤，占位效应明显，脑桥、右侧间脑明显受压左移，侧脑室受压变窄，中线结构左偏，提示脑疝形成；于 4 月 6 日在神经导航下行右侧额、颞、顶叶占位性病变切除＋颞肌下去骨瓣减压术，术后患者病情加重，并见嗜睡、肢体偏瘫等，家属要求中医治疗，于 4 月 11 日请刘老师会诊。

初诊症见：嗜睡，反应迟钝，口舌歪斜，全头胀痛，伴恶心欲呕，唇干，纳、眠可，尿管固定在位，大便已解，舌暗红，舌体胖有齿印，苔黄微腻，脉弦细。查：嗜睡状，双侧瞳孔不等大，右 2.5mm，左 3.5mm，对光反射灵敏，肌力左下肢 3 级、左上肢 2 级，病理征未引出。

对本病的诊疗，刘老师认为，目前患者术后第 3 天，颅内占位大，复查颅脑 CT 与前对比，残腔出血未见明显增加，但颅内压增高明显，已有意识改变，考虑与术后水肿高峰期相关。四诊合参，中医诊为"脑瘤"，患者术后正气受损虚实夹杂，辨证为脾气亏虚、痰瘀浊毒，痹阻脑窍，治以健脾化痰解毒、活血通络开窍为法。处方：党参 30g，茯苓 15g，白术 15g，石菖蒲 10g，胆南星 10g，制远志 10g，陈皮 10g，七叶莲 15g，山慈菇 10g，白花蛇舌草 30g，姜黄 15g，灵芝 10g。5 剂，每日 1 剂，水煎，鼻饲。中成药：西黄胶囊，每次 4 粒，每日 2 次。

二诊（2016 年 4 月 15 日）：4 月 13 日患者神志转清，头胀痛减轻，咳嗽咳痰，发热，舌暗红，舌体胖有齿印，苔黄微腻，脉弦细。查：清醒，对答合理，双瞳孔等大等圆，光反射灵敏，肌力：左上肢 4+ 级、左下肢 4- 级。病机考虑为肺脾两虚、痰热瘀阻，治以健脾益肺、涤痰清热、解毒开窍。处方：党参 30g，茯苓 15g，白术 15g，石菖蒲 10g，陈皮 10g，法半夏 10g，山慈菇 10g，白花蛇舌草 30g，知母 15g，灵芝 10g，紫菀 15g，款冬花 15g，黄芩 15g。5 剂，每日 1 剂，水煎，鼻饲。

三诊（2016 年 4 月 20 日）：患者病情进一步好转，精神可，无明显头晕头痛，无咳嗽咳痰，无发热，已拔除胃管，纳、眠可，二便调，舌暗红，苔薄黄，脉弦。四肢肌力正常。复查头颅 CT 提示术区少量积血积气，较前吸收减少；中线结构左移及大脑镰下疝较前减轻。病理结果提示：（右侧颞顶肿瘤）多形性胶质母细胞瘤，WHO IV 级。予替莫唑胺胶囊口服化疗；中医以健脾化痰、清热解毒为法。处方：党参 30g，茯苓 15g，白术 15g，石菖蒲 10g，陈皮 10g，法半夏 10g，山慈菇 10g，白花蛇舌草 30g，知母 15g，灵芝 10g，黄芩 15g，甘草 5g。5 剂，每日 1 剂，水煎后，鼻饲。

治疗后病情明显好转，于 4 月 25 日出院，出院后去当地医院进一步行放、化疗等综合治疗。

按语：患者久居岭南湿地，脾虚不运，化生痰浊，痰浊阻窍，化生瘀血，痰瘀浊毒痹阻脑窍，发为脑瘤，加之手术金刃损伤，耗伤正气，瘀血、痰饮互结，虚实并见，以正虚为本，痰瘀为标。首诊方中重用党参健脾益气，并善用药对茯苓、白术以加强扶正固本之效，两者合用，可增强健脾利湿之功效，并在一定程度上抑制肿瘤活性及增殖以增强抗肿瘤之效果。石菖蒲、胆南星豁痰开窍醒脑，制远志、陈皮健脾益气化痰；石菖蒲为芳香开窍豁痰要药，胆南星为祛风痰要药，二者合而为用，息风化痰开窍之力更强，对痰浊中阻型脑肿瘤患者疗效显著；七叶莲有祛风止痛、活血消肿等功效，山慈菇清热解毒、消痈散结，白花蛇舌草清热散瘀、消痈解毒，三者相须为用，共奏清热解毒、行瘀散积之效，并且对脑肿瘤患者有抑制细胞增殖并改善患者生存质量的作用。方中诸药配伍，可有清热解毒、止痛化瘀、消肿散结功效，同时不伤阴、不伤正、不败气，使机体病灶得以消除。二诊患者神志已清，仍以头痛、肢体乏力为主，并有咳痰、发热，结合舌脉，病机仍以脾虚失运、痰瘀浊毒，痹阻脑窍为主，兼有肺气不宣，加用法夏、紫菀、款冬花涤痰宣肺，知母、黄芩清肺止咳，继续巩固疗效，并根据病理结果予化疗，经治疗患者病情好转出院。综观此案，中西医结合，中医标本兼顾，体现了中医辨证论治的整体思想。

案 2：星形胶质细胞瘤 WHO Ⅲ－Ⅳ级围手术期——气虚痰瘀阻滞案

本案为高级别胶质瘤患者，以言语不利、肢体乏力等为首发症状，手术切除肿瘤后肢体乏力一过性加重，围手术期前后，通过中医药辨证施治等综合治疗，获得良好效果。

李某，女，57岁。首诊日期：2015年9月7日。

病史：患者以"突发言语不利、加重伴右侧肢体乏力1天"于9月4日来我院急诊，查头颅CT平扫显示：左侧额叶占位性病变，周围水肿明显。收入神经外科住院后，予脱水降颅内压及减轻脑水肿等治疗，于9月7日请刘老师查房。

初诊症见：精神疲倦，言语不利，右侧肢体乏力，头胀闷感，纳食及睡眠尚可，二便调，舌淡暗，苔白腻，脉弦细。肌力左侧5级、右侧肌力3级。

对本病的诊疗，刘老师指出，患者脏腑功能失调、湿浊内聚，日久损失脾胃久则致正气亏虚，阻滞气机不畅，日久化瘀，痰瘀内停，发为此病，四诊合参，诊为脑瘤，辨证为气虚痰瘀阻滞脑络，治以益气活血、涤痰通络为法。处方：黄芪25g，党参20g，川芎15g，石菖蒲15g，制远志10g，猫爪草20g，虎杖20g，法半夏15g，胆南星15g，肿节风20g，蜈蚣3条、甘草5g。5剂，每日1剂，水煎服。中成药：益脑安胶囊，每次3粒，每日3次。

二诊（2015年9月13日）：经上述治疗后，自9月10日患者头胀闷感有所缓解，仍有言语不利、右侧肢体乏力，患者舌质淡红，苔白微腻，脉细。增强MR提示左侧额叶近大脑镰、皮髓质交界处占位性病变，考虑转移瘤与高级别胶质瘤相鉴别，拟择期手术治疗。继守上方，7剂，每日1剂，水煎服。

三诊（2015年9月24日）：患者于9月21日行神经导航下开颅左侧额叶占位性病变切除术，术后精神稍倦，言语不利，右侧肢体乏力较前加重，腹胀，大便干结，舌暗红，苔少，脉弦细。肌力右侧1～2级，左侧正常。考虑术后损伤气阴，湿浊内停，阻滞气机；病机为气阴两虚、痰瘀内闭清窍；治以益气养阴、祛瘀化痰、醒脑开窍为法。处方：黄芪45g，太子参30g，白芍15g，生地黄20g，石菖蒲15g，制远志10g，肿节风20g，虎杖20g，猫爪草20g，赤芍15g，牡丹皮15g，天竺黄15g。10剂，每日1剂，水煎服。中成药：西黄胶囊，每次4粒，每日2次，以解毒散结、消肿止痛。配合针灸、康复等综合治疗。

四诊（2015年9月30日）：患者精神好转，言语不利、右侧肢体乏力好转，右侧肢体肌力3级，纳、眠可，二便调，舌暗红，苔薄白，脉弦细。病理回报：（左额叶大脑肿瘤组织）星形胶质细胞瘤，WHOⅢ-Ⅳ级。建议患者行放、化疗，患者及家属暂未同意，要求中医治疗，中药守9月24日方10剂，每日1剂，水煎服。

经上述中医药等综合治疗，患者病情稳定好转，于10月12日出院，嘱其定期门诊复查。继续调治半年，病情基本稳定。

按语： 患者年过五旬，脏腑功能失调，脾胃损伤，后天失养，久则致正气亏虚，湿浊内停，阻滞气机，血液运行不畅，日久化瘀，痰瘀内停，日久发为脑瘤；痰瘀阻络，故见言语不利、右侧肢体乏力；脑中气郁滞，故见头闷胀感，舌淡暗，苔白腻，脉弦细均为气虚痰瘀阻络之征；病位在脑，为本虚标实之象，病机为气虚痰瘀阻络，首诊治以益气活血，涤痰通络为法。以益气为主，以补气力胜、性动而能行滞的黄芪为补气主药，佐以川芎活血化瘀；石菖蒲、制远志涤痰除湿、芳香开窍；猫爪草、虎杖利湿解毒，散瘀止痛，法半夏、胆南星燥湿化痰、祛风开窍，肿节风活血散瘀解毒；蜈蚣攻毒散结、通络止痛。辅以益脑安胶囊加强活血息风、涤痰通络之效。二诊患者头闷胀感好转，继续巩固治疗并行手术治疗。三诊术后患者气阴损伤，湿浊内停，阻滞气机，言语不利及肢体乏力较前加重，辨证为气阴两虚、痰瘀痹阻，治法方药亦随证而变。予大剂量黄芪补益中气，配合活血通络、养阴清热之药，达到祛邪不伤正，泄热醒神之功，改党参为太子参，并在化痰、活血等药物略加调整，将法半夏改为天竺黄，川芎改为赤芍、牡丹皮，加生地黄、白芍以养阴清热、生津润燥。并予西黄胶囊解毒散结、消肿止痛。综观此案，扶正补虚贯彻治疗始终，并注意避免攻伐之性太强的药物易耗损气血，反而使痰瘀更难消除，正如《叶选医衡·因病似虚因虚致病论》所言："因虚致病者……与其去病而虚不可保，毋宁补虚而病可渐除。"

案3：左额叶少突胶质细胞瘤WHOⅡ级——风火痰瘀痹阻清窍案

本案中年女性，以低级别脑胶质瘤继发癫痫发作为主，日常生活明显受到限制及影响，通过手术及中医药辨证综合治疗，未遗留明显神经功能缺损症状。

何某，女，47岁。首诊日期：2015年8月24日。

病史：患者以"发作性肢体抽搐伴意识不清10天"于8月6日收入我院癫痫专科系统诊治。外院颅脑MRI提示：左额叶病变，低级别胶质瘤可能；右额叶病变，炎症病变可能。PET/CT检查显示：左额叶病灶氨代谢活跃。入院后行腰穿等检查综合评估后，于8月18日在神经导航＋电生理监测下行左侧额叶占位＋癫痫病灶切除术，于8月24日请刘老师查房指导中医药诊治。

初诊症见：精神可，头痛时作，平躺时加重，起身缓解，自觉记忆力下降，暂无肢体抽搐，晨起口干、口苦，纳一般，眠差，大便黏腻、里急后重，小便调，舌红，苔厚微黄，脉滑。查体：神清，对答思维逻辑稍混乱，记忆力稍下降，四肢肌力、肌张力正常。

对本病的诊疗，刘老师认为，患者中年女性，素体健，急性起病见肢体抽搐等证候，现西医术后，暂无抽搐发作，而见头痛等症，四诊合参，诊为脑瘤，辨证为风火痰瘀痹阻清窍，治当清肝息风、涤痰活血、开窍安神为法。处方以羚角钩藤汤加减：羚羊角骨30g（先煎），钩藤20g，菊花15g，肿节风20g，天竺黄15g，赤芍15g，重楼15g，夏枯草15g，首乌藤30g，酸枣仁20g，郁金15g，虎杖10g，炒黄连10g，肉桂3g（焗服）。3剂，每日1剂，水煎后，鼻饲。中成药：西黄胶囊，每次4粒，每日2次。

二诊（2015年8月27日）：患者精神疲倦，头痛较前好转，对答切题，口干口苦较前改善，纳、眠一般，二便调，舌暗红，苔薄黄干，脉滑细。现热毒渐退，兼气阴不足，以清肝息风、涤痰活血，佐以益气养阴为法。处方：羚羊角骨30g（先煎），钩藤20g，菊花15g，天竺黄15g，赤芍15g，首乌藤30g，酸枣仁20g，炒黄连10g，肉桂3g（焗服），炙黄芪30g，玉竹15g，麦冬15g。3剂，每日1剂，水煎后，鼻饲。

三诊（2015年8月30日）：精神可，言语清晰，头痛明显好转，纳食、睡眠可，二便调，舌暗红，苔薄黄，脉弦细。神经系统查体未见明显异常。病理结果回报：（左额叶病变组织）：少突星形细胞瘤（WHO Ⅱ级）。患者术后一般情况可，继守二诊方，予7剂带药出院。

随诊7个月，病情基本稳定。

按语：纵观本案，脑瘤病位在脑，与肝、肾、脾等脏腑有关，三脏功能失调，影响及气、血、津液的正常运行输布，因而湿、痰、瘀邪内生，日久化热，积久酿毒，痰瘀毒邪互结，夹风上窜，格阻脑内，蒙蔽清窍、心脑神机失用而见诸症。一诊患者邪盛而正虚不显，故见气滞、血瘀、痰结、湿聚、热毒等实证，方拟羚角钩藤汤加减，辅以西黄胶囊解毒散结。二诊时患者风火已熄，而见气阴不足之象，刘老师主张祛邪宜衰其大半，注重护本，临证时祛邪务求及时，却不强求彻底，尤其对内生诸邪，常"衰其大半而止"（《素问·六元正纪大论》），只要病情稳定、未见加重，没有明显禁忌，都会尽早用上扶正补虚的药物。予炙黄芪补益肺脾肾之气，玉竹、麦冬滋养肺脾之阴。三诊患者病情进一步好转，出院后继续巩固治疗。本案体现了中医的分期论治，法随证立，急缓有别。痫症急性期治法可采用息风、涤痰、活血、通络、平肝、清热、开窍，亦可采用解毒、通腑、宁心等，解期重视调补，并注重健脾补肺益肾以固本。

二十一、面瘫案

面瘫，临床发生率较高，临床表现主要是面部肌肉瘫痪、神经麻痹而致口眼歪斜等，也会导致面部肌肉障碍、面容异常，会给患者造成非常大的心理打击。西医多见于贝尔面瘫、面神经炎、特发性面神经麻痹。刘老师认为面瘫多由人体正气不足，络脉空虚，风邪夹痰乘虚入中阳明脉络，致使气血痹阻，筋脉失养而发生口眼歪斜；久病则风、痰、瘀互结，甚至伤及正气。面神经炎是以虚、风、痰、瘀四者为基本病理基础的本虚标实之证，治疗首先应重视祛风，辨明寒热具体用药。临床所见急性期多以风寒袭络证居多，常用麻黄附子细辛汤以温通经络、祛风散寒。根据"治风先治血，血行风自灭"的理论，发病 1 周后多以养血活血，辅以祛风涤痰通络等治法，以加速瘫痪面肌的恢复。养血活血常选用鸡血藤、当归、川芎、丹参、赤芍、桃仁、红花等；祛风涤痰通络常选防风、荆芥穗、葛根、白芷、天麻、白附子、白芥子、胆南星、僵蚕、蜂房等；补虚益气首选黄芪、党参、白术等。临证时，可根据不同证型，有所侧重，或以祛风涤痰为主，兼以活血通络；或以活血通络为主，兼以祛风涤痰补虚；或以补虚扶正为主，兼以活血涤痰祛风。至于其他变证，则在此基础上，予以变通，如偏寒者予以温经散寒，偏热者予以清热，热重者清热解毒。临床上根据面瘫之"虚、风、痰、瘀"的基本病理变化，加用经验制剂益脑安胶囊，多获良效。

案 1：贝尔面瘫——气阴不足，风痰瘀阻案

本案患者，孕期受风，出现右侧口眼歪斜，经针灸、营养神经治疗后，未明显疗愈。现产后来诊，据其四诊表现，考虑为气血不足，脾胃虚弱，风、痰、瘀阻滞经脉。临证加减化裁，变化巧妙，获得一定疗效。

邓某，女，30 岁。首诊日期：2017 年 11 月 1 日。

病史：患者于 2017 年初（孕后约 2 个月），在无明显诱因下出现右侧口眼歪斜，经针灸、营养神经等治疗后病情好转，既往有子宫内膜异位症病史。

初诊症见：现能皱眉，右额纹稍浅，鼻唇沟变浅，口角向左歪，进食无滞于内颊，无眼部不适。纳、眠可，二便调，口干口苦，舌红，苔白厚干，脉弦细。

对于本病的诊疗，刘老师认为，该患者处于产后这一特殊时期，气血不足，脉道不充，腠理不密，是故风邪易袭，致使经气阻滞，筋肉纵缓不用，病程绵长，邪气稽留日久，酿痰生瘀。四诊合参，诊为面瘫，以气血不足、风痰瘀互结的病机。治以益气化痰、活血祛瘀、祛风通络为法。处方：黄芪 40g，太子参 20g，白芷 15g，蒺藜 15g，茯苓 15g，白术 15g，胆南星 10g，石菖蒲 10g，制远志 10g，桃仁 10g，红花 5g，羌活 10g。7 剂，每日 1 剂，水煎服。中成药：益脑安胶囊，每次 4 粒，每日 3 次。

二诊（2017 年 11 月 16 日）：服药后情况平稳，无偏身肢体乏力，口干欲饮水，口不苦，大便偏溏，一天 2～3 次，眠可，疲劳，月经推迟，舌红，苔白厚干，脉弦细。目前患者药后面部情况平稳，出现便溏、疲劳等脾虚湿滞之象，上方去白芷、白术、桃仁、红花、羌活、石菖蒲，重用健脾祛湿之药，改用山药、薏苡仁、白芍、五指毛桃、徐长卿、甘草以益气健脾、祛湿通络。处方：黄芪 40g，太子参 20g，徐长卿 15g，蒺藜 15g，茯苓 15g，山药 15g，胆南星 10g，五指毛桃 30g，制远志 10g，白芍 15g，薏苡仁 30g，甘草 5g。14 剂，每日 1 剂，水煎服。益脑安胶囊续用。

三诊（2017年11月30日）：服药后情况平稳，右侧面部肌肉未能上提，头右侧后枕部胀痛，无偏身肢体乏力，大便偏溏，一天2～3次，口干欲饮水，口不苦，眠可，疲劳，月经尚可，舌红，苔白干，脉弦。效不更方，二诊方微调。症见头胀，加用丹参活血通络，去徐长卿、远志、白芍、薏苡仁，改羌活、白芷增强祛风止痛之力，以白术健脾燥湿。处方：黄芪40g，党参20g，羌活15g，蒺藜15g，茯苓15g，山药15g，胆南星10g，五指毛桃30g，白芷10g，白术15g，丹参15g，甘草5g。14剂，每日1剂，水煎服。

四诊（2017年12月14日）：服药后情况平稳，右侧面部肌肉未能上提，有紧绷牵拉感，头右侧后枕部胀痛，疲劳，口干口苦，咽痛咳嗽，无痰多流涕，无发热，大便可，眠安，月经尚调，舌暗红，苔白厚腻干，脉弦。患者现咳嗽咽痛，予乌梅、岗梅根利咽止咳；症见口苦，恐有化热之嫌，予加黄芩、菊花、葛根疏风清热，故去黄芪、党参，改太子参、麦冬清润滋阴。处方：太子参20g，麦冬10g，白芍15g，蒺藜15g，乌梅10g，黄芩15g，岗梅根20g，钩藤10g，羌活15g，葛根20g，菊花10g，甘草5g。4剂，每日1剂，水煎服。

按语：张仲景《金匮要略·妇人产后病脉证治》曰："新产妇人有三病，一者病痉，二者病郁冒，三者大便难。"自古以来，即有男精女血之论。诚然，女子一生，其月经、怀胎、产子的规律是：始则行经耗血，继之血聚养胎，尔后临盆下血；凡此种种，均可体现出女子一生耗血甚多。其失血程度，尤以新产为最，因而《金匮要略·妇人产后病脉证治》中首先指出"新产血虚"，《景岳全书·妇人规》亦云"产后气血俱去，诚多虚证"。因此要求在治疗上，兼顾扶正祛邪，益气养血与疏风散邪并用，不可偏废，也不可急于求功，否则易造成新的伤害。刘老师认为本案患者孕期受风，缠绵不愈，又因产后气血不足，体弱脉虚，易中风邪，故血虚不能濡养筋脉，风、痰、瘀阻滞脉络，故令面瘫。《傅青主女科·产后总论》云："凡病起于血气之衰，脾胃之虚，而产后尤甚。是以丹溪先生论产后，必大补气血为先……夫产后忧、惊、劳、倦，气血暴虚，诸症乘虚易入。"故应以"补虚祛邪，标本兼治"为法则，治以扶正补虚、化痰祛瘀、祛风通络、疏风解表。黄芪、党参大补元气，疑有化热，则五指毛桃、太子参、麦冬益气生津。以白芷、蒺藜、羌活、钩藤祛风通络，胆南星、石菖蒲、远志化痰通络，桃仁、红花散经络之瘀血。症见便溏、疲劳，为气血两虚致产后脾胃亦虚，于斯用党参、茯苓、白术、甘草、山药、薏苡仁，取四君子汤之义健脾祛湿，培补后天之本。产后气虚腠理不密，风邪乘虚侵袭，正气内虚不能祛邪外达，逆而上冲，故令感冒。本案患者口干口苦、咳嗽咽痛、舌红，为风热内袭，故随证调整方药，予以黄芩、菊花、葛根疏风清热，乌梅、岗梅根利咽止咳。刘老师重视产妇的身心调理和饮食起居，嘱其要保持身心愉悦、避风寒、忌冷食、常处静室、生活有节。

案 2：面神经炎——阴血不足，虚火上浮案

本案患者因顽固性面瘫来诊，病程 8 个月之久，反复口疮，热象明显。辨证求因，四诊合参，因邪留日久，阴血不足，虚火内生而致。治疗上总以滋阴退热为本，祛风通络、化痰祛瘀为标，临证病情变化，据其轻重缓急以施治，可获良效。

孔某，女，36 岁。首诊日期：2012 年 3 月 8 日。

病史：2011 年 7 月因左眼闭合不全，流涎，诊断为面瘫，曾行针灸及药物治疗，具体不详。

初诊症见：患者仍有口唇歪斜，左眼睁大不能，口唇向左侧歪斜，时有心慌心悸，少许口干，口臭，牙龈出血肿痛，无腹胀腹痛，饮食尚可，小便尚可，大便偏溏，经行 2～3 日即止，量少色黑。舌淡，苔白腻，脉细数。

刘老师认为，该患者面瘫日久，脉道阴血不充，虚热内扰。肾水亏，阴血虚，心肾不交而时有心慌心悸；口干、口臭、牙龈出血肿痛等症，乃因津少不润、内热煎浊，火热上炎而致。四诊合参，辨为面瘫，治之以益气养阴清热为重，配伍祛风通络、化痰祛瘀之品。处方：黄芪 30g，太子参 15g，天麻 15g，肿节风 15g，羌活 15g，赤芍 15g，牡丹皮 15g，白芷 10g，茯苓 15g，法半夏 10g，蒺藜 15g，甘草 10g。5 剂，每日 1 剂，水煎服。

二诊（2012 年 3 月 22 日）：药后心慌心悸改善，双眼可以闭全，左眼睁大不能，口唇向左侧歪斜，鼓腮未见漏气，左侧面部热感，饮食尚可，小便尚可，大便偏溏，左侧口腔黏膜见一白色溃疡，舌淡，苔白腻，

脉细数。症见色白口疮，面部热感，虚火更盛，故重用养阴退热之品。去黄芪、太子参、羌活、赤芍、牡丹皮、法半夏，加知母、麦冬、黄柏、玄参滋阴而退虚热，浙贝母、竹茹清热化痰消痈。处方：知母15g，麦冬15g，肿节风20g，生地黄15g，关黄柏10g，玄参15g，浙贝母15g，牡丹皮15g，白芷10g，竹茹15g，蒺藜15g，甘草5g。4剂，每日1剂，水煎服。

三诊（2012年3月29日）：药后口唇歪斜较前稍好转，口唇向左侧歪斜，鼓腮未见漏气，左侧面部热感，近几天出现咽痛，少许胃脘不适，时有欲呕，畏寒，困乏，月经推迟7天未至，饮食尚可，小便尚可，大便偏溏，舌暗淡，苔薄白，脉细数。患者现畏寒、咽痛、欲呕，四诊合参，考虑太阳少阳合病。病邪处于进退之时，急则治标，遂改柴胡剂加减。处方：柴胡15g，黄芩15g，法半夏10g，浙贝母15g，玄参15g，桔梗10g，北沙参20g，土牛膝20g，木蝴蝶10g，牛蒡子10g，甘草5g。3剂，每日1剂，水煎服。

四诊（2012年8月23日）：5个月后，患者因左侧牙痛，偶有双上肢麻木来诊，双眼可以闭全，左眼睁大不能，发痒，鼓腮稍有漏气，左侧面部热感，饮食尚可，夜尿多，大便偏溏，舌淡，有齿印，苔白腻，脉细弱。此次来诊，守法改方，处方：醋龟甲20g（先煎），知母15g，麦冬15g，牡丹皮15g，白芍20g，土鳖虫10g，防风10g，蒺藜15g，肿节风20g，旱莲草15g，丹参15g，甘草10g。5剂，每日1剂，水煎服。

五诊（2012年8月30日）：药后口唇歪斜改善，双眼可以闭全，左眼不能睁大，发痒，流泪，鼓腮稍有漏气，左侧面部热感，口腔溃疡，偶有双上肢麻木，饮食尚可，夜尿多，大便偏溏，舌淡，有齿印，苔白腻，脉细弱。症见口疮，虚火更盛，四诊方去防风、蒺藜、旱莲草、丹参，改竹茹、黄芩、半枝莲、北沙参益其滋阴退热之力。处方：醋龟甲20g（先煎），知母15g，麦冬15g，牡丹皮15g，白芍20g，土鳖虫10g，竹茹15g，黄芩15g，肿节风20g，半枝莲20g，北沙参20g，甘草10g。7剂，每日1剂，水煎服。

按语：本案患者因左侧面瘫来诊，病程足有个8月之久，病程迁延，正邪交争，正气愈虚，发展为顽固性面瘫。初诊时见口干，口臭，牙龈出血肿痛，为虚热之象。多次就诊，均见口疮，内热较盛。本案患者口疮色白，进一步互证为虚热上扰所致。治疗上，刘老师认为应紧扣"阴血不足，虚热上扰"这一病机特点，不可见热而妄用苦寒直折之法，以免犯了"虚虚实实"之戒。治以滋阴退热为本，祛风通络、化痰祛瘀以治其标。重在合用知柏地黄丸加减配伍，选用知母、黄柏、麦冬、牡丹皮、龟甲、北沙参、玄参养阴清热，善用肿节风、羌活、白芷、蒺藜祛风通络。配伍竹茹、浙贝母清热化痰消痈，合用土鳖虫、半枝莲，以防邪气稽留日久，酿痰生瘀。

案3：特发性面神经麻痹——痰瘀阻络案

本案患者因受风后，出现左侧颜面及口角麻木的症状。邪之所凑，其气必虚，气血不荣肌肉、经脉，风邪易袭，痰瘀互结。中医辨证为痰瘀阻络证，治疗上以益气养血为本，祛风涤痰通络为标，疗效显著。

陈某，女，59岁。首诊日期：2015年6月24日。

病史：2015年5月，患者在出差，头面部不慎受风，以左侧颜面部、口角突然麻木为主要表现。既往有脑动脉硬化、右侧颈总动脉硬化病史。

初诊症见：左侧颜面部、口角突然麻木，呈游走性，向右侧颜面部发作，遇风加剧，间断发作，头部昏沉感，无天旋地转感，四肢持物可，无头痛头晕等其他不适，纳、眠可，二便调，舌淡，苔白，脉沉细。

对于本病的诊疗，刘老师认为患者既往有脑动脉硬化、右侧颈总动脉硬化病史，素有气血不荣经脉、肌肉之弊，故不抵风邪侵袭而发病。气血不足，经气不利，脉道不顺，痰瘀内生，加重脉道之不利，纠缠难愈。四诊合参，诊为面瘫，治当以益气化痰，活血通络为法。处方：黄芪45g，党参20g，天麻15g，川芎20g，当归15g，生山萸肉15g，法半夏15g，石菖蒲15g，鸡血藤20g，路路通15g，杜仲20g，牛膝15g。7剂，每日1剂，水煎服。

二诊（2015年7月1日）：左侧颜面部、口角游走性麻木较前减轻，双侧耳部阻塞感，咀嚼可，头部昏沉感明显改善，四肢持物可，纳、眠可，二便调，舌淡，苔白，脉沉细。效不更方，上方微调，去鸡血藤、路路通，改蜈蚣、远志加强祛风化痰通络之功。处方：黄芪45g，党参20g，天麻15g，川芎20g，当归15g，生山萸肉15g，法半夏15g，石菖蒲15g，蜈蚣2条，制远志10g，杜仲20g，牛膝15g。7剂，每日1剂，水煎服。

三诊（2015年7月8日）：复诊，服药后，左侧颜面部、口角游走性麻木较前稍减轻，仍时有麻木感，甚时连及牙齿亦麻木不适，双侧耳部阻塞感，咀嚼可，已无头部昏沉感，四肢持物可，纳、眠可，二便调，舌淡，苔白，脉弦略滑。守法微调，二诊方去山萸肉、法半夏、杜仲，改细辛、鸡血藤、胆南星，以加强祛风活血通络之力。处方：黄芪45g，党参20g，天麻15g，川芎20g，当归15g，石菖蒲15g，蜈蚣2条，制远志10g，牛膝15g，细辛3g，胆南星10g，鸡血藤15g。12剂，每日1剂，水煎服。

四诊（2015年7月29日）：复诊，服药后，左侧颜面部、口角游走性麻木明显好转，基本已无麻木感。仍觉双侧耳部阻塞感，自觉有水气冲击感，无听力减退，无疼痛等其他不适感。已无头部昏沉感，四肢持物可，纳、眠可，二便调，舌淡，苔白，脉弦细。证机同前，微调如下，去细辛、鸡血藤，改用白芷、杜仲。处方：黄芪45g，党参20g，天麻15g，川芎20g，当归15g，石菖蒲15g，蜈蚣2条、制远志10g，牛膝15g，胆南星10g，白芷15g，杜仲20g。7剂，每日1剂，水煎服。

按语：面瘫的发生多因气血不足，《类证治裁·中风论治》曰"口眼㖞斜，血液衰涸，不能荣润筋脉"，强调气血不足在面瘫发生中的重要作用。本案患者因原有脉道空虚，故风邪易凑，痰瘀互结而发病。基于气血不足、风痰瘀互结的核心病机，以益气养血、祛瘀化痰通络为治疗原则，收益良效。重用黄芪、党参益气扶正，充实脉道，以祛邪外出。《医方集解》曰"颠顶之上，唯风药可到也"，故用天麻、白芷、鸡血藤、路路通、细辛祛风通络，引药之病所。蜈蚣性温，走窜通络，入络搜邪，长于息风止痉，又善搜剔脏腑之郁积。用川芎、当归养血活血；远志、石菖蒲、胆南星、法半夏涤痰通络。诸药合用，共奏益气化痰，活血通络之功。

案4：面神经炎——阴亏津伤案

本案为高龄面瘫患者，既往反复牙痛，以右侧眼目迟钝为主要临床表现。中医考虑为阴亏津伤，虚火燔灼，经脉失养所致，以滋阴退热为治疗大法，药证对应，综合调治，获益良效。

李某，女，79 岁。首诊日期：2013 年 5 月 23 日。

病史：2013 年 4 月 18 日牙科治疗后突发右侧周围性面瘫，牙痛修补病史。

初诊症见：右侧眨眼稍迟顿，瞬目减少。少许牙痛，无头晕，无视物重影。口干，大便可，舌边尖红，苔黄干，脉弦细。

对于本病的诊疗，刘老师认为，该患者年高，《格致余论·阳有余阴不足论》言"人之阴气，难成易亏""人生至六十、七十以后，精血俱耗"，故本有阴虚。舌边尖红、苔黄干皆为津伤热象。患者因反复牙痛来诊，阴虚髓减、阳明络脉空虚入侵，以致邪聚不散，停于牙龈，导致局部气血不畅，痰瘀阻滞络脉而发为牙痛。治当滋阴退热为本，兼以祛痰瘀之法。处方：太子参 20g，白芍 20g，当归 10g，川芎 10g，白芷 10g，知母 10g，蜂房 10g，威灵仙 10g，茯苓 15g，砂仁 5g（后下），五指毛桃 30g，炙甘草 5g。7 剂，每日 1 剂，水煎服。

二诊（2013 年 5 月 29 日）：服药后面瘫、牙痛缓解，未影响生活，视物模糊，无视物重影，无头晕。口干，晨起尤甚，大便可，舌边尖红，苔黄干，脉弦。效不更方，上方微调。予去当归、五指毛桃、炙甘草，改牡丹皮、山萸肉、石斛，增益其滋阴润燥，凉血清热之力。处方：太子参 20g，白芍 20g，牡丹皮 15g，川芎 10g，白芷 10g，知母 10g，蜂房 10g，威灵仙 10g，茯苓 15g，砂仁 5g（后下），盐山萸肉 15g，有瓜石斛 15g。7 剂，每日 1 剂，水煎服。

三诊（2013 年 6 月 5 日）：服药后面瘫、牙痛缓解，未影响生活，现自觉头晕，如坐舟车状，偶有呕吐，腰痛，视物模糊无视物重影。口干，晨起尤甚，大便可，舌淡暗，苔黄腻干，脉弦细。守法微调，症见头晕、腰痛，去白芷、威灵仙、太子参，加杜仲、桑寄生补肝肾、强腰膝，重用黄芪升提益气，补虚定眩。处方：黄芪 30g，白芍 20g，牡丹皮 15g，川芎 10g，桑寄生 20g，知母 10g，蜂房 10g，杜仲 20g，茯苓 15g，砂仁 5g(后下)，盐山萸肉 15g，有瓜石斛 15g。7 剂，每日 1 剂，水煎服。

四诊（2013 年 6 月 19 日）：服药后面瘫、牙痛、头晕缓解，未影响生活，现咳嗽有痰色白，无咽痒，偶有呕吐，腰痛，视物模糊，无视物重影。口干，晨起尤甚，大便可，舌淡暗，苔黄腻干，脉弦细。药证对应，症见咳嗽痰白，改用百合、浙贝母、前胡清热止咳化痰。处方：黄芪 30g，百合 15g，牡丹皮 15g，川芎 10g，首乌藤 30g，浙贝母 20g，蜂房 10g，杜仲 20g，茯苓 15g，砂仁 5g（后下），盐山萸肉 15g，前胡 15g。7 剂，每日 1 剂，水煎服。

五诊（2013 年 7 月 24 日）：服药后面瘫、牙痛缓解，已无头晕，咳嗽较前缓解，色白痰，头部汗出，无咽痒，偶有恶心，腰痛，视物模糊，无视物重影。口干，晨起尤甚，大便可，舌淡暗，苔黄腻干，脉弦细。现患者头晕、咳嗽咳痰症状趋向好转，调整益气养阴清热之品，以滋养脉道，祛邪外出。去黄芪、川芎、杜仲、砂仁、前胡，改用太子参、北沙参、女贞子、石斛、知母。处方：太子参 20g，百合 15g，牡丹皮 15g，北沙参 20g，首乌藤 30g，浙贝母 20g，蜂房 10g，女贞子 15g，茯苓 15g，有瓜石斛 15g，盐山萸肉 15g，知母 15g。7 剂，每日 1 剂，水煎服。

六诊（2013 年 8 月 7 日）：服药后面瘫、牙痛有所缓解，仍偶有头晕，头部汗出，咳嗽较前减少，仍有痰色白，无咽痒，腰痛明显好转，视物模糊，无视物重影。口干减少，大便稍硬，舌淡暗，苔黄腻干，脉弦。效不更方，五诊方微调，改用浮小麦固表敛汗，麦冬增液润肠以行便，肿节风加强祛风通络之力。处方：太子参 20g，牡丹皮 15g，北沙参 20g，首乌藤 30g，浮小麦 30g，蜂房 10g，麦冬 15g，知母 15g，有瓜石斛 15g，盐山萸肉 15g，百合 15g，肿节风 15g。7 剂，每日 1 剂，水煎服。

按语：本案患者年过七旬，年老体弱，素体阴虚，病程易迁延。老年人肾精不足，天癸已竭，阴气渐衰，精血不足，卫气不足更为明显，卫外不固，外邪易乘虚侵袭面部筋脉，以致气血瘀滞，肌肉纵缓不收而致病。患者牙痛反复发作，红肿不甚，为虚火所致。肾主骨，齿为骨之余，由肾精所化生和滋养，肾阴不足则虚火上炎而牙痛遂生。种种症见，提示患者阴虚津伤，痰瘀阻络，不通则痛，而见面瘫、牙痛之状。治疗上，刘老师认为重在滋阴退热，少伍祛痰瘀之品。大量合用太子参、知母、石斛、北沙参、麦冬、牡丹皮以养阴清热。配伍川芎，善行头目，活血止痛。临证调方，症见牙痛，则联用蜂房祛风止痛；自汗则以浮小麦固表敛汗；腰痛则用桑寄生、杜仲补肝肾、强腰壮骨；咳嗽咳痰则合百合、浙贝母、前胡化痰止咳等，随症应变，扶正祛邪，标本兼治。冰冻三尺非一日之寒，阴虚津伤非几日可逆，仍需守法调方治疗半年余，巩固疗效。调理生活起居，不宜煎炸燥热之物，恬淡虚无少动怒。

二十二、面痛案

面痛，又称"面痛风""面颊痛"，是以额、面颊、口唇等部位出现放射性、灼烧性抽掣疼痛或胀痛为主症的一类病证。本病多见于西医学中的三叉神经痛等病证。刘老师认为，本病以疼痛为主症，辨证论治之时，应针对"脉络痹阻""不通则痛""不荣则痛"之病机特点，以通络止痛之法贯穿始终。发病与风邪关系密切，根据"治风先治血，血行风自灭"（《医宗必读·痹》）理论，临床上常采用当归、川芎等养血活血、祛风止痛一类中药。反复发作，病程缠绵，久痛入络者，常加入地龙、全蝎等虫类搜剔，方可奏效。

案1：三叉神经痛——肝火上炎案

本案患者左侧下颌部灼痛反复数年，虽病程日久，辨证仍考虑肝经火热为主，治疗上实则泻之，疗效佳。

张某，女，58岁。首诊日期：2007年6月16日。

病史：2003年突发左侧下颌部灼痛，反复发作，在外院诊断为"三叉神经痛"，口服卡马西平等，症状控制不良。

初诊症见：左侧下颌部发作性灼痛，进食、说话等诱发加重，纳差，胃脘嘈杂，口苦时见，眠可，二便调；舌淡红，苔薄白，脉弦略数。

对于本病的诊疗，刘老师认为，患者虽为久病未愈，据其疼痛特点及症舌脉表现，病机考虑以火热为主。四诊合参，诊为面痛，证属肝经火热、风阳上扰，治当清肝泻火、息风通络。处方：石决明30g（先煎），天麻15g，钩藤15g，地龙干15g，菊花15g，夏枯草20g，水牛角30g（先煎），白芍20g，知母15g，黄芩15g，竹茹15g，麦冬15g。7剂，每日1剂，水煎服。中成药：脑脉2号胶囊，每次3粒，每日3次；羚羊角胶囊，每次2粒，每日2次。

二诊（2007年6月23日）：患者服药后疼痛程度较前减轻，时有头晕头胀痛感，纳差，胃脘不舒及口干苦改善，二便调。舌偏红，苔黄厚，脉弦。辨证同上，上方微调，去竹茹、麦冬，加猪笼草以清热泻火，延胡索活血止痛。处方：石决明 30g（先煎），天麻 15g，钩藤 15g，地龙干 15g，菊花 15g，夏枯草 20g，水牛角 30g（先煎），白芍 20g，知母 15g，黄芩 15g，猪笼草 20g，延胡索 15g。14 剂，每日 1 剂，水煎服。中成药续用。

三诊（2007 年 7 月 7 日）：患者疼痛发作减少，头胀痛减轻，口干时见，胃口改善，二便调，舌淡红，苔薄黄，脉弦。守上治法，予二诊方去白芍、黄芩、延胡索，加秦艽祛风通络，牡丹皮、益母草凉血活血。处方：石决明 30g（先煎），天麻 15g，钩藤 15g，地龙干 15g，菊花 15g，夏枯草 20g，水牛角 30g（先煎），益母草 15g，知母 15g，牡丹皮 15g，猪笼草 20g，秦艽 15g。14 剂，每日 1 剂，水煎服。

按语： 刘老师认为，面痛多以风、火二邪多见，如《证治准绳·杂病·面痛》有"面痛皆属火盛"之说。本案患者疼痛剧烈、面部有火烧火燎感，符合火为阳邪、火性炎上的特点，疼痛部位为足少阳胆经循行之处，治疗上以"清肝泻火，息风通络"为主，佐以清热凉血之物，以得治风先治血，血行风自灭之效。方中水牛角、石决明、天麻、钩藤、菊花、夏枯草以达清肝息风、育阴潜阳之效；知母、白芍柔肝敛阴；配伍牡丹皮凉血活血，防血热灼伤脉。二诊时，患者面痛程度较前减轻，但血压仍较难控制，遂加用延胡索增强止痛之效，猪笼草利湿行水，辅助降压。三诊时，患者血压仍较高，但面痛发作次数较前减少，疼痛缓解明显，肝火已抑，血热未除，遂予益母草辅助降压，秦艽、牡丹皮透热转气，清散血分之邪热。综观全案，从肝辨证，因火施治，灵活加减，对症用药，疗效颇佳。

案 2：三叉神经痛——虚火上浮案

本案青壮年男性，三叉神经痛病史数年，胃阴不足，虚火上浮为本案辨证关键，治以养胃阴、清虚热为主，疗效佳。

蔡某，男，39 岁。首诊日期：2016 年 3 月 30 日。

病史：患者 2013 年初无明显诱因出现右侧面部疼痛，呈放射性疼痛，或有麻木感，服用药物治疗无效，曾行针灸治疗，效果不佳。

初诊症见：右侧面部疼痛时作，每个月数次，疼痛时口气重，口干饮不多，二便调。舌色淡红，苔白微腻，脉弦细。

对于本病的诊疗上，刘老师认为该患者面痛经久不愈，时重时轻，耗损营阴，内有虚火；口干饮不多，口气臭，责之于胃阴亏虚。治宜养胃阴、清虚热。处方：知母15g，麦冬15g，北沙参20g，生地黄15g，牡丹皮15g，有瓜石斛15g，姜黄15g，郁金15g，夏枯草15g，柴胡10g，白芍15g，甘草5g。14剂，每日1剂，水煎服。

二诊（2016年12月21日）：6个月后患者来诊，诉药后数月无明显发作，近面部疼痛再现，疼痛时口气重，无明显口干口苦，睡眠欠佳，二便调。舌淡红，苔白微腻，脉弦细。辨证治法同前。处方：知母15g，麦冬15g，北沙参20g，生地黄15g，牡丹皮15g，有瓜石斛15g，姜黄15g，徐长卿15g，夏枯草15g，柴胡10g，赤芍15g，甘草5g。7剂，每日1剂，水煎服。

三诊（2017年2月15日）：2个月后，患者又因面痛来诊，说话时疼痛诱发或加重，麻木感，纳可，睡眠不佳，二便调，舌淡红，苔白微腻，脉弦细。守法微调，处方：知母15g，麦冬15g，北沙参20g，郁金15g，丹参15g，有瓜石斛15g，姜黄15g，徐长卿15g，茯苓15g，柴胡10g，白芷10g，莲子15g。14剂，每日1剂，水煎服。

四诊（2020年6月24日）：患者已2年多面痛未发作，现因面痛发作来诊，以右唇周为主，进食吞咽诱发，现服用奥卡西平疼痛缓解，涎多，齿印舌，色淡红，苔薄白，脉细。考虑以虚火上炎为主。处方：知母15g，麦冬15g，关黄柏10g，白芍15g，柴胡15g，牡丹皮15g，徐长卿15g，肿节风15g，姜黄15g，虎杖10g，淡竹叶15g，干石斛15g。7剂，每日1剂，水煎服。

五诊（2020年9月23日）：患者自行外购四诊方数次，病情明显好转，逐渐停减奥卡西平，舌淡红，苔薄，脉弦细。四诊方微调，予去关黄柏、石斛，改用石膏、生地黄滋阴而清阳明之热，处方：知母15g，麦冬15g，石膏25g（先煎），白芍15g，柴胡15g，牡丹皮15g，徐长卿15g，肿节风15g，姜黄15g，虎杖10g，淡竹叶15g，生地黄20g。7剂，每日1剂，水煎服。

按语：《证治准绳·杂病·面痛》上记载："面痛皆属火，盖诸阳之会，皆在于面，而火阳类也……暴痛多实，久痛多虚。"本案患者反复面痛有6年之久，其间数次来诊，中医考虑虚热内生，虚火上炎，灼伤脉络，而出现疼痛阵发。治处方取玉女煎之义加减，注重滋养胃阴、清退虚热、祛风通络，则胃阴得充，经脉得养，虚热可退，经脉气血调和，疼痛自去。石膏、知母二味，清阳明有余之火，重用麦冬、北沙参、生地黄、石斛养阴生津之品，黄柏、柴胡清退虚热，配伍徐长卿、肿节风、姜黄通络止痛。同时，用郁金、丹参、赤芍、虎杖清热凉血祛瘀，其一，因虚热内①生，虚热灼伤脉络，脉中血热；其二，虚热煎灼血中津液，使阴津益亏，其血浓稠黏滞，失其畅达流通之性，血黏而成瘀。正如《读医随笔·卷三》所言"夫血犹舟也，津液水也"，津液为火灼竭，则血行愈滞，故凉血祛瘀，以防瘀血阻塞脉道。东垣谓"高颠之上，唯风可到"（《兰室秘藏·头痛门》），一者风药可引诸药直达病所，二者风药多具辛散宣达之性，用之可通达经络而止痛。配伍风药可"火郁发之"（《素问·六元正纪大论》），"辛以润之"（《素问·脏气法时论》），故以夏枯草、白芷祛风止痛，引药入经。全案以养胃阴、清虚热为重，辅以祛风散邪之品，使患者发作次数明显减少，发作间期逐渐延长，取得了一定的疗效。

二十三、面风案

面风，即面肌痉挛、面肌抽搐，主要表现为面部肌肉阵发性痉挛或跳动，多以眼轮匝肌或口角肌肉的抽搐为主要表现，进程缓慢，抽搐的程度轻重不一，少数患者病程晚期可伴患侧面肌轻度瘫痪。部分患者可见于面瘫后，更多的是未能找到病因的局部性肌张力障碍所致。刘老师认为本病多由于脉络空虚，风邪入侵，化热伤津而发，临证使用中药治疗时应注意防其过于温燥，急性期尽量避免使用燥火、动火之品，如蜈蚣、全蝎等，以防耗伤阴血，筋脉失养，导致面肌痉挛。面肌痉挛可由面瘫后未及早治疗，或治疗不当，或治疗不彻底致病势缠绵，也可由阴血亏虚，虚风内动，风痰壅络，筋脉失养所致。依据"治风先治血，血行风自灭"（《医宗必读·痹》）的理论，可重用养血活血、舒筋活络之品，如鸡血藤、当归、何首乌、川芎、鹿衔草、豨莶草等，辅以黄芪、党参、白术等益气扶正；面肌痉挛临证上多表现为风动之证，面肌不自主抽动，治疗宜息风止痉，如天麻、钩藤、蒺藜、地龙、僵蚕等；痰瘀交结，筋脉阻滞是面肌痉挛久治不愈原因之一，活血涤痰常选用当归、川芎、胆南星、法半夏、白芥子等药物。临床实践中发现患者在情绪紧张、睡眠不好时可诱发或加重面肌痉挛的发生，在辨证治疗基础上，加用矿石、贝壳类药物如生龙齿、生牡蛎、珍珠母、磁石等，加强重镇安神、解痉之功，对治疗面肌痉挛有一定效果。

案 1：面肌痉挛——肝肾阴虚案

本案老年男性，以面部抽动不适为主，中医辨证考虑肝肾阴虚，治疗从补益肝肾之阴治本入手，或兼清虚热，或佐以平息肝风，获得较好临床效果。

李某，女，70 岁。首诊日期：2014 年 8 月 6 日。

病史：患者于 2 年前无明显诱因下出现左侧面部不自主抽动，多次针灸治疗后未见明显效果。有高血压病史，现服药血压控制良好。

初诊症见：左侧面部不自主抽动，夜间加重，伴耳鸣，无视物模糊，口干，无口苦，纳食、睡眠可，二便调，舌淡红，舌中有裂纹，苔薄白，脉弦略数。

对于本病的诊治，刘老师认为，患者以左侧面部不自主抽动为主症，西医考虑面肌痉挛。此病西医治疗效果欠佳，中医药治疗可有效改善症状。该患者年过七旬，综合其症舌脉，中医病机考虑以肝肾阴虚为主，兼有虚、热、火、风，治则治法以扶正固本为主、标本兼治，补肝肾、清虚热为法，佐以息风柔筋。以大补阴丸合六味地黄丸为基础加减用药。处方：醋龟甲 20g（先煎），知母 15g，关黄柏 10g，生地黄 15g，山萸肉 15g，女贞子 15g，麦冬 15g，北沙参 20g，钩藤 15g，白芍 20g，肿节风 15g，羌活 10g。7 剂，每日 1 剂，水煎服。中成药：六味地黄丸，每次 8 粒，每日 3 次。

二诊（2014 年 8 月 20 日）：左侧面部不自主抽动稍减轻，伴耳鸣，无头晕，无视物模糊，口干，无口苦，纳可，眠差，二便调。舌淡红，舌中有裂纹，苔薄白，脉弦。守前法，加强养阴血、平肝潜阳，并予郁金、制远志解郁安神。处方：醋龟甲 20g（先煎），山萸肉 15g，女贞子 15g，麦冬 15g，北沙参 20g，钩藤 20g，白芍 20g，羌活 10g，珍珠母 30g（先煎），熟地黄 15g，郁金 15g，制远志 10g。14 剂，水煎服，每日 1 剂。中成药：益脑安胶囊，每次 3 粒，每日 3 次。

三诊（2014年9月10日）：现左侧面部不自主抽动较前减轻，仍伴耳鸣，偶有头晕，无视物模糊，口干偶有口苦，纳可，眠欠佳，二便调，舌脉同前。拟补益肝肾、佐以平肝清热为法。处方：醋龟甲20g（先煎），生山萸肉15g，女贞子15g，白芍20g，熟地黄15g，桑寄生20g，北沙参20g，赤芍15g，钩藤20g，蒺藜15g，制远志10g，首乌藤30g。14剂，每日1剂，水煎服。中成药：益脑安胶囊，每次3粒，每日3次。

随访1年，患者坚持服用中药，病情稳定。

按语：《素问·阴阳应象大论》有云："年四十，而阴气自半也。"肾为先天之本，肾阴肾阳为其他脏腑阴阳的根本，为生命活动之根。《素问·上古天真论》曰："肾者主水，受五脏六腑之精而藏之。"老年人多存在肾精不足、肾阴亏虚，而真阴亏损，无力制约阳气，则易致虚火内生，虚火上炎，风阳上亢，故可形成头面部一系列以动摇不定为特征的病证。正如《赤水玄珠·颤振门》中认为颤震的病因病机是"木火上盛，肾阴不充，下虚上实，实为痰火，虚则肾亏"，属本虚标实、虚实夹杂之病，治疗应"清上补下"，亦体现了扶正祛邪、标本兼顾的治疗原则。因此，在本案中，刘老师以龟甲、生地黄、女贞子、山萸肉、麦冬、北沙参等药物滋养肾阴，也恰恰体现了"壮水之主以制阳光"这一治法的内涵。同时，配伍白芍、钩藤、蒺藜、肿节风、知母、黄柏等滋阴、潜阳、平肝、息风、清热、泻火之品，又是攻补兼施、祛邪与扶正并举。诸药合用，直达病所，疗效满意。

案2：面肌痉挛——阴虚风动案

本案患者为右侧颜面部抽搐2年余，病程较长，辨证属阴虚内热、虚风内动为主，以滋肾柔肝、清虚热、息风止痉治之，疗效良好。

罗某，女，63岁。首诊日期：2011年6月22日。

病史：患者右眼睑动、右侧面部抽动2年余，外院中西药物诊治，效果不好。

初诊症见：右眼睑动、右侧面部抽动，时有眼睑低垂，无重影，无头晕头痛，纳食、睡眠可，时见口干口苦，二便调，舌淡，苔黄干，脉细弱。

对本病的诊疗，刘老师认为，患者年过六旬，病程逾年余，《素问·阴阳应象大论》论："年四十，而阴气自半也。"综合其症舌脉，应责之于肝肾阴虚，津虚不润，筋脉不养，肌肉不荣，虚风内动；苔黄干，脉细弱有阴虚内热之象。综合四诊，病属"面风"范畴，据其证机，治当滋肾柔肝养阴固其本，兼顾清虚热、息风通络以除其内外之邪。处方：醋龟甲 20g（先煎），生地黄 15g，知母 15g，关黄柏 10g，白芍 15g，生山萸肉 15g，女贞子 15g，肿节风 15g，钩藤 15g，地龙 10g，北沙参 20g，菊花 10g。7 剂，每日 1 剂，水煎服。

二诊（2011 年 7 月 13 日）：右眼瞤动、右侧面部抽动，时有眼睑低垂，无重影，无头晕头痛，纳、眠可，口干口苦，二便调，舌淡，苔黄干，脉细弱。疗效不显，上方去醋龟甲、生地黄、地龙、北沙参、菊花，加天麻、熟地黄、合欢皮、黄芪、五指毛桃，增用益气养血扶正之药，并加强息风止痉之力。处方：熟地黄 15g，黄芪 45g，五指毛桃 30g，白芍 20g，生山萸肉 15g，女贞子 15g，肿节风 15g，天麻 15g，钩藤 15g，合欢皮 20g，知母 15g，关黄柏 10g。7 剂，每日 1 剂，水煎服。

三诊（2011 年 8 月 3 日）：右眼瞤动、右侧面部抽动较前减少，无头痛头昏，时有眼睑低垂，无视物重影，纳、眠可，无口干口苦，二便调，舌淡，苔黄干，脉细弱。症情减轻，证稍有虚热之象，法同前，方微调，易熟地黄为生地黄，去五指毛桃，加珍珠母加强平肝、安神之效。处方：生地黄 20g，黄芪 45g，白芍 20g，生山萸肉 15g，女贞子 15g，肿节风 15g，珍珠母 30g（先煎），天麻 15g，钩藤 15g，合欢皮 20g，知母 15g，关黄柏 10g。14 剂，每日 1 剂，水煎服。

患者三诊方续服用 1 个月，右侧眼睑瞤动及面部抽动均不明显，一般情况可。

按语：本病多中年以后起病，女性较多。发病早期先从眼部抽搐为主，后蔓延至面部，受情绪、劳倦等因素影响时加重。风邪善动不居，易袭阳位，颜面居上为阳，乃风邪易犯之所，正如《素问·太阴阳明论》所言"伤于风者，上先受之"，《素问·阴阳应象大论》言"风胜则动"，《兰室秘藏·头痛门》言"高颠之上，唯风可到"，《圣济总录·诸风门》指出："肌肉瞤动，命曰微风，盖邪搏分肉，卫气不通，阳气内，故肌肉瞤动，然风之入脉，善行数变，亦为口眼瞤动偏㖞之病也。"面肌痉挛多数发无定时，时作时止，或急或缓，责之于风邪数变之性。面肌痉挛的发病及临床特征与风善行而数变的特性相似。"风"有外风、内风之分，外风多为病因，内风多为本源，而虚风内动是其病机关键。本案因颜面经络空虚，风邪乘虚而入，正邪相搏，邪气横窜颜面经络，气机不畅，经络痹阻以致面肌抽搐痉挛。《素问·至真要大论》云"诸风掉眩，皆属于肝"，又有"风在筋"之说。肝藏血，主筋。肝肾阴虚，水不涵木，阴液亏少，筋脉失荣，虚风内动导致面肌痉挛。正如张景岳曰："血少之辈，不能营养筋脉，以致抽挛痉仆。"（《景岳全书·痉证》），肝肾同源，两脏之间，阴液相互滋生，肾阴充足则肝阴得以濡润，阴液充足则肝阳不至浮越，故具体方药总以滋肾柔肝为主，佐以息风涤痰之剂，标本同治。以龟甲、生地黄、熟地黄、知母、白芍、生山萸肉、女贞子滋养肝肾之阴，从本而治，配伍黄柏加强退虚热之力。重用黄芪、党参、五指毛桃之品补气以养血，佐以钩藤、天麻息风、止痉、通络。《周慎斋遗书》载："病于形者，不能无害于神；病于神者，不能无害于形。"晋代嵇康《养生论》云："精神之于形骸，犹国之有君也。神躁于中，而形丧于外。"刘老师认为面肌痉挛患者常伴有焦虑情绪，注重形神同调，龟甲、珍珠母以重镇安神、解痉；诸药合用，多管齐下，取得了明显的临床疗效。

二十四、耳鸣案

耳鸣，是指因肾精亏虚、耳失濡养，或肝火上扰耳窍，或脾虚失运、耳失滋养，或风邪侵袭、壅遏清窍所致，以自觉耳边鸣响如蝉虫为主要表现的疾病。刘老师认为，该病发生与肝、脾、肾三脏有着密切联系。肝主疏泄，为将军之官，若肝失条达，郁而化火，上扰清窍，致耳鸣眩转。脾胃乃升清降浊之枢纽，若脾胃虚弱，无法升降，不能将清阳之气上达头目，使人耳鸣。肾开窍于耳，肾之精气注入耳中，使听力灵敏，肾脏失职，肾精不能濡养耳，产生耳鸣。加之三脏之间又可相互影响，故本病病机多为本虚标实，治疗上应标本兼顾，在清肝、健脾、补肾的基础上应据兼夹的病理产物的不同佐以潜阳息风、豁痰开窍、活血通络之法。

耳鸣——脾肾亏虚、痰瘀阻窍案

本案患者以耳鸣为主要症状，未见其他伴随症状，耳鼻喉专科检查未及异常，辨证为脾肾亏虚，治以健脾补肾，豁痰开窍为主，佐以疏肝解郁等，获得较好疗效。

刘某，男，39岁。首诊日期：2020年7月29日。

病史：患者因"耳鸣反复8个月余"就诊，于多家医院中西医诊治，2020年6月南方医院电测听等检查未及异常。平素工作压力较大，生活作息不规律，经常熬夜。

初诊症见：耳鸣，蝉鸣样，右耳甚，劳累时症状易反复；时见口苦、口臭，无口干，易疲劳，胃纳一般，睡眠不佳，小便调，大便干结。舌淡暗，有齿痕，苔白滑，脉细。

对本病的诊治，刘老师认为，患者长期劳作，作息失调，久则脾肾受损，耳失充养，故见耳鸣，劳则复发或加重。四诊合参，诊为耳鸣，治宜健脾补肾，豁痰开窍为法。处方：党参20g，茯苓15g，白术15g，虎杖15g，杜仲15g，牛膝15g，石菖蒲15g，制远志10g，川芎15g，泽泻20g，姜黄15g，麸炒枳壳10g。7剂，每日1剂，水煎服。

二诊（2020年8月5日）：患者诉服药后睡眠较前稍有改善，耳鸣时见，时如蝉鸣，昼夜均有发作，二便可。舌淡红，苔薄黄，脉细。辨证同前，上方微调，去虎杖、泽泻、麸炒枳壳，加用山药、薏苡仁以增健脾渗湿，当归活血通络之效。处方：党参20g，茯苓15g，白术15g，山药20g，杜仲15g，牛膝15g，石菖蒲15g，制远志10g，川芎15g，薏苡仁30g，姜黄15g，当归10g。7剂，每日1剂，水煎服。

三诊（2020年8月19日）：患者诉服药后自觉耳鸣改善不明显，自觉口气重，胃纳一般，睡眠尚可。小便调，大便干结，或便中带血，舌淡红，苔薄黄腻，脉弦细。患者诉服药后未见明显改善，考虑患者本在脾肾，并见肝失疏泄之标，且有肝郁化火之象。治疗上健脾疏肝，养阴益肾为法，佐以凉血止血。处方：党参20g，知母15g，合欢皮20g，北沙参20g，酸枣仁20g，石菖蒲15g，槐花15g，麦冬15g，醋龟甲20g（先煎），杜仲15g，地榆20g，益智15g。7剂，每日1剂，水煎服。

四诊（2020年8月26日）：患者诉服药后耳鸣较前有所缓解，大便正常，口气减轻，舌淡暗有齿印，苔微黄腻，脉弦细。患者肝郁诸症减缓，辄当固本为基，健脾补肾养肝为法，佐以豁痰开窍、疏肝活血。处方：黄芪40g，党参20g，川芎15g，白术15g，天麻10g，石菖蒲15g，制远志10g，丹参15g，当归10g，巴戟天15g，酸枣仁20g，补骨脂15g。7剂，每日1剂，水煎服。

后患者继续口服中药等维持治疗1个月，无持续性耳鸣出现，工作压力较大时偶见耳鸣，程度较轻，精神佳，一般情况可。

按语：《医贯·耳论》指出："肾者，宗脉所聚，耳为之窍。血气不足，宗脉乃虚，风邪乘虚，随脉入耳，气与之搏，故为耳鸣。"肾藏精，肾之精气上通于耳，肾精充沛，耳窍得以濡养，则听力聪敏，主理平衡功能正常；相反，若肾精亏虚，耳窍失于濡养，则可致耳鸣。本案患者平素工作压力大，生活作息及饮食不规律，容易导致脾肾不足，耳失所养，故见耳鸣。此患者四诊合参，证属脾肾亏虚，治以健脾补肾，豁痰开窍为法。以黄芪、党参、白术益气健脾，巴戟天、补骨脂补益肝肾；川芎、当归、丹参活血通络，酸枣仁、制远志养心安神，天麻平肝息风，石菖蒲豁痰开窍，并结合其肝气不疏或郁而化热等情况，调整治法用药，标本兼顾，共奏养耳窍、除耳鸣之功。

二十五、脑鸣案

脑鸣，首见于《医学纲目·肝胆部》，称之为"天白蚁"，是指以自觉脑内如虫蛀鸣响为主要表现的疾病。临床上常见的脑供血不足、神经调节系统紊乱、焦虑、抑郁等，均可出现脑鸣的症状。刘老师认为该病大体上可分虚实两端，虚者多因肾精亏虚，髓海空虚，或因心脾气虚、气血不足不能上荣于脑；实者为肝郁气滞，升降失调，清窍不利，或湿热内蕴，痰瘀互结，阻滞脑窍，均可出现脑鸣症状。较耳鸣而言，脑鸣临床上多以虚证为主，或兼见标实，治疗上应标本兼治，在补益肝肾的基础上，根据兼夹的不同病理产物佐以平肝息风、豁痰开窍、活血通络之法。若兼以肝阳上亢之证，则加用天麻、钩藤等平肝息风；若兼以痰湿蒙窍之证，则加用法半夏、石菖蒲等豁痰开窍；若兼以瘀血阻窍之证，则加用川芎、丹参等活血化瘀。

案1：脑动脉硬化症——脾肾阳虚案

本案为脑动脉硬化老年患者，以脑鸣为主要症状，伴记忆力下降，辨证为脾肾阳虚，治以益气健脾、补肾助阳为主，兼以豁痰开窍为法。

袁某，男，60岁。首诊日期：2018年3月14日。

病史：患者2017年初无明显诱因出现脑鸣，如虫鸣叫，无其他不适，至当地医院就诊，查头颅CT、五官科检查未见异常；高血压病史8年，服药血压控制可。

初诊症见：脑鸣，如虫鸣叫，日夜均现，对生活、睡眠有一定影响；自觉记忆力不好，口干口苦，眠差，胃纳一般，时有腰酸痛，夜尿3～5次，大便可，平素常觉畏寒不适，舌淡红，苔白腻，脉沉细。

对本病的诊治，刘老师认为，患者年过六旬，年老体虚，肾精亏虚，髓海空虚，故见脑鸣、记忆力下降；脾肾亏虚，气阳不能温煦肢体，故见畏寒不适。四诊合参，诊为脑鸣，治以益气健脾、补肾助阳为主，兼以豁痰开窍。处方：黄芪40g，党参20g，茯苓15g，白术15g，杜仲20g，牛膝15g，巴戟天15g，生山萸肉20g，金樱子15g，石菖蒲15g，天麻15g，钩藤20g。7剂，每日1剂，水煎服。中成药：益脑康胶囊，每次3粒，每日3次。

二诊（2018年3月21日）：患者诉服药后脑鸣发作频率较前减少、程度减轻，眠差，夜间易醒、醒后不能复睡，或早醒，夜尿2～3次，口干苦，大便偏溏，舌淡红，苔白腻，脉沉细。2018年3月19日我院颅脑MR示：①颅内多发脑缺血梗死灶，未见急性脑梗死；②脑动脉硬化。辨证如前，上方去钩藤、牛膝、生山萸肉，加益智仁缩泉固肾，枸杞子补肾填精，川芎活血化瘀。处方：黄芪45g，党参20g，茯苓15g，白术15g，益智仁15g，杜仲20g，川芎15g，巴戟天15g，枸杞子15g，金樱子15g，天麻15g，石菖蒲15g。14剂，每日1剂，水煎服。中成药：益脑康胶囊，每次3粒，每日3次。

2周后脑鸣发作较前明显减少，持续时间较前明显缩短，对生活等影响不明显，夜尿减少。继续予口服中药维持治疗1个月，精神佳，一般情况可。

按语：张景岳云："精血之海，又必赖后天为之资，故人之自生至老，凡先天之有不足者，但得后天培养之力，则补天之功亦可居其强半。"(《景岳全书·杂证谟·论脾胃》)。肾虽为先天之本，但仍需要脾胃输布水谷精微，才能发挥其正常生理功能；脾为后天之本，同样依赖于肾阳的温煦和推动，才能保证水谷正常运化，气血源源化生，脾肾两者，荣则共荣，损则俱损。刘老师认为，脾肾二脏为人生机之本，本案患者年过七八，天癸已竭弱，肾精衰少，脾土卑寒，先天之火微如萤烛，后天之本涣若流沙，因此治疗时不能厚此薄彼，必须以脾肾双补之法治之，方能见效。故投以黄芪、党参、白术、茯苓健脾胃，实仓廪，以补后天之本；巴戟天、杜仲、牛膝、金樱子补肾精，填骨髓，以助先天之元阳；佐以天麻、钩藤平肝息风；石菖蒲豁痰开窍；川芎活血通络。二诊时，患者脑鸣发作频率较前明显减少，予首诊方微调，巩固疗效。综观全案，刘老师治病求本，审证求因，围绕主要病机，以脾肾双补法治之，疗效显著。

案 2：腔隙性脑梗死——肝脾肾虚案

本案患者以头脑鸣响为主，因此住院诊断为"腔隙性脑梗死、耳鸣"，中医辨证从肝脾肾虚为本入手，治以健脾补肾养肝为主，兼以豁痰开窍、平肝抑阳为法。

向某，女，61 岁。首诊日期：2019 年 11 月 27 日。

病史：患者于 2019 年 6 月 25 日因突发头部鸣响、头晕头胀入院，诊断为"多发性腔隙性脑梗死"，经中西药物综合治疗后病情稍好。高血压病史 10 余年，服用拜新同等。门诊慢病管理复诊数个月，仍见脑鸣不适。

初诊症见：左侧颞部脑内鸣响不息，或伴头昏、头胀，听力、记忆力稍下降，平素时感腰膝酸软，胃纳一般，睡眠不好、入睡困难，夜尿多，大便调，舌淡红，苔白，脉弦细。

对本病的诊治，刘老师认为，患者突发脑鸣不适，其病证当责之于虚，乃因年过六旬，脏腑气血日渐虚损、脑窍失养，久则兼有内生痰浊阻窍，遂见脑鸣、头胀、健忘诸症；四诊合参，诊为脑鸣，治以健脾补肾、豁痰开窍为法。处方：黄芪 40g，党参 20g，茯苓 15g，白术 15g，川芎 15g，天麻 15g，法半夏 15g，杜仲 20g，牛膝 15g，当归 10g，石菖蒲 15g，制远志 10g。7 剂，每日 1 剂，水煎服。中成药：益脑康胶囊，每次 3 粒，每日 3 次。

二诊（2019 年 12 月 11 日）：患者诉服药后头部鸣响较前缓解，时有发作，但已无持续性脑鸣，仍有头部胀痛，伴头晕，睡眠改善，舌淡红，苔薄白，脉弦细。辨证同前，上方微调，去法半夏，加枸杞子以增强补益肝肾之效。处方：黄芪 40g，党参 20g，茯苓 15g，白术 15g，川芎 15g，天麻 15g，枸杞子 15g，杜仲 20g，牛膝 15g，当归 10g，石菖蒲 15g，制远志 10g。30 剂，每日 1 剂，水煎服。益脑康胶囊续服。

三诊（2020 年 1 月 20 日）：患者诉服药后头晕明显缓解。头胀或头部鸣响，夜尿减少，舌淡红，苔薄白，脉弦细。辨证基本同前，考虑兼有风阳上扰之证，治疗上健脾补肾养肝固其本，佐以平肝活血为法。处方：黄芪 45g，白术 15g，茯苓 15g，杜仲 20g，牛膝 15g，生山萸肉 15g，石决明 30g（先煎），钩藤 15g，天麻 15g，葛根 30g，川芎 15g，丹参 15g。30 剂，每日 1 剂，水煎服。益脑康胶囊续服。

随访 2 个月，患者脑内鸣响症状基本缓解。

按语：《景岳全书·杂证谟论·脾胃》云："水谷之海，本赖先天为之主，而精血之海，又必赖后天为之资。"脾胃与肾，一为先天之本，一为后天之本，二者同为人精气生化之源，一荣俱荣，一损俱损，《素问·玉机真脏论》云"弗治，脾传之肾"，以及《素问·阴阳别论》"肾之脾，谓之辟阴，死不治"均是此意也。因此刘老师在补肾之时，多假参、苓、芪、术等培土之品，以助后天之本，健脾之时，又借山茱萸、杜仲等填精之品，以固先天之元，使先天、后天二气得以互资，则虚羸得补，精气得安。本案患者年逾六旬，加之久病，脾胃之气渐损，肾精衰弱益甚。中医理论认为，肾藏精，主骨生髓，肾精不足，髓海空虚，则发脑鸣。因此治疗上以健脾补肾为主，兼以平肝抑阳、豁痰开窍、活血通络为法。重用黄芪、党参、白术、茯苓健脾益气，杜仲、牛膝补肾固元，法半夏、石菖蒲豁痰开窍，远志宁心安神，天麻平肝息风，川芎、当归活血化瘀。二诊时，患者由持续性转为发作性脑鸣，症状较前明显改善，继续予首诊方微调，续服 1 个月。三诊时，患者病情趋于稳定，精神佳，无持续性脑鸣出现，一般情况可，更重培元，继续予前方加强健脾补肾，佐以平肝潜阳之力度，巩固疗效。

二十六、痹证案

痹证是由于正气不足，风、寒、湿、热等外邪侵袭人体，闭阻经络，影响气血运行，导致肢体筋骨、关节、肌肉等处发生疼痛、重着、酸楚、麻木或关节屈伸不利、僵硬、肿大、变形等症状的一种疾病，可见于各种骨关节炎、坐骨神经痛等。刘老师在临床诊治痹证时，指出应当辨清其邪实与本虚的轻重缓解关系，久病者尤其注意脏腑气血阴阳的虚损，而久病多瘀、久病入络，故在治法方药中多以补益正气为主，以达到扶正以祛邪的治疗目的，并注重活血通络的对证治疗，如此才能取得临床疗效。

案1：雷诺病——脾肾不足，寒湿阻络案

本案为青年女性，以产后接触冷水后双手指冷痛1年为主症，病情加重，中医辨证为脾肾两虚、寒湿阻络，随证加减，数诊获效。

柳某，女，28岁。首诊日期：2000年2月16日。

病史：患者为农民，诉来诊前1年，产后用凉水洗衣服，出现双手指冷痛，持续30分钟后疼痛基本减缓；后每接触冷水或天气变凉即见双手指发冷、疼痛等不适，外院诊为雷诺综合征，未做特殊治疗，只嘱其注意保暖。然近2个月症状逐渐加剧、发作频繁，天气较暖和亦需戴手套，故来诊。

初诊症见：双手指发冷、疼痛，遇寒则痛剧，以至近日不敢洗衣、做饭，双手发凉，皮色发白，未及红、肿、热情况，关节无畸形，平素怕冷，饮食、二便、睡眠均正常，舌暗苔白，脉细涩。

对于本病诊疗，刘老师分析，患者产后脏腑正气不足，脾肾气虚，接触寒湿之邪，外邪乘虚侵入肢体筋脉，气血为之不畅，不通则痛。结合四诊，当诊为"痹证"，结合病史及症舌脉，辨证考虑为脾肾不足、寒湿阻络，治宜益气健脾、补肾助阳，活血通络。处方：黄芪45g，党参20g，何首乌20g，制川乌15g，当归12g，巴戟天15g，淫羊藿15g，菟丝子15g，金樱子12g，川芎10g，丹参20g，石菖蒲9g。7剂，每日1剂，水煎服。

二诊（2000年2月23日）：患者诉双手指发冷、疼痛明显减轻，但

遇冷水后仍疼痛，双手触之稍温，畏寒亦减轻，舌暗苔白，脉细涩。效不更方，寒邪渐退，因久病入络，上方去丹参，加全蝎9g，以入络剔邪。7剂，每日1剂，煎服。同时以药渣布包热敷双手，每次30分钟。

三诊（2000年3月1日）：经半个月治疗，患者自觉双手指冷痛、畏寒症状基本消失，唯遇冷水后手指有冷痛感，已可用温水洗衣、做饭，舌质淡，边有齿痕，苔白，脉沉弱。现寒湿之邪渐去，以脾肾阳亏虚之证为主，故治以温补肾阳为主，兼散寒通络。处方：黄芪45g，党参20g，桂枝12g，制川乌10g，当归12g，巴戟天15g，淫羊藿15g，菟丝子15g，金樱子12g，川芎10g，杜仲15g，石菖蒲9g，蜈蚣3条。14剂，每日1剂，水煎服。继以药渣布包热敷双手，每次30分钟。

四诊（2000年3月15日）：经上述治疗，患者诸症悉除，双手指冷痛未再发。但舌质仍淡，苔白，脉沉弱。肾阳仍虚，嘱患者服肾气丸以善其后。

后随访1年，诸症未再发。

按语：原发性雷诺病的病因病理目前尚不清楚，西医一般不做特殊治疗，只需注意保暖，手足勿受凉，然该患者手足冷痛较剧，已严重影响日常生活，必须及时治疗。《素问·痹论》指出"风寒湿三气杂至，合而为痹，其风气胜者为行痹，寒气胜者为痛痹，湿气胜者为着痹"，阐明了痹证的病因病机及分类，历代医家宗此，对其治疗多以祛风散寒除湿为法则，而刘老师独崇痹久多虚，如喻嘉言《医门法律·中风门》云："凡治痹证，不明其理，以风门诸通套药施之者，医之罪也。""古方多有用麻黄、白芷者，以麻黄能通阳气，白芷能行荣卫，然已入在四物、四君子等药之内，非专发表，明矣。"特别注重痹证日久应先养气血。叶天士对痹久不愈者，有久病入络之说，倡用活血化瘀及虫类药物，搜剔宣通络脉。还提出"新邪宜速散，宿邪宜缓攻"及虚人久痹宜养肝肾气血的治痹大法。该患者病因产后气血亏虚，不慎触冷水，寒湿之邪乘虚而入，内舍筋脉，故每遇冷触寒则痛不可忍；寒邪久居，伤及阳气，则肾阳不足，阳虚寒愈盛而成虚实夹杂之候。故治以温补肾阳为主，兼通络散寒祛瘀，方以制川乌、巴戟天、淫羊藿、菟丝子、金樱子温肾壮阳散寒，合制川乌以温散经络之沉寒，温补肾阳之亏虚，实有虚实兼顾之妙。伍巴戟天、淫羊藿等助川乌温肾散寒；黄芪、党参、当归、川芎、丹参以补气活血通络；病已一年余，邪已入络，因加虫类药全蝎、蜈蚣入络搜邪，通经止痛。更以药渣外敷双手，内外兼治而取效。虽未用大队祛风散寒除湿药，而取佳效，其理值得深思。

案 2：膝关节退行性病变——肝脾肾虚案

本案患者老年男性，以双膝关节疼痛、活动不利等为主症，为老年膝关节退行性病变，中医以肝脾肾虚为主、兼夹外邪瘀滞，治疗以健脾益气、补益肝肾为主，兼以祛风活血，疗效满意。

谢某，女，70 岁。首诊日期：2008 年 1 月 26 日。

病史：患者双膝关节反复疼痛数年，加重半年。阴湿天明显，有时肿胀不适，有时影响日常家务或行走，外院双膝 DR 片示：老年性膝关节退行性变、骨性关节炎。服用补钙、消炎镇痛等药物，有时疼痛减轻，病情总体加重。慢性胃病史。

初诊症见：双膝关节疼痛、活动不利，间中肿胀，无明显红、热现象，下蹲困难，或腰痛，双下肢或畏寒，时有头晕头痛，夜眠欠佳，口中和，胃纳一般，二便尚可，舌暗红，苔薄白，脉滑。

对于本病的诊治，刘老师认为，该病是中老年非常多见的临床病证，病情重者影响其日常生活，部分服用止痛药物，日久伤胃；部分患者进行手术置换膝关节。中医诊断为痹证，病机以正虚邪恋，患者既往胃病史，综合四诊，病在肝脾肾不足，并有寒湿留恋经络，治疗上健脾益气、补益肝肾固其根本，以祛风除湿、活血通络止痛为法。处方：黄芪 30g，党参 15g，杜仲 15g，牛膝 15g，川续断 15g，徐长卿 15g，五加皮 15g，姜黄 15g，半枫荷 20g，天麻 15g，白芍 15g，秦艽 15g。7 剂，每日 1 剂，水煎服。

二诊（2008 年 2 月 16 日）：患者诉双膝疼痛不适有减轻，胃口一般，精神好，舌脉同前。证机治法同上，加大健脾益气治疗，改黄芪 45g，党参 20g。14 剂，每日 1 剂，水煎服。

三诊（2008 年 3 月 8 日）：诉服药后病情明显好转，即使近雨天冷湿，双膝疼痛肿胀不明显，行走能力好转，无明显腰痛，无头晕痛，睡眠好，胃口可，大便调，舌淡红，苔薄白，脉滑。辨证同前，治法如上，方药略调，去天麻、半枫荷，加补骨脂、枸杞子，增强补益肝肾之功。

处方：黄芪 45g，党参 20g，杜仲 15g，牛膝 15g，川续断 15g，徐长卿 15g，五加皮 15g，补骨脂 15g，枸杞子 15g，姜黄 15g，白芍 15g，秦艽 15g。14 剂，每日 1 剂，水煎服。

按语：久痹正虚者，应重视扶正，补肝肾、益气血是常用之法。正如《医宗必读·痹》所言："治外者，散邪为亟，治脏者，养脏为先。治行痹者，散风为主，御寒利湿仍不可废，大抵参以补血之剂，盖治风先治血，血行风自灭也。治痛痹者，散寒为主，疏风燥湿仍不可缺，大抵参以补火之剂，非大辛大温不能释其凝寒之害也。治着痹者，利湿为主，祛风解寒亦不可缺，大抵参以补脾补气之剂，盖土强可以胜湿，而气足自无顽麻也。"本案患者年过七旬，且病史较长，先天之本与后天之本皆不足，故刘老师使用杜仲、牛膝、川续断、五加皮补肝肾、强筋骨，黄芪、党参益脾补气，同时顾护先后天以治本。祛邪治标方面，用半枫荷以祛风湿、舒筋活血，姜黄以破血行气、通络止痛，秦艽以祛风湿、止痹痛。秦艽，辛散苦泄，质偏润而不燥，为风药中之润剂，风湿痹痛，筋脉拘挛，骨节酸痛，无问寒热新久，均可配伍应用。后根据患者服药反应，随证出入，固本治标，取得较好疗效。

案 3：肩手综合征——气血不足，经脉痹阻案

本案患者既往有肩痛病史，现脑梗死后 7 个月，右肩背、上肢疼痛等不适，考虑为气血不足、经脉痹阻，治以补益气血、舒筋活血、通络止痛等治疗，症状减轻。

陆某，男，61 岁。首诊日期：2008 年 1 月 26 日。

病史：患者有肩周炎病史数年，经综合治疗后症状较少发作；2007年 6 月，突发右侧肢体乏力，住院诊断为脑梗死，经综合治疗后右侧肢体乏力基本痊愈，出现右肩部疼痛复发加重。

初诊症见：右肩疼痛，稍肿胀，无局部发热发红情况，右上肢不能抬举，无肘部疼痛，言语流利，口不干苦，胃纳尚可，二便调，舌淡暗，苔薄黄，脉弦。

对本病的诊疗，刘老师认为，此患者既往有肩痛病史，此次中风基本痊愈后，出现肩部疼痛复发加重情况，其发病因在既往正气不足、邪气留恋经络基础上，此次中风后病情再次发作，而中风之偏瘫乏力等基

本缓解，故其中医诊断为痹证，而非风痱。四诊合参，辨证为气血不足、经脉痹阻，治疗上标本兼顾，以补益气血、舒筋活血、通络止痛为法。处方：黄芪30g，熟地黄15g，当归10g，丹参15g，桃仁10g，桑枝20g，五加皮15g，半枫荷15g，姜黄15g，羌活15g，蜈蚣3条，葛根30g。14剂，每日1剂，水煎服。

二诊（2008年2月23日）：右肩疼痛稍减，右侧肢体活动时可诱发右肩部触电样疼痛，右手发胀，右侧肢体力量欠佳，二便调，舌暗红，苔薄黄，脉弦。辨证治法同前，上方去熟地黄、五加皮、半枫荷，加宽筋藤、络石藤舒筋通络止痛，王不留行活血通经消肿。处方：黄芪30g，当归10g，桑枝20g，姜黄15g，羌活15g，蜈蚣3条，桃仁10g，丹参15g，葛根30g，宽筋藤20g，络石藤15g，王不留行15g。7剂，每日1剂，水煎服。

三诊（2008年3月1日）：右肩疼痛大致同前、抬举乏力，右手部发胀，右侧肢体力量欠佳，二便调，舌脉同前。去桑枝、桃仁、络石藤、王不留行，黄芪加量加强补气扶正，加川芎活血化瘀，白芷祛风止痛，路路通祛风通经络，桑寄生强筋骨。处方：黄芪40g，当归10g，姜黄15g，羌活15g，蜈蚣3条，丹参15g，葛根30g，宽筋藤20g，川芎15g，白芷15g，路路通15g，桑寄生15g。7剂，每日1剂，水煎服。

四诊（2008年3月8日）：右肩痛大致同前、抬举乏力，无头晕，无口干苦，言语可，口腔溃疡，二便调，舌暗红，苔薄，脉弦。考虑未除用药温燥，调整三诊方，对证施药：去当归、蜈蚣、川芎、路路通，改用桃仁活血化瘀，乌梢蛇祛风通络，口腔溃疡方面加沙参、知母养阴清热。处方：黄芪40g，姜黄15g，羌活15g，丹参15g，葛根30g，宽筋藤20g，白芷15g，桑寄生15g，桃仁10g，乌梢蛇15g，沙参15g，知母15g。7剂，每日1剂，水煎服。

五诊（2008年3月22日）：右肩疼痛明显减轻，精神好，稍口干苦，二便调，舌暗红，苔薄，脉弦。辨证仍属气血不足、经脉痹阻，治法如上。处方：黄芪40g，白芍15g，熟地黄15g，当归10g，桃仁15g，姜黄15g，羌活15g，葛根30g，沙参15g，络石藤15g，徐长卿15g，蜈蚣3条。14剂，每日1剂，水煎服。

经综合调治2个月，患者肩痛不适基本缓解，疼痛等未见发作。

按语:《辨证录·痹证门》有云:"夫痹虽合风寒湿三气之邪以成,然而人之气血不虚,则风寒湿何从而入?风寒湿之入,乃乘气血之虚而侵之也。乌可徒治其邪而不补其正乎?"痹证的形成,多在正虚的基础上,感受外邪,而致经络痹阻。因此,在治疗过程中,不能看到邪实的表现就一味攻伐,还应认识到只有正气足,方能有力抗邪,方能不受邪侵。本案患者肩痛在中风后出现,为患侧,故其痹证的发生和中风息息相关。其因正气亏虚,气血不足,运血无力,血行不畅,而致脑脉瘀滞不通,形成中风,出现偏侧肢体乏力的症状,肢体乏力,患侧关节活动困难,屈伸不利,局部经络不通,不通则痛,而见是症。标本同治,扶正祛邪,注重后天脾土的正常运化,是刘老师的治病理念。故在本案中,予黄芪、熟地黄、当归补气血,桑枝、五加皮、半枫荷、羌活、姜黄强筋骨、祛风湿、舒筋通络、活血止痛,桃仁、丹参活血化瘀,蜈蚣搜风通络止痛。经过数次复诊调整用药,疗效甚佳。

二十七、痿证案

痿证是指肢体筋脉、肌肉弛缓、软弱无力甚至瘫痪,不能随意运动,或伴有肌肉萎缩的临床病证,部分与麻木并见。病变部位在筋脉、肌肉,但根于五脏虚损。痿证临床可见于多发性神经炎、运动神经元疾病、脊髓病变、重症肌无力、周期性瘫痪等表现为肢体痿软无力为主,不能随意运动者。刘老师认为,痿证的病因较为复杂,应尽可能查询其起病及后期的诱发或加重因素;病机上急性起病者,多以邪实为先,日久表现为本虚标实;慢性起病或反复发作者,常以本虚为主、邪实并见,反复诊治,错综复杂;总属肝、脾、肾虚损为根本,标实内有湿、痰、瘀等,或兼外邪。故其治疗并非是"独"补养或"独"清热为主,而是应辨证施之,虚者补之,实者泄之,寒者热之,热者寒之等。对于中虚致痿者,若为太阴虚寒,宜用温补脾阳之法,选用如干姜、白术、补骨脂、菟丝子等;若为中气不足,宜用健脾益气举陷之法,选用如黄芪、党参等品;若为脾阴亏虚,宜用甘凉养阴益脾之法,选用白芍、玄参等;若为胃阴失充,宜用甘寒养阴润燥之法,选用如石斛、秦艽、北沙参、女贞子、竹茹等;而对于邪浊壅遏致痿者,应泻其有余;对于虚火致痿者,则应养阴清热。

案 1：脊髓炎后遗症——肝脾肾虚，脉络瘀阻案

本案为脊髓炎后 3 年左右，患者经综合治疗后尚遗留肢体乏力、拘紧不适，以及感觉异常，有二便功能障碍，日常生活明显受到限制及影响，病程较长，中医辨证肝脾肾虚为本、瘀阻脉络为标，综合调治后获得一定效果。

刘某，男，67 岁。首诊日期：2017 年 1 月 12 日。

病史：患者 2015 年 4 月份开始出现四肢麻木、乏力，行走及持物不能，大小便控制不佳，当时在当地医院诊断为"急性脊髓炎"，予综合治疗后患者肢体无力情况好转，曾多次在外院就诊，遗留肢体乏力麻木、僵硬感及二便障碍等不适，明显影响生活等。

初诊症见：四肢乏力、麻木、僵硬不适，下肢明显，肢体或不自主颤动，下肢灼热感，口干苦，纳食、睡眠可，夜尿频或难以控制，大便 2～3 日一次，或干结，舌淡红苔薄白，脉弦细。四肢肌张力增高，肌力双上肢 4 级，双下肢 3+ 级；两侧指鼻试验、跟膝胫试验不准，深浅感觉尚对称；双侧腱反射（+++），双侧病理征（－）。

对本病的诊疗，刘老师认为，患者病史数年，脊髓炎后遗四肢痿软及二便异常，久病脏腑虚损，不离肝、脾、肾三脏，气血亏虚，筋脉、肌肉失养，二便失施。四诊合参，诊为痿证，治当顾护肝脾肾三脏，固其本为主，以健脾气、养肝血、益肾精、通经络为法。处方：黄芪 50g，党参 25g，当归 15g，肉苁蓉 30g，熟地黄 20g，五加皮 10g，姜黄 15g，宽筋藤 20g，生山萸肉 20g，白芍 15g，乌梢蛇 15g，炙甘草 10g。7 剂，每日 1 剂，水煎服。

二诊（2017 年 1 月 26 日）：走路较前平稳，手指麻木僵硬，四肢关节疼痛，上肢上举轻度受限，上肢痛觉敏感，下肢麻木、灼热感，下肢痛觉减退，夜间时有下肢抽筋，夜尿 4～6 次，大便 1～2 日一解。效不更方，上方微调，去白芍、炙甘草，加上金樱子、巴戟天，加强补肝肾、固精缩尿之力。处方：黄芪 50g，党参 25g，当归 15g，肉苁蓉 30g，熟地黄 20g，五加皮 10g，姜黄 15g，宽筋藤 20g，生山萸肉 20g，金樱子 15g，乌梢蛇 15g，巴戟天 15g。7 剂，每日 1 剂，水煎服。

三诊（2017 年 2 月 23 日）：走路较前平稳，手指麻木僵硬好转，肢

节疼痛及感觉异常同前，坐久后起身乏力，需休息方可行走，夜间时有下肢抽筋，口干苦，小便好转，仍夜尿多，大便1～3日一次，舌暗红，苔薄黄，脉弦。二诊方去五加皮、宽筋藤，改用五指毛桃、蜈蚣，以增强益气通络止痛之效。处方：黄芪50g，党参25g，当归15g，肉苁蓉30g，熟地黄20g，五指毛桃30g，姜黄15g，蜈蚣2条，生山萸肉20g，金樱子15g，乌梢蛇15g，巴戟天15g。14剂，每日1剂，水煎服。

四诊（2017年4月20日）：三诊方续服持续近2个月，症状部分好转，步行能力改善，精神可，夜尿2～3次，量不多，大便乏力，2～3日一行，舌暗红、苔薄白，脉弦细。守上治法，处方调整，三诊方去五指毛桃、乌梢蛇、巴戟天，改为宽筋藤、灵芝、鹿角霜。处方：黄芪50g，党参25g，当归15g，肉苁蓉30g，熟地黄20g，宽筋藤20g，姜黄15g，蜈蚣2条，生山萸肉20g，金樱子15g，鹿角霜15g，灵芝10g。14剂，每日1剂，水煎服。

五诊（2017年6月29日）：续自购四诊方服用，现手指麻木僵硬、四肢关节疼痛均明显减轻，手指可进行部分精细动作，下肢抽筋不明显，夜尿1～2次，大便好转，1～2日1次、质可，舌暗红、苔薄白，脉弦细。继守4月20日方，14剂，每日1剂，水煎服。

后继守4月20日方，调治半年，病情基本稳定。

按语： 关于痿病的形成与气血病变的关系，《景岳全书·杂证谟·论证》指出："痿证之义，《内经》言之详矣。观所列五脏之证……元气败伤，则精虚不能灌溉，血虚不能营养者，亦不少矣。"《医述·杂证汇参》载："痿由五内不足，但足不任身，并无痛楚，此血气之虚也。"治疗上强调气血病变与补虚的关系，如《冯氏锦囊秘录·方脉痿证合参》云："论痿证由于气血不足，受病在五脏六腑之中，不能充固者也，当纯从不足治。"《医述·杂证汇参》载："拘挛则急多缓少，寒多热少。经谓寒则筋挛是也。其治莫如养血温经，使阳气以和柔之，阴津以灌溉之。"对于本例老年患者，脏腑逐渐虚损，病程历经数年，表现为肢体乏力麻木，综合症舌脉，考虑责之肝脾肾，治疗着眼于上述病机，刘老师以培补后天脾脏为基础，与补益肝肾并举，使用大剂量黄芪，配与党参，以补益脾肺之气，益气健脾，使气血生化来源充沛，有益于滋肾阴、补肾阳，兼以行气通络。熟地黄、山萸肉、五加皮、枸杞子、灵芝补肝肾，滋乙癸之源；肉苁蓉、鹿角霜、巴戟天温肾阳，补先天之气；夫气虚则血凝，邪侵则血滞，故以当归、蜈蚣、羌活等以活血通经；用金樱子、乌梢蛇等以固精缩尿、祛风通络；诸药合用，健脾气、养肝血、益肾精、通经络，固本为主，不忘佐以治标，围绕主要病机，适当调整用药，维持治疗数月，获取一定疗效。

案 2：多发性肌炎后——脾肾不足，湿热阻络证案

本案中青年男性，患"肌炎"后遗留四肢乏力多年，多家医院中西医治疗，仍有四肢乏力等不适，影响日常生活；来诊后据其四诊表现，中医考虑为久病脾肾虚损、运化水湿失职，湿郁化热，筋脉、肌肉失养，治疗上总以健脾益肾为本、化湿清热祛邪外出为标，据其病证轻重缓急不一而施之，获得一定疗效。

阮某，男，38 岁。首诊日期：2012 年 3 月 21 日。

病史：患者于 1994 年夏，高热数天后出现四肢乏力及周身疼痛不适，经中山市人民医院住院诊治，考虑"肌炎"，综合治疗后肢体乏力等好转，仍抬举困难，行走乏力、上下楼梯尤甚，无四肢麻木、肌肉疼痛，后再次到省医、华西医院等外院就诊，症状未见明显改善，遂来诊。

初诊症见：四肢乏力，肢体上抬困难，借助助行器行走，或肢体不温，稍活动或见肢体疼痛，纳、眠可，二便调，无口干口苦，舌红苔黄腻，脉弦细。四肢肌肉轻度萎缩、肌张力正常；肌力四肢远端约 4 级，近端约 3 级；深浅感觉对称；腱反射（＋）、双侧病理征（－）。辅助检查：华西医院肌电图显示肌源性损害表现，活检显示肌纤维轻度变异。

刘老师认为，该患者病程数年之久，脏腑虚损，病在四肢肌肉为主，以脾所主，久病及肾；脾肾两脏不足，水湿运化失常，湿郁久化热，湿热内蕴，阻遏四肢阳气通达及气血疏布。四诊合参，诊为痿证，脾肾不足为本，湿热阻络为标，标实之证甚于本虚；治疗上先拟健脾补肾为根本，着重清热燥湿之治。处方：黄芪 45g，太子参 15g，五指毛桃 30g，牛膝 15g，茯苓 15g，苍术 15g，薏苡仁 30g，关黄柏 10g，肿节风 20g，浙贝母 15g，桔梗 10g，甘草 5g。7 剂，每日 1 剂，水煎服。

二诊（2012 年 3 月 29 日）：患者诉四肢乏力，肢体或见疼痛、稍活动后明显，夜尿 2～3 次，大便可，舌红苔黄腻，脉弦细。证机同

前，加强健脾益气、补肾助阳，燥湿通络，原方药调整如下：黄芪 50g，党参 20g，五指毛桃 30g，茯苓 15g，苍术 15g，生山萸肉 15g，关黄柏 10g，淫羊藿 15g，肿节风 20g，桑寄生 15g，益智 15g，甘草 5g。14 剂，每日 1 剂，水煎服。

三诊（2012 年 4 月 19 日）：患者症状平稳，现肢体上抬乏力有改善，站立时间长后下肢乏力，可独立上至 2 楼，夜尿 1～2 次，舌红苔黄腻，脉弦细。治法上减轻祛邪之力，重在补益脾肾为法，处方如下：黄芪 50g，党参 20g，五指毛桃 30g，茯苓 15g，苍术 15g，生山萸肉 15g，关黄柏 10g，淫羊藿 15g，肿节风 20g，五加皮 15g，金樱子 15g，巴戟天 15g。14 剂，每日 1 剂，水煎服。

四诊（2012 年 5 月 3 日）：患者肢体乏力好转，可扶梯缓慢上楼，肢体疼痛减轻，纳、眠可，夜尿减少，舌红苔薄黄，脉弦细。方药对其证，加强补益脾肾之力。处方：黄芪 50g，党参 20g，鹿角霜 15g，苍术 15g，生山萸肉 15g，补骨脂 15g，五指毛桃 30g，淫羊藿 15g，熟地黄 20g，五加皮 15g，金樱子 15g，巴戟天 15g。14 剂，水煎服，每日 1 剂。

五诊（2012 年 6 月 5 日）：患者活动后乏力较前好转，近期每周有手工工作 3～4 天，可扶梯缓慢上楼，纳、眠可，夜尿 0～1 次，舌红苔薄黄，脉弦细。继续予健脾补肾为法，并加大黄芪用量，加强健脾益肾之力。处方：黄芪 60g，党参 20g，鹿角霜 15g，苍术 15g，菟丝子 15g，补骨脂 15g，枸杞子 15g，淫羊藿 15g，仙茅 15g，五加皮 15g，金樱子 15g，巴戟天 15g。21 剂，每日 1 剂，水煎服。

后患者自行按照四诊方调理数月，病情进一步好转稳定，步行及作业能力明显增强，生活基本自理，从事部分家务及手工作业。

按语： 痿病的辨治事项，《医宗金鉴·杂病心法要诀》曰："其有久病留连，诸虚燥热，或攻下之后调理，当审证治之，始收全功也。"本案患者病程数年，以四肢痿软乏力为主，病在肌肉筋脉，责之以脾肾为本，四诊合参，考虑其湿热之标实表现相对明显，治以标本兼顾，以健脾益气为基础，重在合用加味四妙汤，以清热利湿，舒筋壮骨；后期逐渐减轻祛除内外邪气之药用，着重调补脾肾，以固其根本；予黄芪、党参、五指毛桃以补中益气；山萸肉、淫羊藿、仙茅、五加皮、枸杞子补肝肾，滋乙癸之源；鹿角霜、巴戟天温肾阳，补先天之气；用益智仁、金樱子等以固精缩尿。刘老师亦以"治痿独取阳明"（《素问·痿证》）为指导思想，大剂量使用黄芪、党参等健脾益气之品以补益脾胃，补益后天根本，达到健脾益气，脾健即气血生化充足，濡养脏腑及肢体筋脉肌肉。

案3：脊髓空洞症——肝脾肾虚案

本案患者为中年男性，以右上肢麻木、远端肢体活动欠灵活为主症，诊断为脊髓空洞症，病机总属肝脾肾虚为主，治以补益肝肾、健脾益气、化湿清热诸法，获得疗效。

刘某，男，59岁。首诊日期：2012年5月24日。

病史：患者以"右上肢麻木乏力3年多"来诊，2010年10月18日在广州医学院第一附属医院住院诊断为脊髓空洞症、颈椎病。2012年3月26日在祈福医院查肌电图：右正中神经运动传导、右尺神经运动传导速度正常；右桡神经运动传导速度减慢、上臂段波幅减低、右肌皮神经运动潜伏期正常。

初诊症见：右上肢麻木，远端肢体活动欠灵活，手背肿胀，脉弦，舌暗红，苔黄腻。查：右上肢痛觉、温度觉消失，触觉存在，右上肢肌力5级，精细活动完成欠佳。

对于本病的诊疗，刘老师认为肝主筋，肝伤则四肢不为人用，而筋骨拘挛；肾藏精，精血相生，精虚则不能灌溉诸末，血虚则不能营养筋骨；阳明为宗筋之长，阳明虚则宗筋纵，宗筋纵则不能束筋骨以流利关节，此不能步履，痿弱筋缩之证作矣。本病属于痿证，为难治之证，本虚为主，在于肝脾肾不足，治以补益肝肾、健脾益气，佐以滋阴清热之法。处方：醋龟甲20g（先煎），生地黄20g，知母15g，关黄柏10g，黄芪45g，熟党参20g，茯苓15g，白术15g，肿节风20g，牛膝15g，盐杜仲20g，生山萸肉15g。7剂，每日1剂，水煎服。中成药：复方北芪口服液，每次1支，每日3次。

二诊（2012年5月31日）：服药后，右上肢发胀减轻，右上肢麻木稍有好转，远端肢体活动牵扯感，欠灵活，偶有心悸，二便调，舌暗红，舌质干，苔黄腻，脉弦细。证机同前，去党参、白术、杜仲，加丹参活血通络，泽泻渗湿泄热，薏苡仁渗湿除痹。处方：醋龟甲20g（先煎），生地黄20g，知母15g，关黄柏10g，黄芪45g，丹参20g，茯苓15g，泽泻 20g，肿节风 20g，牛膝 15g，薏苡仁 30g，生山萸肉 15g。7 剂，每日 1 剂，水煎服。

三诊（2012 年 8 月 30 日）：服药后，右上肢发胀减轻，右上肢麻木稍有好转，右侧头皮发麻，远端肢体活动牵扯感，欠灵活，偶有心悸，纳、眠可，二便尚调，舌暗红，舌质干，苔微黄腻，脉弦细。效果较好，二诊方微调，去丹参、茯苓、牛膝，加王不留行通利血脉，女贞子滋补肝肾，醋鳖甲滋阴潜阳，土鳖虫补肝肾强筋骨。处方：醋龟甲 30g（先煎），生地黄 20g，知母 15g，关黄柏 10g，黄芪 45g，王不留行 15g，女贞子 15g，泽泻 20g，肿节风 20g，土鳖虫 10g，醋鳖甲 30g（先煎），生山萸肉 15g。14 剂，水煎服，每日 1 剂。

按语：《临证指南医案·痿》所言"夫痿证之旨，不外乎肝、肾、肺、胃四经之病"，痿证的病变部位在筋脉肌肉，但根源在于五脏虚损。五脏虚损，功能失调，气血生化乏源，使体内精血津液不足，筋脉肌肉因之失养而弛纵，不能束骨利关节，以致肌肉软弱无力，筋脉枯萎，发而为痿。本案患者先天不足，后天失养，以致精气不充，髓海不满，发为痿痹，辨证属肝肾亏虚证，投以大剂量的黄芪、党参以补气健脾；杜仲、牛膝强筋壮骨、利关节；龟甲、知母、黄柏填精补髓，滋阴清热；茯苓健脾和胃、白术补脾益气；肿节风活血通络；山萸肉滋阴益肾。二诊、三诊，围绕主证，适当调整用药，取得一定疗效。

案 4：视神经脊髓炎——脾肾亏虚案

本案患者为年轻女性，以左侧臀部及下肢麻木为首发表现，急性起病，外院住院诊断为视神经脊髓炎，既往垂体瘤病史，辨证为脾肾亏虚，治疗以补益脾肾，化痰除湿，通利经脉，疗效颇佳。

熊某，女，30 岁。首诊日期：2011 年 2 月 23 日。

病史：患者 2011 年 2 月 1 日出现左侧臀部及下肢麻木，遂到中山一院就医，住院诊为"视神经脊髓炎"，经激素冲击疗法，病情好转出院，后来诊。因垂体肿瘤于 2007 年、2008 年、2009 年行外科手术及伽马刀等治疗。

初诊症见：臀部麻木不适，小腿及脚底麻木，口干，纳、眠可，小便频数，大便调，舌淡，舌体胖大边有齿痕，苔白略厚，脉细。

对于本病的诊疗，刘老师认为，患者虽为青年，急性期后，结合症舌脉，考虑其病机关键仍属正虚为主，四诊合参，辨为脾肾亏虚为本，兼见痰湿瘀阻之征，治以补益脾肾、化痰除湿、通利经络之法。处方：黄芪50g，熟党参20g，肉苁蓉20g，白术15g，菟丝子20g，法半夏10g，肿节风15g，制何首乌15g，徐长卿15g，女贞子15g，牛膝15g，薏苡仁30g。7剂，每日1剂，水煎服。中成药：复方北芪口服液，每次1支，每日3次。

二诊（2011年3月2日）：左臀部麻木感较前减轻，小腿及脚底麻木，口干，小便频数，大便略偏干，舌淡，舌体胖大边有齿痕，苔薄白，脉细。辨证同前，予上方去徐长卿、牛膝、薏苡仁，加五加皮通关节，强筋骨；秦艽、鸡血藤舒筋活络。处方：黄芪50g，熟党参20g，肉苁蓉20g，白术15g，菟丝子20g，法半夏10g，肿节风15g，制何首乌15g，五加皮15g，女贞子15g，秦艽15g，鸡血藤20g。7剂，每日1剂，水煎服。复方北芪口服液续服。

三诊（2011年3月9日）：左臀部、小腿及脚底麻木感基本消失，脚趾或乏力感，口稍干，夜尿频数，大便略偏干，舌脉同前。服药后症状总体明显减轻，去女贞子、鸡血藤，加巴戟天补肾益精，强筋壮骨、补骨脂补脾暖肾。处方：黄芪50g，熟党参20g，肉苁蓉30g，白术15g，菟丝子20g，法半夏10g，肿节风15g，制何首乌15g，五加皮15g，巴戟天15g，秦艽15g，补骨脂15g。7剂，每日1剂，水煎服。

四诊（2011年3月23日）：自觉左脚趾端稍有麻木感，口稍干，纳、眠可，夜尿明显减少，舌淡，苔薄白，脉细。患者夜尿频繁，大便略偏干改善，去白术、制何首乌、补骨脂，加五指毛桃利湿消肿、女贞子补肾明目、牛膝壮筋骨，利关节。处方：黄芪50g，熟党参20g，肉苁蓉30g，五指毛桃30g，菟丝子20g，法半夏10g，肿节风15g，牛膝15g，五加皮15g，巴戟天15g，秦艽15g，女贞子15g。14剂，每日1剂，水煎服。

五诊（2011年4月13日）：肢体麻木乏力不明显，口稍干，纳、眠可，大便稍干，小便调，舌淡，舌体胖大边有齿痕，苔白腻，脉细。证机同前，症状明显好转，四诊方去巴戟天、秦艽，加山茱萸补肾填精。处方：黄芪50g，熟党参20g，肉苁蓉30g，五指毛桃30g，菟丝子20g，法半夏 10g，肿节风 15g，牛膝 15g，五加皮 15g，山茱萸 15g，制何首乌 15g，女贞子 15g。7 剂，每日 1 剂，水煎服。

按语：《素问·至真要大论》最早提出了五脏气热、肺热叶焦的病因病机，并提出了著名的"治痿独取阳明"的治疗原则；后世朱丹溪认为治痿要注重湿与热，其尤喜用黄柏，他还非常重视阴虚在痿证中的地位，提出了"泻南方、补北方"的治痿原则，并创制了滋阴清热治痿的名方"虎潜丸"。刘老师结合自己的临床实际认为，脾肾亏虚为致病之本，脾为后天之本，气血之源，主四肢肌肉，肾为先天之本，主藏精而生骨髓，脾肾亏虚则气血津液生化乏源，不能濡养肢体筋脉，致肢体痿废；湿痰为致病之标，它们既可以是始动因素，也可以是因虚致实而产生的病理产物，湿痰胶结，阻滞气血运行，加重筋脉失养，加快疾病的进展。所以针对本病的病机特点，刘老师以补益脾肾，化痰除湿为法，根据患者虚实特点，权衡用之。本案中患者以虚为主，故施以大剂量黄芪、党参、白术补气健脾，菟丝子、肉苁蓉温补脾肾，女贞子滋阴补肾，制何首乌、牛膝补肾强筋壮骨，配以法半夏、薏苡仁、肿节风、徐长卿化痰除湿消肿通络，标本兼治，以扶正为主。服药后症状明显改善，故二诊之后，均为在此基础上，微调药物。纵观全程，思路清晰，辨证准确，加减出入得当，故能收到较好疗效。

案 5：重症肌无力——肝脾肾虚案

本案患者既往外院确诊为重症肌无力，以肢体乏力、不耐疲劳为主，日常行动受限、动则汗出，并见肢体畏寒、易心慌等。本案以脾、肝、肾亏虚为病之本，瘀血阻滞为病指标，久病气虚血瘀，阻滞肢体经络，故治以补肝肾、益气健脾、兼以活血通络为治法，疗效佳。

钟某，女，58 岁。首诊日期：2012 年 2 月 15 日。

病史：患者有慢性胃病史多年，近年因四肢乏力等不适，2011 年 3 月在孙逸仙医院确诊为"重症肌无力（中度全身型）"，经激素等治疗病情好转，现在该院门诊复诊维持小剂量激素，仍见四肢乏力、易疲劳，日常生活明显受到影响或限制。现来求诊中医药调治。

初诊症见：四肢乏力、易疲劳，梳头等动作困难，行动受限，左肩背酸痛、左胁肋牵拉感，夜间流口水，语声低微，偶见饮水呛咳，无视物重影，畏寒，动则汗出，易心慌，少许胸闷，口干，纳差，眠差，大便或难，量少，舌暗红齿印、苔黄腻，脉细弱。

对于本病的诊疗，刘老师认为其病在脾、肾、肝三脏功能失调。脾为后天之本，津液气血生化之源，若素体脾胃虚弱或久病伤及脾胃或劳倦过度损及脾胃，致使脾胃虚弱受纳运化功能失调，纳食差即气血津液化生不足，则肌肉、筋脉失养；肝藏血，主筋，精血充盛，若久病体虚，阴虚生内热，则灼液伤筋，精血亏损不能荣养筋肉。肝脾久病及肾，脾、肝、肾三脏俱虚，即见肢体乏力不耐受疲劳诸候。该病病位在肌肉，脾肾肝虚损为其病机主线。综合四诊，辨证为肝脾肾虚，治以滋补肝肾、健脾益气、活血通络为法。处方：黄芪50g，党参20g，茯苓15g，白术15g，制何首乌15g，熟地黄15g，巴戟天15g，菟丝子15g，女贞子15g，枸杞子15g，丹参15g，益智15g。7剂，每日1剂，水煎服。

二诊（2012年2月22日）：患者精神较前好转，易出汗、流口水情况改善，四肢乏力、易疲劳等基本同前，口干，纳食不香，睡眠不好，大便尚软、量少。舌暗红、齿印，苔黄腻，脉细弱。仍守滋补肝肾、健脾益气、活血通络之法，去熟地黄、枸杞子、丹参，加肉苁蓉、制远志、川芎，以佐以温阳通便、加强活血除痰等功用，处方：黄芪50g，党参20g，茯苓15g，白术15g，制何首乌15g，肉苁蓉20g，巴戟天15g，菟丝子15g，女贞子15g，制远志10g，川芎15g，益智仁15g。7剂，每日1剂，水煎服。

三诊（2012年2月29日）：乏力较前好转，梳头、刷牙等较前容易，出汗、流口水明显减少，眠差，入睡难，左肩背酸痛、左胁肋牵拉感，大便尚软，舌暗红、苔微黄腻，脉细弱。患者症状好转，效不更方，三诊方14剂，每日1剂，水煎服。

四诊（2012年3月14日）：患者乏力易疲劳等症状较前好转，四肢关节或酸楚不适，夜间小腿抽筋，余症基本同前。考虑病机仍以肝脾肾不足为根本，治疗上加强益气健脾、调补肝肾、强壮腰膝之法。处方：黄芪50g，菟丝子15g，当归15g，川芎15g，党参20g，鹿角霜15g，白术15g，茯苓15g，巴戟天15g，补骨脂15g，干姜10g，五指毛桃30g。7剂，每日1剂，水煎服。

五诊（2012年3月21日）：患者肢体乏力及夜间小腿抽筋次数较前

明显好转，大便软，日 1～2 次，量可，舌脉同前。患者症状好转，守前法，久用补益之品，尤当注意健运脾气，可健脾燥湿、温中和胃等。处方：黄芪 50g，菟丝子 20g，当归 15g，川芎 15g，党参 20g，鹿角霜 15g，炒白术 15g，茯苓 15g，巴戟天 20g，补骨脂 15g，干姜 10g，砂仁 5g（后下）。7 剂，每日 1 剂，水煎服。

该患者经刘老师门诊半年余治疗，病情明显好转，生活基本自理，最后一次就诊于 2012 年 9 月 12 日。患者已减停激素治疗。四肢稍乏力，肢体不温及流口水等情况不明显，口中和，无头晕头痛、视物重影，睡眠好转，二便基本正常，舌淡暗、有齿印，苔薄黄微腻，脉弦细。现患者以肝脾肾虚为主，以健脾气、养肝血、益肾精为法。处方：黄芪 90g，党参 30g，炒白术 15g，干姜 10g，鹿角霜 15g，淫羊藿 15g，巴戟天 20g，五加皮 15g，益智仁 15g，补骨脂 15g，菟丝子 15g，当归 15g。14 剂，每日 1 剂，水煎服。嘱其可随其需要服用此方调理，扶助正气固本，防其复发。

按语：后世医家从临床实际发现，痿证与其他脏腑如肝肾等密切相关，最具代表的是清·邹慈九在《临证指南医案·痿》按："夫痿症之旨，不外乎肝、肾、肺、胃四经之病。"本例患者，有胃病多年，根据其相关病史及四诊表现，"久病入络、久病必虚、久病必瘀"，辨证为"肝脾（胃）肾不足"为本，瘀血阻滞经络为标。因患者胃病日久，脾胃不足，气血生化之源，脏腑气血阴阳俱损，久病伤及肝肾，耗损阴精，病程缠绵，脾虚不健，累及肝肾，阴精不足，筋脉失濡。治疗上以"行不足者，温之以气；精不足者，补之以味"为法则，治以益气健脾、补益肝肾、兼以养血益精，使气血充盛，则肝肾精血才能得以源源不断，筋骨肌肉方能得养而强壮，取四君子汤合左归丸之义，重用黄芪增强补益气血之力，并党参、白术补气健脾，加用益智温脾暖肾，以熟地黄、山萸肉、枸杞子、女贞子等滋阴补肾、养肝补脾；以何首乌、巴戟天、菟丝子、淫羊藿等补肝肾，强腰膝；配以当归养血活血，共补肝肾精血；以丹参、川芎等活血化瘀；辅以远志、酸枣仁安神助眠。诸药合用，肝脾肾并补，补阳药与补阴药相配，阳得阴助，生化无穷。后根据患者临床服药反应及临证变化辨治调理，主症改善，兼症减轻，病情好转，故获良效。但由于脾虚气弱，日久难复，气血生化之源仍显不足，故仍须维持原治则，守方加减治疗半年余，以固其效。

案 6：重症肌无力——脾肾两亏案

本案为老年重症肌无力（全身中度型）患者，亚急性起病，眼肌起病，使用西药对症治疗后有药物不良反应，并见症状波及全身，中医从脾肾不足入手，以健脾补肾法治之，症状改善明显。

王某，男，66 岁。首诊日期：2012 年 10 月 11 日。

病史：患者有慢性胃病史多年，2012 年 9 月初，出现右侧眼睑下垂，活动后加重，休息后减轻，晨轻暮重，无视物重影，在当地医院就诊，完善肌电图、新斯的明试验等，诊断为重症肌无力（眼肌型），予溴吡斯的明等治疗，服药后出现药物不良反应，并出现声音嘶哑及肢体乏力症状，于 10 月 8 日收入住院后，给予抗胆碱对症及中医药调治，疗效不佳。10 月 11 日请刘老师查房。

初诊症见：言语清，仍感右眼睑下垂乏力，咀嚼、吞咽稍长时间仍感困难，双下肢少许乏力，视蒙，时有汗出，活动后明显，腰背、双膝以下畏冷，无胸闷、气促等不适，夜尿多，每日溏便 2～3 次，或腹隐痛，纳可，舌淡暗，苔白腻，脉细弱。

对于本病的诊疗，刘老师认为，患者眼睑下垂，吞咽困难，下肢乏力，耳聋目蒙，畏寒不适，动则易汗出，腹痛便溏，舌淡苔白，脉细而弱，一派脾气虚弱，清阳不升，命门火衰，真阳失煦之象。四诊合参，中医诊断为痿证，证属脾肾亏虚证，治当以健脾补肾为法，处方：黄芪 60g，党参 20g，白术 15g，云苓 15g，巴戟天 15g，肉苁蓉 15g，补骨脂 15g，淫羊藿 15g，菟丝子 15g，鹿角霜 15g，益智 15g，干姜 10g。4 剂，每日 1 剂，水煎服。维持溴吡斯的明，每次 60mg，每日 3 次。

二诊（2012 年 10 月 15 日）：患者双下肢乏力明显减轻，腰膝畏风减轻，汗出减少，口干，夜尿减少，大便尚调，纳、眠可，舌淡暗，苔腻微黄，脉细弱。辨证仍考虑脾肾气虚、清阳不升，加五指毛桃、升麻、柴胡以益气升阳，腰膝畏风减轻，夜尿减少，并有口干，苔稍黄腻，补骨脂、鹿角霜、干姜、益智等补肾阳药物可暂减去，并加陈皮以助运化。处方：黄芪 60g，五指毛桃 20g，党参 15g，白术 15g，陈皮 10g，升麻 10g，柴胡 10g，巴戟天 15g，肉苁蓉 20g，淫羊藿 15g，菟丝子 15g，茯苓 15g。7 剂，每日 1 剂，水煎服。

三诊（2012 年 10 月 19 日）：患者轻度眼睑下垂，吞咽、进食基本顺畅，肢体乏力明显减轻，肢体畏寒改善，胃口好，二便尚调，舌淡红，苔薄黄微腻，脉细弱。患者病情明显好转，要求出院带药，中药继用二诊方，黄芪减为 45g，14 剂，每日 1 剂，水煎服；患者拒用激素及免疫抑制剂，维持溴吡斯的明，每次 60mg，每日 3 次。

出院后神经专科定期复诊，病情进一步好转、稳定。

按语： 患者有胃病多年，考虑久病脾胃虚弱，受纳、运化、输布失调，导致气血津液生化乏源，无以濡养五脏，筋骨肌肉因之失养而弛纵，不能束骨利机关，则见眼睑下垂乏力诸症及舌脉所见；脾阳不足伤及肾阳即可兼见他症。本病对症治疗药物溴吡斯的明对减轻症状有帮助，其腹泻等不良反应亦较常见，其病证有类于外邪中伤脾肾之阳表现。综上所述，痿证病变部位在筋脉肌肉，但根底在于五脏虚损，辨证考虑脾肾两亏。治以"虚则补之"，益气健脾补肾并用，黄芪、党参、白术、茯苓补益脾气，巴戟天、肉苁蓉、补骨脂、淫羊藿、鹿角霜温补肾阳，菟丝子补肾益精，益智仁脾肾双补，干姜温中、益火之源；并根据患者用药反应，随证调治，获得较好疗效。

案 7：肌萎缩侧索硬化——肺脾肾虚案

本案为老年肌萎缩侧索硬化（ALS）患者，既往高血压、糖尿病病史。以四肢肌无力、肌萎缩及球麻痹为主要临床表现，住院期间合并 Ⅱ 型呼吸衰竭，持续使用有创呼吸机辅助呼吸，中医治疗以补益肺脾肾固其根本为主，改用无创通气并有效减少患者使用呼吸机的时间和频率。

陈某，男，62 岁。首诊日期：2017 年 8 月 17 日。

病史：患者因"四肢肌无力、肌萎缩 15 个月，言语含糊、呛咳 8 个月，呼吸困难半个月"于 2017 年 8 月 11 日再次入住我院神经内科。患者 2016 年 4 月出现左手无力、精细动作笨拙，逐渐出现肌萎缩，并见其他肢体发病，病情进行性加重；10 月出现言语较前含糊，声音嘶哑，易呛咳；2017 年 1 月入住我院，完善肌电图考虑广泛性前角细胞病变，诊断为肌萎缩侧索硬化，予力如太口服等，病情稳定后出院；出院后症状仍缓慢进行性加重，在家开始使用 BiPAP 呼吸机后部分症状改善。此次入院后 3 天患者合并 Ⅱ 型呼吸衰竭，经气管插管接有创呼吸机等救治疗后患者意识转清，但反复发热、痰多，需持续使用呼吸机。于 8 月 17 日请刘老师查房。

初诊症见：清醒，神疲乏力，低热，停留气管切开接有创呼吸机辅助通气，痰黄白黏量多，口涎多，四肢肌无力、肌萎缩，眠可，小便调，大便溏，舌暗红，苔微黄腻，脉沉细。

对于本病的诊疗，刘老师认为，患者老年发病，其本为虚，进展较快，病情危重，肺脾肾虚为本，痰浊内蕴为标。肺主治节，调水道，司呼吸，气虚肺萎则宣肃失和，宣肃失和则湿聚成痰，故见呼吸无力，痰黄白黏；脾主四末，开窍于口，在液为涎，土弱势卑则肌肉失约，故见四肢痿软，口角流涎；脾气虚弱则运化失司，故见大便溏薄；肾主藏精，掌纳气，肾精不足则气息浮浅，故见吸不能入，而需呼吸机辅助通气。综合病史及四肢，辨证为肺脾肾虚、痰浊内蕴，治以益肺化痰，健脾补肾为法。处方：黄芪 45g，党参 20g，茯苓 15g，苍术 15g，干姜 10g，巴戟天 15g，淫羊藿 15g，芡实 20g，紫菀 15g，款冬花 15g，石菖蒲 15g，蜜远志 10g，乌梅 10g。4 剂，每日 1 剂，水煎，鼻饲；生晒参 10g，4 剂，每日 1 剂，另炖，鼻饲。

二诊（2017 年 8 月 21 日）：患者 4 天无发热，痰量及口涎量少，能连续脱机 2～3 小时，脱机期间可使用说话瓣膜与人交流，二便尚调，舌未见，脉沉细。辨证治法同前，原方药去茯苓、苍术，加山药 20g，杜仲 15g，加强补益肺脾肾功用。7 剂，每日 1 剂，水煎，鼻饲。生晒参继用。

三诊（2017 年 8 月 28 日）：进一步进行气道管理及调整呼吸机参数，已拔除气管插管，改用 BiPAP 呼吸机辅助通气，痰不多，精神可，舌淡红，苔薄黄，脉沉细。治法同前，二诊方改紫菀、款冬花为陈皮、法半夏，生晒参暂停用。处方：黄芪 45g，党参 20g，干姜 10g，巴戟天 15g，淫羊藿 15g，芡实 20g，山药 20g，杜仲 15g，陈皮 10g，法半夏 15g，石菖蒲 15g，蜜远志 10g，乌梅 10g。7 剂，每日 1 剂，水煎，鼻饲。

经综合救治，患者病情基本稳定，2017 年 9 月 4 日带药出院。

按语：该患者以肢体肌无力、肌萎缩及球麻痹等表现，病情发展较快，多脏腑均受损，以"痿证"为主，其因于内伤者，责之于肺脾虚弱，肝肾亏虚致筋脉失养，或瘀血、痰浊痹阻脉络，或毒损络脉，筋脉失养所致，然以肺脾肾虚为本。患者年过六旬，脏腑功能渐衰，现症见肌肉萎缩、无力，吞咽困难，口涎多，大便溏泻，脾胃虚弱之故。"肺主气，司呼吸"，患者呼吸衰竭，肺脏宣发肃降功能失司，加之脾虚土不生金，导致肺气虚衰，且肺与大肠相表里，大肠主津功能的正常发挥要依靠肺气宣肃，久病及肾，肾中元阳不足，肾不纳气，故见气促呼吸不畅，肾阳虚无以温养脾阳，脾脏难以升清，故见大便溏泻，脾脏运化水液功能失司，痰湿内生，上犯于肺，故见痰量多。该患者五脏六腑除心外均已受累，本属"虚劳"，病机复杂，目前痿证即为其标，故以解决痿证为主，结合患者舌脉，辨证为肺脾肾虚。虚痿可补，重在扶正柔筋，治以补肺健脾温肾，予参、芪及诸多补肾之品，亦不为过；但其中兼有风寒痰湿，一味蛮补，亦有未到之处，故在温补药物中，加入紫菀、款冬花、菖蒲、远志化痰清浊，乌梅酸涩而温，入肝、脾、肺、大肠经，有敛肺之效，又可补而不滞。方药以补肺健脾温肾为主轴，以化痰清浊为辅线，诸药同用，中西医结合救治，收桴鼓之效。

案 8：格林–巴利综合征并呼吸肌麻痹——湿热壅遏案

本案中年女性，急性起病，四肢麻木乏力进展后骤见呼吸困难等危重证候，中医病机考虑湿热壅遏三焦，脏腑气机升降出入失常，治以中西医结合救治，中医以辛开苦降、燥湿清热、宣通三焦为法，后期并予补养阴血，辅助正气而收功。

卫某，女，42 岁。首诊日期：2000 年 7 月 4 日。

病史：因起居不慎外感后出现进展性肢体麻木 7 天入院，考虑格林–巴利综合征，给予甲泼尼龙冲击、神经营养药等治疗，住院第三天出现病情加重，出现饮水呛咳、脊髓感觉平面上升及呼吸困难等情况，考虑有呼吸肌麻痹的危险，即转 ICU 病房监护后请刘老师查房。

初诊症见：神志清楚，精神倦怠，午后潮热自汗，体温 37.3℃，稍气促，饮水时有呛咳，胸部有紧束感，四肢远端及胸 2 以下麻木无力，纳差，睡眠尚可，大便未解，留置尿管，舌红苔黄腻，脉滑。

对于本病的诊疗，刘老师分析，患者目前以邪实为主，加之激素的使用，诸因导致湿热壅遏三焦，肺、脾、肾三脏气机升降失调，肢体经络气血受阻而见诸症。中医诊为痿证，辨证考虑为湿热浸淫、郁阻三焦，治以燥湿清热、宣通三焦为先。处方取四妙散加味之意：苍术 15g，黄柏 12g，牛膝 18g，薏苡仁 20g，黄芩 15g，虎杖 30g，毛冬青 20g，秦艽 12g，绵茵陈 15g，金银花 15g，大青叶 18g，全蝎 6g，枳壳 15g。3 剂，每日 1 剂，水煎服。

二诊（2000 年 7 月 8 日）：患者神清，精神好转，可自行坐起进餐，双下肢麻痹疼痛感明显减轻，但仍无力，午后潮热自汗，呼吸平顺，无胸闷气促，纳差，小便仍不能自解，大便黏滞不爽，舌质红苔白微腻，脉濡数。证属湿热互结，守上方，减虎杖、毛冬青、大青叶、金银花、枳壳、全蝎，加车前子 15g，豨莶草 15g，独活 10g，蜈蚣 2 条。3 剂，每日 1 剂，水煎服。

三诊（2000 年 7 月 13 日）：患者病情明显好转，可以站立床边，双下肢仍觉无力，双手可持筷进食，胸腹部有束带感，肢体麻痹感减轻，感觉平面无上升，纳食可，小便不自知，大便已排两次，色黄质软，量多，舌红苔薄黄，脉滑。湿热已渐退，注意激素副作用，考虑阴虚内热、湿热阻络，中药以养阴清热、利湿通络为主。处方：知母 12g，黄柏 15g，干地黄 18g，山茱萸 15g，茯苓 15g，牡丹皮 12g，泽泻 18g，秦艽 18g，砂仁 6g（后下），石菖蒲 15g，全蝎 6g，甘草 6g。5 剂，每日 1 剂，水煎服。

四诊（2000 年 7 月 19 日）：患者四肢有力，活动基本自如，肢体感觉麻木程度减轻，大便通畅，尿潴留仍存在，舌红少苔，脉细。考虑肝肾阴虚、湿热未清，经气不畅为主要病机，故治疗当以滋补肝肾之阴、祛湿通络为大法。激素减量维持，汤剂继用三诊方，14 剂，每日 1 剂，水煎服。

至 8 月 10 日患者唯觉下肢稍麻，余无不适，行走自如，生活自理，要求出院带药继续治疗。随访 1 年，已完全恢复。

按语：格林 - 巴利综合征是迅速进展而大多可恢复的周围性神经病，虽然约 80% 病例完全或接近完全恢复，但仍有 3% ～ 4% 患者死于呼吸麻痹、肺部感染及心力衰竭。本例患者发病后数天即出现胸闷气促、饮水呛咳、腹式呼吸，感觉障碍平面迅速上升，伴尿潴留等呼吸肌麻痹危象。该患者起病于炎热潮湿之夏季，湿热之邪当令，因起居不慎，湿热郁表，留恋卫气，初起以午后潮热，恶寒，周身乏力酸痛，汗出不爽，小便不利等卫表证为主。治不及时，湿热浸淫，同气相求，蕴于中焦脾胃，致脾胃升降失司，清阳不能实四肢；湿热阻滞经络，气血不通，而为麻痹疼痛，"湿热不攘，大筋软短，小筋弛长"（《素问·生气通天论》），故四肢无力。湿热郁肺，肺气不宣，宗气不能贯心脉以行呼吸，出现呼吸困难之危象。对此病治疗，不拘于"治痿独取阳明"之常规，紧紧抓住湿热壅阻经络这一中心环节，初以辛开苦降，清热利湿，宣通经络立法，方用四妙散为主清利下焦湿热，金银花、茵陈、大青叶辛透气分热邪，秦艽、豨莶草、全蝎、虎杖等活血祛风通络止痛，待湿热已退，则以滋补肝肾，祛风除湿，通络止痛而善其后，取知柏地黄汤为主加减治疗，获得较好效果。

二十八、颤证案

颤证，是以头部或肢体摇动颤抖，不能自制为主要临床表现的一大类病证。轻者表现为头摇动或手足微颤，重者可见头部振摇，肢体颤动不止，甚则肢体拘急，失去生活自理能力。古代本病又称"振掉""颤振""震颤"等。临床包括"颤"病为主要表现的帕金森病、特发性震颤、舞蹈病等神经疾患，以及其他疾病以局部颤动为主者。刘老师从多年的临床中认为，该病病因复杂，临床病机多以肝脾肾虚损、气血亏虚为本，肝风、肝阳上扰为标，部分兼夹痰、热、瘀，或有腑气不通表现；临床治则总以扶正固本为主，根据标实情况，酌情息风、平肝、活血、清热、化痰等诸法，平调脏腑气血阴阳。

案 1：帕金森病——气血亏虚案

本案患者有帕金森病史 2 年多，西医规范诊治，病情基本控制，兼有饮食、睡眠等失调情况，患者虽为中青年女性，中医辨证仍从扶正补虚立足，综合调治，明显提高其生活质量。

王某，女，42 岁。首诊日期：2011 年 3 月 23 日。

病史：患者进展性肢体震颤、动作迟缓 2 年多，影响日常生活。曾在哈尔滨某医院神经内科诊治，行头颅 MR 等检查未见异常，诊断为帕金森病，规范服用美多芭等抗帕金森病药物，症状好转病情基本稳定。

病后有明显肠胃不调及睡眠不好情况。否认相关家族史。

初诊症见：右侧肢体震颤、动作迟缓，静止时震颤稍明显，情绪紧张时较甚，动作时缓解，行走缓慢、不稳，写字费力，翻身困难，表情呆板，记忆力稍下降，偶有头晕头痛，神疲肢倦，无口干、口苦，胃纳不佳，睡眠较差，夜尿频数，大便偏干。舌淡，苔薄白，脉细。

对本病的诊疗，刘老师认为，此患者以肢体震颤、动作迟缓为主症，西医规范治疗有效，存在肠胃不调及不寐等不适，可有帕金森病本身及药物等影响。四诊合参，患者虽年龄不大，综合其症舌脉，病机考虑以脏腑气血虚损为主，治则治法仍以扶正固本、益气补血、健脾益肾为法。处方：黄芪45g，党参20g，制何首乌20g，熟地黄20g，鸡血藤15g，生山萸肉15g，菟丝子15g，鹿角霜15g，天麻15g，法半夏10g，丹参15g，厚朴20g。7剂，每日1剂，水煎服。中成药：复方北芪口服液，每次1支，每日3次。

二诊（2011年4月6日）：病史如前，肢体震颤、运动迟缓、表情呆板，近无明显头晕头痛，胃口好转，精神转佳，或时见畏冷不适，睡眠较前改善，夜间小便次数较前减少，大便尚调，舌暗淡，苔薄白，脉细。上方黄芪、熟地黄加量以加强益气养血，去鸡血藤、山萸肉、丹参，加当归以补血活血，加女贞子、川五加皮以加强补肝肾、壮腰膝。处方：黄芪50g，党参20g，制何首乌20g，熟地黄30g，菟丝子15g，鹿角霜15g，天麻15g，法半夏15g，厚朴20g，当归15g，女贞子15g，川五加皮10g。14剂，每日1剂，水煎服。复方北芪口服液续用。

三诊（2011年6月13日）：患者自行按照二诊方汤药续服近2个月，自觉精神明显好转，肢体震颤减缓，动作较前灵活，日常生活能力改善，有时口干，或有痰，大便偏硬，睡眠稍差，梦多，舌暗淡，苔薄微黄，脉细弱。二诊方去菟丝子、鹿角霜、法半夏、女贞子、川五加皮，加白芍养血柔肝，补骨脂补脾肾，肉苁蓉、火麻仁补肾润肠通便，竹茹兼清化痰热。处方：黄芪50g，党参20g，制何首乌20g，熟地黄30g，天麻15g，厚朴30g，当归15g，白芍30g，补骨脂15g，竹茹15g，肉苁蓉30g，火麻仁30g。7剂，每日1剂，水煎服。

继续规范管理，中西药物调治，病情基本稳定，生活大部分自理。

按语：气与血是人体内两大类基本物质，是人体正常生命活动的基础。《素问·调经论》云："人之所有者，血与气耳。"肢体筋脉正常功能的维持，需以充足的气血为根基。颤证为病，初期常见实证，病程长或年老体弱者，肝脾肾脏气亏虚、气血不足等本虚之象逐渐突出。《医宗己任编·西塘感症》中曰："大抵气血俱虚，不能荣养筋骨，故为之振摇，而不能主持也。须大补气血，人参养荣汤或加味人参养荣汤。"刘老师认为，该患者脾肾不足，气血生化乏源，筋脉失养，虚风内动，而形成颤证。中医治疗当顾护后天之本为主，益气养血，健脾补肾。刘老师常用大剂量黄芪配伍党参以健脾气，大补元气；并以熟地黄、何首乌补血养精，益肝肾之阴。气血不足，无以滋养肝肾，可并见肝肾亏虚，故以山萸肉、女贞子补益肝肾。而后根据患者服药反应、临床兼夹证候等，随证出入，或息风、平肝、清热、活血、化痰、通便等，总体以补益气血为主，调治脏腑气血阴阳平衡，稳定疗效而建功。

案2：帕金森病——气血不足，风阳内动案

本案患者为老年女性，帕金森病数年，规律服用西药及中成药，存在颤动、拘紧等不适，中医辨证从虚风内动着手，随证加减，调治半年，改善其运动症状等，或的较好疗效。

王某，女，68岁。首诊日期：2011年11月17日。

病史：患者有帕金森病史4年，渐进性肢体震颤、肌僵直、动作迟缓，一直在综合性大医院专科诊治，目前规律服用金刚烷胺、疏风再造丸、天麻胶囊等中西药物，病情基本稳定。否认相关家族病史。

初诊症见：肢体震颤、僵硬，下肢乏力，慌张步态，口干，胃纳稍差，眠尚可，小便正常，大便偏干，1次/天。舌淡，苔微黄，脉弦滑。

对本病的诊疗，刘老师认为，此病为终身疾患，该病运动症状影响患者生活质量，目前规范治疗有效。四诊合参，病机考虑以气血亏虚、肝肾阴虚阳亢动风为主，临床治则扶正固本、虚则补之，以补益气血、滋阴潜阳息风为法。处方：黄芪45g，党参20g，制何首乌20g，熟地黄30g，女贞子15g，麦冬15g，生龟甲20g（先煎），钩藤20g，天麻15g，白芍30g，胆南星15g，全蝎5g。7剂，每日1剂，水煎服。

二诊（2011年12月1日）：病史同前，肢体震颤、肢体僵硬感、慌张步态，服药后下肢无力减轻，胃口好转，口干明显，汗多，动则加重，

面部烘热感，小便可，大便难解。舌淡，苔薄黄，脉弦滑。上方去党参、制何首乌、女贞子、胆南星，加山萸肉、北沙参、知母以补益肝肾养阴清热，加煅牡蛎以敛汗。处方：黄芪45g，熟地黄30g，麦冬15g，生龟甲20g（先煎），钩藤20g，天麻15g，白芍30g，全蝎5g，生山萸肉15g，北沙参30g，知母15g，煅牡蛎30g（先煎）。7剂，每日1剂，水煎服。

三诊（2012年5月17日）：患者自行按照二诊方汤药续服近5个月，自觉面部烘热感减轻，仍有肢体僵硬不适感，肢体震颤，下肢无力，慌张步态，汗出较多，肩部酸重疼痛，时有胸闷，偶有头晕、呈昏沉感，无头痛，口干，纳、眠可，小便可，大便干。舌淡暗，苔薄黄，脉弦结。二诊方去北沙参、知母、煅牡蛎，加女贞子补益肝肾，秦艽祛风止痛，火麻仁润肠通便。处方：黄芪45g，熟地黄30g，麦冬15g，生龟甲20g（先煎），钩藤20g，天麻15g，白芍30g，全蝎5g，生山萸肉15g，女贞子15g，秦艽15g，火麻仁30g。7剂，每日1剂，水煎服。中成药：复方北芪口服液，每次1支，每日3次。

四诊（2012年5月24日）：病史同前，肢体僵硬不适感、肢体震颤，自觉慌张步态好转，头晕、面部发热感改善，肩部酸重疼痛减轻，大便干改善，仍有口干、下肢无力，汗多，左上肢时有麻木感。舌淡暗，苔少，脉弦结。三诊方改生龟甲为龟甲胶，以滋阴潜阳，去钩藤加煅牡蛎以敛汗。处方：黄芪50g，熟地黄30g，麦冬15g，天麻15g，白芍30g，全蝎5g，生山萸肉15g，女贞子15g，秦艽15g，火麻仁30g，龟甲胶15g（烊服），煅牡蛎30g（先煎）。7剂，每日1剂，水煎服。复方北芪口服液续用。

随诊近1年，患者规律用药，病情基本稳定。

按语： 颤证的病机总属本虚标实。本虚为气血阴阳亏虚，其中以阴津精血亏虚为主；标实为风、火、痰、瘀为患。标本之间密切联系，风、火、痰、瘀可因虚而生，诸邪又进一步耗伤阴津气血。风、火、痰、瘀之间相互联系，甚至可以互相转化，如阴虚、气虚可转为阳虚，气滞、痰湿可化热等。《通俗伤寒论·六经方药》言："血虚生风者，非真有风也。实因血不养筋，筋脉拘挛，伸缩不能自如。"气血同源，气虚则不能生血。血属阴，阴血不足，不能制阳，风阳内动，扰动筋脉，而病颤。

故在本案中，刘老师以黄芪、党参为药对，并重用黄芪，补益一身之正气；制何首乌、熟地黄补血养血；熟地黄、麦冬滋阴养血；生龟甲、钩藤、天麻滋阴潜阳息风。久病入络，虫类药不但能息风定颤，且具搜风通络之功，故予全蝎搜风通络。在后续的诊疗中，根据患者服药反应，随证加减，或敛汗，或润肠通便，总体以补益气血、滋阴潜阳息风为主，调节气血阴阳平衡，稳定疗效。

案3：帕金森病——肝脾肾亏虚，虚风内动案

本案患者为老年男性，帕金森病史数年，存在运动症状及非运动症状，中医从肝脾肾虚、正气不足为病证重点，在改善肢体震颤、运动迟缓、吞咽功能及二便不调等方面，取得一定疗效。

陈某，男，73岁。首诊日期：2015年7月2日。

病史：患者进展性言语欠流利、面唇肌静止性震颤、流涎7年，行动迟缓3年。步行能力、日常饮食、书写等受影响，紧张时尤甚。近几年体重下降约30斤，有高血压病病史，服药管理可。

初诊症见：患者言语欠流利，构音尚清，面唇肌颤动，流涎，面具脸，饮水吞咽困难，动作迟缓，双手精细活动较差，写字字迹变形，饥饿疲劳时左手震颤，行走起步困难，呈小碎步慌张步态，情绪紧张时症状加重，全身乏力，无口干苦，纳一般，夜眠差，夜尿4次左右，大便难解。舌淡，苔微黄厚腻，脉弦。

对于本病的诊疗，刘老师认为，此患者以肢体震颤、动作迟缓为主症，患者年过七旬，综合其症舌脉，病机考虑为年老体衰，以肝脾肾亏虚为主，治则治法以扶正固本，益气健脾、补益肝肾为主，佐以平肝息风为法。处方：黄芪45g，党参20g，生山萸肉20g，女贞子15g，制何首乌15g，天麻15g，钩藤20g，醋龟甲20g（先煎），白芍20g，首乌藤30g，胆南星15g，肉苁蓉20g。7剂，每日1剂，水煎服。

二诊（2015年7月16日）：患者精神好转，言语欠流利稍减轻，双手精细活动较前灵活，余症及二便如前，舌淡，苔黄厚腻，脉弦。守前法方，去何首乌、加厚朴以化痰下气、除胀除满。处方：黄芪45g，党参20g，生山萸肉20g，女贞子15g，天麻15g，钩藤20g，醋龟甲20g（先煎），白芍20g，首乌藤30g，胆南星15g，肉苁蓉30g，厚朴20g。

20剂，每日1剂，水煎服。

三诊（2015年8月13日）：患者自觉诸症不同程度改善，面唇肌颤动、流涎较前减轻，言语较前流利，行走起步困难减轻，仍有碎步慌张步态，胃纳一般，易腹胀，夜眠稍差，夜尿4次左右，大便排解费劲。舌淡，苔黄厚腻，脉弦。仍以健脾益气、补益肝肾为主，佐以平肝息风、化痰通腑为法。处方：黄芪50g，党参20g，生山萸肉20g，肉苁蓉30g，醋龟甲20g（先煎），白芍20g，天麻15g，钩藤20g，胆南星15g，厚朴20g，枳实10g，当归10g，丹参15g。14剂，每日1剂，水煎服。

四诊（2015年8月27日）：家属来诊，代诉病情基本稳定，或见易出汗，或心烦，排便费力，大便不干结，每日1次，夜尿减少，小便或黄。病机同前，补益为主。处方：黄芪50g，熟党参20g，生山萸肉20g，天麻15g，肉苁蓉30g，厚朴20g，石菖蒲15g，制远志10g，火麻仁30g，白芍20g，当归20g，淡竹叶15g。14剂，每日1剂，水煎服。

随访6个月，患者规律服药，病情稳定。

按语：《金匮翼·颤振》中云："颤振，手足动摇，不能自主，乃肝之病，风之象，而脾受之也。肝应木，木主风，风为阳，阳主动；脾应土，土主四肢，四肢受气于脾者也。土气不足，而木气鼓之，故振之动摇，所谓风淫末疾者是也。"颤证之为病，气血阴阳亏虚、肝脾肾受损为病之本，痰浊、痰热、气滞、瘀血为病之标。病久则虚实夹杂、寒热转化不定。标本之间密切联系，风、痰、瘀、火可因虚而生，诸邪又进一步影响阴血对筋脉的濡养。刘老师认为，患者脾虚，中焦失于运化，水谷不能化生气血，则气虚血少，阳弱阴亏；且后天脾土亏虚，运化不力，乏以濡养肝肾，肝肾即虚，进一步加重阴血虚少，筋脉、肢体失养，而形成颤证。对于本病的治疗，健脾补肾养肝应为基本大法，在此基础上，视标实之证的不同而酌情加入治标之药。刘老师常以黄芪、党参益气健脾，山萸肉、女贞子、何首乌补益肝肾，白芍养阴柔肝，天麻、钩藤、龟甲平肝潜阳息风。对症治疗方面，失眠者多以首乌藤、酸枣仁养心安神；便秘者以肉苁蓉补肾通便，火麻仁润肠通便，厚朴和枳实行气通便。而因天气、药食等因素，即随症给予相关治疗如化痰、淡渗清利之品等。

案 4：帕金森综合征——肝风上扰，痰热内蕴证案

本案患者中年男性，以肢体震颤 2 年多为主症，系统检查后诊断为帕金森综合征，西药无特殊治疗，中医辨证考虑为阴虚风动、风阳夹痰热上扰，治疗上标本兼顾，以滋阴清热、潜阳息风、化痰开窍为基本治法，随证调整取得一定疗效。

张某，男，53 岁。首诊日期：2017 年 7 月 13 日。

病史：2015 年 5 月发现左手不自主震颤，紧张时加重，以静止性震颤为主，后症状有所加重，遂于 2017 年 4 月到某三甲医院神经科住院，经系统检查后，诊断考虑为"帕金森综合征"，服用美多芭等后症状无减轻，出院后未再服用任何药物。左耳耳鸣病史 30 余年。

初诊症见：患者左手不自主震颤，左脚少许震颤，紧张时加重，以静止性震颤为主，颈腰部牵扯感、拘紧感，活动欠灵活，无头晕头痛，自觉记忆力下降，神疲乏力，时有口干，无口苦，时有痰，纳食、睡眠尚可，小便调，大便偏干结。舌暗红，苔稍黄腻，脉弦细。

对于本病诊疗，刘老师认为，此患者以肢体震颤为主症，西医考虑帕金森综合征，此病目前不能被治愈，尚无有效的预防措施阻止疾病的发生和进展；该患者年过五旬，综合其症舌脉，病在肝肾为主，病机以阴虚风动、风阳夹痰热上扰为主，治疗上拟标本兼顾，以滋阴清热、平肝息风、化痰开窍为法。处方：生地黄 15g，白芍 20g，生山萸肉 15g，女贞子 15g，杜仲 20g，天麻 15g，钩藤 20g，石菖蒲 15g，制远志 10g，五指毛桃 30g，虎杖 15g，厚朴 15g。7 剂，每日 1 剂，水煎服。

二诊（2017 年 7 月 27 日）：诉药后精神好转，自觉肢体震颤及颈腰部不适均有减轻，时有口干，畏风，睡眠稍差，易醒，大便偏干结，舌暗红，苔稍黄腻，脉弦细。守前治法，加强滋阴潜阳、清热除湿治疗。处方：生地黄 20g，生山萸肉 15g，女贞子 15g，杜仲 20g，白芍 20g，醋龟甲 20g（先煎），天麻 15g，钩藤 20g，胆南星 10g，制远志 10g，厚朴 20g，虎杖 15g。20 剂，每日 1 剂，水煎服。

三诊（2017 年 9 月 7 日）：患者左侧肢体震颤减轻，头颈肩背部牵扯不适或疼痛，活动后多减轻，睡眠改善，稍畏风，小便可，大便通调，舌暗红，苔稍黄腻，脉弦。二诊方去女贞子、白芍，加姜黄、羌活以祛

风除湿、活血止痛。处方：生地黄20g，生山萸肉15g，杜仲20g，醋龟甲20g（先煎），天麻15g，钩藤20g，制远志10g，厚朴20g，胆南星10g，虎杖15g，姜黄15g，羌活15g。20剂，每日1剂，水煎服。

四诊（2017年11月30日）：患者常服三诊方调治数月。现肢体拘紧或疼痛明显减缓，肢体轻度震颤，自觉精神疲倦乏力，稍畏风，纳可，时见口干，二便调。唇暗，舌暗红，苔白，脉弦细。考虑目前以脾肾气虚，风痰内动为主。拟益气健脾补肾，息风化痰通脉为法。处方：黄芪40g，生晒参10g，红景天12g，白芍20g，生山萸肉15g，杜仲20g，天麻15g，钩藤20g，制远志10g，厚朴20g，胆南星10g，姜黄15g。20剂，每日1剂，水煎服。

随访1年，病情稳定。

按语： 颤证病在筋脉，与肝、脾、肾等脏关系密切，常见病因有年老体虚、情志过极、房事不节、饮食所伤、劳逸失当等，或久病脏腑受损、气血亏虚、痰瘀内盛；导致气血阴精亏虚，不能濡养筋脉；或痰浊、瘀血壅阻经脉，或热甚动风，扰动筋脉，而致肢体拘急颤动。风为木气，与肝相应，通于肝，风性主动，风邪致病具有动摇不定的特征。《医学纲目·颤振》曰："颤，摇也。振，动也。风火相乘，动摇之象，比之瘛疭，其势为缓。"《素问·至真要大论》云："诸风掉眩，皆属于肝。"掉，即颤振之谓也。又曰："诸禁鼓栗，如丧神守，皆属于火。"鼓栗亦动摇之意也。此症多由风热相合，亦有风寒所中者，亦有风挟湿痰者，治各不同也。肝肾同源，肝木需肾水滋养方可疏泄条达、气血充沛、阴阳协调。故在此类表现为肝风上扰的病证中，刘老师除了以天麻、钩藤平肝息风治标，还注重从本源入手，以山萸肉、女贞子、生地黄、杜仲补益肝肾。肾水充足，滋水涵木，肝风得平。另外，患者时见有痰，舌苔偏黄腻，考虑痰热之象，故先后以胆南星、虎杖、石菖蒲、远志以清化痰热宁心。脾为生痰之源，痰热之形成，多责之于脾气虚，无力运化水湿，水湿不化则为痰，痰湿郁久则化热。故刘老师以五指毛桃、白术等药物健运脾气，以绝痰饮化生之源。后期当患者热象渐去，脾肾气虚、筋脉失养征象渐显时，遂改投大剂参、芪、红景天等，补益脾肾，固其根本而调治之。

案 5：老年性震颤——脾肾不足，肝风内动案

本案患者老年女性，肢体震颤多年，有类似家族史，西医考虑为老年性震颤，病情总体缓慢进展，动作性震颤影响生活，并有心脏疾患，中医辨证从"正虚风动"着眼，综合调理改善其临床症状。

杨某，女，66 岁。首诊日期：2017 年 11 月 23 日。

病史：患者于 20 余年前无明显诱因出现双上肢及下唇不自主震颤，以双手动作性为明显，紧张时尤甚，不规律在外院诊治，多考虑老年性震颤，症状缓慢加重，近 2 年症状对日常生活逐渐有影响，3 个月前开始服用多巴丝肼（每次 125mg，每日 3 次），症状未见明显好转；失眠时见，间中服安眠药。有类似肢体震颤家族情况。

初诊症见：患者双上肢及下唇不自主震颤，易疲倦，心慌心悸，五心烦热，口干口苦，纳、眠差，二便调，舌淡暗，苔薄黄，脉弦细。

对本病的诊治，刘老师认为，老年性震颤相对于帕金森病，进展较慢，部分患者病情加重对日常生活有影响，部分患者服用西药有效。此患者以双上肢及下唇不自主震颤为主症，中医诊断为颤证，综合其症舌脉，考虑以脾肾不足、肝风内动为主，治则以扶正固本为主、标本兼顾，以健脾补肾、平肝息风为法。处方：人参 10g，山药 20g，麦冬 15g，生山萸肉 15g，熟地黄 20g，女贞子 15g，天麻 15g，钩藤 15g，白芍 20g，大枣 10g，丹参 15g，炙甘草 15g。14 剂，每日 1 剂，水煎服。

二诊（2018 年 1 月 4 日）：患者双上肢、下唇不自主震颤减轻，仍心慌心悸，烦躁，夜眠差，难以入睡，睡后易醒，纳稍差，口苦，或有痰，腰痛，小便调，大便成形。舌暗红，苔白，脉弦细。辨证为脾肾不足、风痰上扰，治以健脾补肾、息风化痰。处方：黄芪 40g，党参 20g，生山萸肉 15g，麦冬 15g，杜仲 20g，牛膝 15g，醋龟甲 20g（先煎），白芍 20g，钩藤 20g，合欢花 10g，石菖蒲 10g，制远志 10g。28 剂，每日 1 剂，水煎服。中成药：益脑康胶囊，每次 3 粒，每日 3 次；益气养心安神口服液，每次 2 支，每晚 1 次。

三诊（2018 年 4 月 12 日）：病史同前，现已停用多巴丝肼，患者双上肢、下唇不自主震颤较前减轻，以右手症状改善明显，紧张、活动时症状稍有加重，偶觉心慌心悸，烦躁，夜眠差、腰痛减轻，口苦口干，

纳可，小便调，大便成形。舌肌纤颤，舌暗红，苔白，脉弦。辨证同前，加强补益肝肾、平肝息风。处方：黄芪40g，党参20g，生山萸肉15g，枸杞子15g，熟地黄20g，肉苁蓉20g，醋龟甲20g（先煎），天麻10g，钩藤20g，白芍20g，石菖蒲10g，制远志10g。30剂，每日1剂，水煎服。益气养心安神口服液续服。

随诊15个月，患者双上肢、下唇不自主震颤明显改善，精神可，纳、眠佳。

按语： 颤证类动摇性疾病，中医多责之于肝，肝阳亢奋，肝风内动，失去约束，而出现一系列症状。《素问·五运行大论》有云："气有余，则制己所胜而侮所不胜。"若肝旺太过，即克脾土，进而形成脾气亏虚的症状。本案中刘老师在平肝息风的同时，一直重视培土实脾，首诊时以人参、山药补气健脾，之后改用较大剂量的黄芪、党参大补脾气。平息肝风方面，天麻和钩藤为经典药对，而肝风的形成，多以肝肾阴虚的本虚为基础，进而发展为阴虚风动，故在平肝息风治标的同时，重视固本之养阴、补益肝肾之品。在本案中，白芍一药贯穿始终，以柔肝敛阴、平抑肝阳。

案6：特发性震颤——血虚风动案

本案患者为老年男性，以上肢震颤为主症，有家族史，西医考虑为特发性震颤，中医考虑为血虚风动，治以补血养血治其本，改善其临床症状。

廖某，男，63岁。首诊日期：2013年12月18日。

病史：特发性震颤病史4年余，以双上肢震颤为主，精神紧张时加重，逐渐影响日常生活。自述外院诊断曾考虑为帕金森病，服用抗震颤麻痹药物无效。双亲有可疑震颤病史。头颅MRI示：左侧额叶皮层下异常信号，考虑小缺血灶；甲状腺功能未见异常。

初诊症见：患者以双上肢震颤为主，精神紧张时加重，影响夹菜等动作，口干，饮水不多，时见头晕头痛，无肢体乏力，纳、眠尚可，二便调，舌淡，苔微黄，脉细弱。

对本病的诊疗，刘老师指出，患者以肢体震颤为主，有家族史，病情缓慢进展，综合其症舌脉，中医病机考虑为心肝血虚，血不养筋、血虚生风为主，治以扶正固本，养血补血、滋阴息风为法，以期改善其部分临床症状。处方：熟地黄15g，白芍20g，川芎15g，当归10g，醋龟甲20g（先煎），牡蛎30g（先煎），天麻15g，钩藤20g，生山萸肉15g，女贞子15g，合欢皮25g，炙甘草10g。14剂，每日1剂，水煎服。中成药：益脑康胶囊，每次3粒，每日3次。

二诊（2014年1月8日）：服药后双上肢震颤减轻，无明显头晕头痛，口干减轻，胃纳可，夜眠差，易醒，二便调，唇暗，舌淡，苔薄白，脉细弱。上方适当调整，加黄芪以补气生血行血、首乌藤以养血安神。方药：黄芪45g，熟地黄30g，白芍30g，川芎15g，当归10g，醋龟甲20g（先煎），牡蛎30g（先煎），天麻15g，钩藤25g，生山萸肉15g，首乌藤30g，甘草5g。20剂，每日1剂，水煎服。益脑康胶囊续服。

三诊（2014年2月12日）：春节后患者高兴来诊，诉夹菜等日常动作有明显改善，睡眠好转，一般情况可，二便调，舌脉同前。守二诊方，适当减轻药量，维持治疗。处方：黄芪45g，熟地黄20g，白芍30g，川芎15g，当归10g，醋龟甲15g（先煎），牡蛎30g（先煎），天麻15g，钩藤15g，生山萸肉15g，首乌藤20g，大枣10g。28剂，每日1剂，水煎服。

随访2年，坚持中药治疗，病情基本稳定。

按语： 王肯堂在《证治准绳·颤振》中指出："此病壮年鲜有，中年以后乃有之，老年尤多。夫老年阴血不足，少水不能制盛火，极为难治。"《通俗伤寒论·六经方药》中记载："血虚生风，非真风也。实因血不养筋，筋脉拘挛，伸缩不能自如。"肝藏血，主筋膜，其华在爪，若血液充盈，则能完成其濡润滋养的生理功能，若血虚，则肝失所藏，肝血不足，无以养筋，另外，血属阴，肝失所养，阴阳失调，肝风内生，故出现手足震颤之症。在本案中，刘老师以四物汤为基础，养血补血、扶正固本，以龟甲、牡蛎、山萸肉滋阴潜阳息风，天麻、钩藤平抑肝阳息风。患者症状在精神紧张时加重，故予合欢皮、首乌藤宁心安神定志。颤证多为慢性疾病，治疗当不求速效，用药以平为期，徐徐图之，方可逐渐达到脏腑气血充裕、阴阳平衡，从而减轻患者症状目的。

案 7：局灶型肌张力障碍——气血不足案

本案患者为中年女性，以头部不自主转动或口周抽动不适为主症，西医诊断考虑局灶型肌张力障碍，中医辨证为肝脾气血不足，以健脾益气、补血养肝为法，减缓临床症状，改善患者生活质量。

曹某，女，54 岁。首诊日期：2013 年 11 月 14 日。

病史：患者约 6 年前开始出现头部不自主转动或口周抽动不适，3 年前在某综合三甲医院专科诊治，考虑为"局灶型肌张力障碍"，予服用氟哌啶醇等西药治疗，症状缓解不明显，病情反复，逐渐加重。

初诊症见：患者时有头部不自主震颤，口周不自主抽动，颈项牵扯不适，易汗出，口干饮不多，胃纳稍差，夜眠差，大便不调，舌淡暗，苔白，脉细弱。

对于本病的诊治，刘老师认为，患者头部不自主转动、口周抽动不适，四诊合参，诊断为"颤病"；患者年过五旬，结合症舌脉，病位在肝、脾，以气血不足为主，以扶正固本为治则，健脾益气、补血养肝为法。处方：黄芪 45g，党参 20g，当归 15g，熟地黄 20g，制何首乌 15g，白芍 20g，生山萸肉 15g，女贞子 15g，茯神 15g，浮小麦 30g，柴胡 15g，丹参 15g。7 剂，每日 1 剂，水煎服。中成药：养心安神口服液，每次 1 支，每日 3 次。

二诊（2013 年 11 月 28 日）：现患者仍时有头部不自主向右转动，口周不自主抽动，颈项不适减轻，汗出减少，口不干，胃纳可，夜眠差，小便多，大便溏，舌淡暗，苔白，脉浮细。辨证仍为肝脾气血不足，加强补益中焦脾胃；上方去熟地黄、女贞子、浮小麦、柴胡，加山药、芡实以增加健脾补气之效，煅牡蛎以重镇安神，泽泻以清热利尿。处方：黄芪 45g，党参 20g，山药 20g，芡实 15g，当归 15g，制何首乌 15g，白芍 20g，生山萸肉 15g，茯神 15g，丹参 15g，煅牡蛎 30g（先煎），泽泻 15g。14 剂，每日 1 剂，水煎服。

三诊（2013 年 12 月 19 日）：头部不自主向右侧转动、口周不自主抽动稍减轻，易汗出不明显，口稍干，胃口好转，睡眠改善，小便调，大便稍溏。舌淡暗，苔白，脉弦细。考虑为气血不足、肝风夹痰，治以健脾益气养血、息风化痰为主。处方：黄芪 45g，党参 20g，山药 20g，菟丝子 15g，当归 15g，川芎 10g，白芍 15g，天麻 15g，钩藤 20g，石菖蒲 15g，制远志 10g，大枣 10g。7 剂，每日 1 剂，水煎服。

随访 6 个月，患者规律服药，病情未见加重。

按语：脾主肌肉、四肢，为气血阴阳化生之源。肾精的充养、肝筋的滋润、肌肉的温煦，均依靠脾之健运、化生之气血阴阳的源源供给。气血为人体脏腑、经络等一切组织器官进行生理活动的物质基础，是维持人体生命活动的重要物质。气为阳，血为阴，阴阳互根，气血相互滋生、相互依存。《素问·调经论》云："血气不和，百病乃变化而生。"另外，气血之病的辨证，除了从虚实着眼，还应辨其发病脏腑。脾失健运、气血生化乏源，肝血不足即虚风内动、筋脉失养而见头颈转动或口周抽动不适等。《医宗己任编·颤振》强调气血亏虚是本病的重要原因，并创造大补气血法治疗颤振。因此，对于此证患者，刘老师惯用黄芪、党参、山药等药物补气健脾，当归、熟地黄、制何首乌、白芍、柴胡、丹参等补血养肝。本病一般病史较长，且气血因素致病的症状表现具有多样性。气虚则行血功能下降，易生瘀血。脾气虚则固摄无权，可见汗多、小便多、大便溏等症。气血不足，心神失养，而致失眠。因此，在扶正固本同时，可根据伴随症状和兼证的不同，随证加入活血、收敛固摄、养心安神、息风、涤痰等药物。

二十九、拘证案

拘证，是指以肢体僵硬强直、关节屈伸不利、筋脉牵强不伸为主要特征的一组病证。在古籍里关于"拘证"详细的论述较少，部分学者把帕金森病以肌强直为主者归属中医之拘证（病）范畴，临床可见于帕金森病、帕金森综合征、脑血管病后遗症等症见肢体肌肉筋脉拘紧、屈伸不利为主者。刘老师认为，无论中医西医，总应跟随时代的发展，对病证不断认识，自我革新和进步。对拘证的临床辨识，对提高临床疗效起到重要的导向作用。从临床看，拘证多属帕金森病，据其发病特点，多属脏腑正气亏虚，部分兼夹肝风、痰瘀等，临床辨证论治，针对不同患者情况，进行个体化的中医药辨治。

案 1：多系统萎缩——脾肾不足案

本案为多系统萎缩患者，以行动迟缓、四肢拘紧乏力为主要表现，病程较长，并呈进行性加重。本案辨证属脾肾不足、气血亏虚证，以健脾益肾、益气养血之法治之，改善部分临床症状。

邓某，女，54岁。首诊日期：2016年6月22日。

病史：患者因"进行性行动迟缓、肢体拘紧2年余"就诊，患者2014年初开始逐渐出现行动迟缓，四肢拘紧乏力，起床翻身等动作缓慢，行走慢，摆臂减少。2016年4月在我院神经科住院，诊断为多系统萎缩、腰骶神经根损害。

初诊症见：行动迟缓，四肢拘紧乏力，起床翻身等动作缓慢，行走慢，摆臂减少，无肌萎缩及震颤，肢体怕冷，表情呆板，汗多，口干，纳、寐一般，尿频无力，大便硬结，舌暗红，苔薄白，脉细。血压89/43mmHg。

对于本病的诊疗，刘老师认为，此患者临床诊断为多系统萎缩，其主要病证为肢体拘紧、动作迟缓，属中医"拘证"范畴。从其肢体不适及多汗畏寒、二便异常等来看，均可归咎于正气对机体的固摄、温煦、推动作用减弱，以致枢机不利，发为诸症。治当从本，以"虚则补之"为则，以健脾益气养血，益肝肾强筋脉为法。处方：黄芪45g，党参30g，熟地黄20g，当归10g，白芍20g，女贞子15g，生山萸肉20g，五加皮10g，天麻15g，宽筋藤20g，肉苁蓉30g，厚朴20g。7剂，每日1剂，水煎服。

二诊（2016年7月6日）：自觉近期症状稍加重，精神不振，面色少华，头晕，眼睑稍肿，声低气弱，时有呛咳，畏寒，腰以下冷，腰腿乏力，行走不能，双上肢活动缓慢，口干，胃纳一般，小便浊，大便2～3日1行，舌淡暗胖，苔黄，脉细。患者证如前，治疗上守前法，并佐以润肠通便。处方：黄芪50g，党参30g，熟地黄20g，当归15g，生山萸肉20g，天麻15g，肉苁蓉30g，厚朴20g，火麻仁30g，陈皮10g，巴戟天15g，枸杞子15g。14剂，每日1剂，水煎服。

三诊（2016年7月27日）：病史同前，面色少华，头晕减轻，肢体乏力及动作缓慢亦有改善，自诉或时见形体胃寒不适，胃纳一般，小便难解，大便尚可，2～3日1行。舌淡暗胖，苔黄，脉细弱。患者形寒肢冷，肾阳虚衰，二诊处方去熟地黄、枸杞子，加补骨脂、淫羊藿增加温补命门真火。处方：黄芪50g，党参30g，生山萸肉20g，天麻15g，肉苁蓉30g，厚朴20g，火麻仁30g，陈皮10g，巴戟天15g，补骨脂15g，淫羊藿15g，当归15g。14剂，每日1剂，水煎服。

以三诊方维持，服用2个月，部分症状改善。

按语：《杂症会心录·痉证》曰："拘挛属肝，肝主身之筋叶。古书有风寒湿热血虚之不同，然总不外亡血，筋无荣养，则尽之矣。盖阴血受伤则血燥，血燥则筋失所养，为拘为挛，势所必至。又何待风、寒、湿、热相袭耶？且精血不亏，虽有邪干，亦决无筋脉拘急之病。而病至坚强，其枯可知，治此者，必以气血为主。若有微邪，亦不必治邪，气血复而血脉行，邪自不能留，何足虑哉？"指出了拘证形成，虽然有风、寒、湿、热等外邪入侵的致病因素，但其根本原因在于本虚——精血亏虚，而气血互为根本、互根互用，气能生血，血的化生有赖于脏腑之气的推动和激发，故治疗上当以调养气血为主，气血充足，自然邪不可留，筋脉肢体得以濡养、活动自如。结合患者肢体怕冷、声低气弱、汗多、尿频无力等症状较突出，均为阳气不足、气虚不摄的表现。对于气血不足所致的一系列病证，刘老师多以黄芪、党参、熟地黄、当归补益气血，并且重用黄芪益气健脾，脾气健运方可更好地发挥其他药物的功用。此外，肾精能化血，患者天癸已竭，肾精及肾气日渐亏虚，化生和鼓动气血的功能日渐衰退，故在诊疗中先后加入了女贞子、山萸肉、巴戟天、补骨脂、淫羊藿等补肾填精、温补肾阳之品。在补虚的基础上，再酌情加入柔筋、舒筋、强筋骨、通便之品，正是刘老师一贯的"标本兼治"思想的体现。

案2：帕金森叠加综合征——气血不足，肝肾两虚案

本案老年女性，以进展性肢体拘紧、动作迟缓、行动不便为主症，西医诊断为帕金森叠加综合征，服用西药效果不好；中医辨为正虚为本，肝肾气血亏虚，治以益气养血、调补肝肾为法，收获良佳。

陈某，女，75岁。首诊日期：2013年10月9日。

病史：患者以"动作迟缓、易跌跤2年，行走困难半年"来诊，兼

见言语不清、饮水呛咳、尿失禁、便秘，查：面具脸，肌张力增高，体位性血压低。外院诊断为帕金森叠加综合征，一直服用美多芭 0.25g，每日 3 次等药物，效果不好。有胸椎压缩性骨折融合术 + 椎体成形术史。

初诊症见：肢体拘紧不舒，日常动作缓慢，明显影响生活，无肢体震颤，面部拘紧，言语不清，饮食呛咳，白日精神疲倦，夜间睡眠差，胃口不好，时见腹胀，大便干结，小便或失禁，舌暗苔薄白，脉细。

对于本病的诊治，刘老师指出，患者症状较多，以肢体及脏腑功能衰退为主，病属"拘证"，综合辨证、四诊合参，其病机以脏腑气血不足为主，责在肝脾肾，兼见痰瘀阻络之征，病及肢体经络，治宜益气养血、培补肝肾为主，佐以涤痰活血通络。处方：黄芪 45g，党参 20g，肉苁蓉 30g，厚朴 20g，熟地黄 30g，盐山萸肉 15g，制何首乌 15g，石菖蒲 15g，胆南星 10g，川芎 15g，丹参 15g，天麻 15g。7 剂，每日 1 剂，水煎服。中成药：复方北芪口服液，每次 1 支，每日 3 次；通腑醒神胶囊，每次 3 ～ 4 粒，每晚 1 次。

二诊（2013 年 10 月 16 日）：服药后肢体拘紧稍好，时见肢体或疼痛，睡眠差，大便溏，余症及舌脉同前。辨证同前，上方去丹参、胆南星，加白术 15g，以健脾补气、厚实中土，加制远志 10g，安神定志，14 剂，每日 1 剂，水煎服；中成药：复方北芪口服液续服。

三诊（2013 年 11 月 13 日）：精神明显好转，胃口转佳，肢体拘紧不舒有改善，肢体疼痛减缓，大便 2 ～ 3 日 1 行，小便失禁有减轻，睡眠不好，舌暗淡苔薄白，脉弦细。二诊方去石菖蒲、盐山萸肉、制何首乌，加首乌藤 15g，酸枣仁 20g，当归 15g，以增强补养肝血、宁心安神之效，14 剂，每日 1 剂，水煎服。

四诊（2014 年 1 月 8 日）：患者睡眠好转，胃口尚可，肢体拘紧有明显改善，在家能部分完成照顾自我行动，饮食呛咳情况好转，大便或难解，舌暗淡，苔白，脉弦细。患者睡眠明显改善，三诊方去首乌藤、酸枣仁，加石菖蒲 15g，法半夏 15g，以涤痰燥湿，减熟地黄为 15g，以防太多滋腻，阻碍腑气通畅，14 剂，每日 1 剂，水煎服。

后随访数月，患者精神尚可，纳食、睡眠尚佳，可在家属扶持下短距离缓慢行走，部分自我照料。

按语：帕金森叠加综合征属临床进展性疑难病症，迄今尚无根治方法，抗震颤麻痹等治疗对大多数患者无明显效果。本例患者临床表现以运动障碍为主，属中医学"拘证"范畴，病机总属肝脾肾诸脏亏虚，肾虚则水不涵木，而成肝肾阴虚，肝主筋，肾主骨，肝肾阴虚必致筋骨失养；脾虚则生化无源，气血两虚，亦使筋脉失于荣养，再者脾虚运化水液无权，聚湿生痰，抑或阴虚火旺，炼液成痰，痰湿阻络加之气虚无力推动，必致血瘀。本病特点是本虚标实，又以本虚为主，肝脾肾虚、筋脉失于濡润，兼见标实之痰瘀阻滞肢体筋脉气血之运行，故见肢体拘紧不舒诸候。治疗上益气血、补肝肾贯穿治疗全程，扶正固本是治疗关键，益气血选用黄芪、党参、熟地黄、当归等，补肾选用盐山茱萸、制何首乌、肉苁蓉；其次，重视涤痰活血的应用，方中用厚朴、石菖蒲、天麻、胆南星涤痰，川芎、丹参活血通络，本病用药疗程较长，日久坚持服药可见一定疗效。

三十、麻木案

麻木是由于外受风寒湿热诸邪或内生痰瘀之邪，或气血阴阳亏虚，导致气血运行不畅，皮肉筋脉不能充养，引起局部或周身肌肤失去知觉，或发麻有如虫行，甚至全然不知痛痒的一类疾患。麻木多见于四肢、指（趾）端及头面部。麻木病症可单独存在，如各种周围神经病，或继发于其他疾病的起病或后遗症状。故麻木的证候诊断后，尚须进一步追查引发麻木的疾病，以期进一步从本论治。麻木病因不同，预后各异，必要时需要病证结合综合治疗。刘老师认为，麻木是人体气血经络之病变，临床以各种病因导致脏腑气血阴阳虚损，以气虚失运及血虚不荣多见；麻木既是某些严重脑病之先兆，又可演变成其他坏症，故当注意临床应变之策。治疗麻木前，须先弄清引起麻木的原发疾病，应做必要的检查，不可草率处理。在临床上根据不同情况，采取相应措施灵活应变。对于麻木的治疗，针对引起麻木的原发疾病的综合治疗，对改善患者预后至关重要。

案1：脊髓炎后遗症——肝脾肾虚，脉络瘀阻案

本案为脊髓炎恢复期患者，病程缠绵，以四肢麻木为主要表现。病机关键在于肝脾肾亏虚，气血失调，痰瘀为患，脉络瘀阻。故而益气健

脾、补益肝肾、化痰活血通络贯穿始终。

吴某，女，51岁。首诊日期：2012年10月24日。

病史：患者2011年10月，因"四肢麻木乏力"至外院就诊，诊断为"急性脊髓炎"，经治疗后四肢乏力缓解，但仍遗留四肢远端麻木，胸腹部束带感，可缓慢行走，平素生活可自理。来诊前1周，患者出现鼻塞、流涕、咽部不适等感冒症状，自觉四肢麻木症状较前加重，自服感冒药后感冒相关症状缓解，但四肢麻木症状稍明显，遂来诊。

初诊症见：神清，精神可，胸腹部束带感，四肢远端麻木，下肢时有发凉感、乏力感，双下肢拘紧不适，行走缓慢，口干，纳、眠尚可，二便调，舌暗红，边有瘀斑，苔黄腻，脉细弱。

对于本病的诊疗，刘老师认为，患者既往患有脊髓炎，属中医痿证范畴，但经治疗后肢体乏力基本缓解，遗留肢体麻木不适；来诊前患者复感出现麻木之证加重，为外邪入侵肢体筋脉、痹阻气血运行之故；现经服药祛邪外出，仍见麻木不适。综合病史、四诊合参，当诊断为"麻木"，病机为肝肾之气血阴阳不足为本，并有外邪痹阻经络之标，辨证为肝脾肾虚、脉络瘀阻，治以益气健脾、补益肝肾、活血通络。处方：黄芪40g，五指毛桃30g，川芎10g，白芍15g，熟地黄15g，威灵仙10g，肉苁蓉20g，狗脊15g，补骨脂10g，牡丹皮15g，防风10g，肿节风20g。14剂，每日1剂，水煎服。中成药：复方北芪口服液，每次1支，每日3次。

二诊（2012年11月14日）：服上药后腻苔渐退，口干较前好转，仍有胸腹部束带感，四肢远端麻木，眠差，多梦易醒，小便调，大便偏硬，舌暗红，边有瘀，苔薄黄，脉细弱。考虑患者温补后出现多梦易醒、大便偏硬等化火之象，上方去川芎、狗脊、补骨脂、防风等温燥之品，易生山萸肉、女贞子、太子参滋阴补肝肾之品，予加秦艽祛风、润肠通便。处方：黄芪40g，太子参20g，五指毛桃30g，白芍15g，熟地黄15g，山萸肉15g，女贞子15g，肉苁蓉20g，威灵仙10g，秦艽15g，牡丹皮15g，肿节风20g。14剂，每日1剂，水煎服。

三诊（2012年12月5日）：服上药后症状基本同前，仍睡眠较差，多梦易醒，大便干、硬，舌暗红，边有瘀斑，苔薄白，脉细弱。考虑气阴不足、虚热内蕴，治法予以调整为益气健脾、滋阴补肾为主，兼以活血通络。处方：黄芪40g，太子参15g，五指毛桃30g，生地黄30g，醋鳖甲20g（先煎），生山萸肉15g，白芍15g，肉苁蓉20g，女贞子15g，虎杖20g，牡丹皮15g，秦艽15g。14剂，每日1剂，水煎服。

四诊（2013年1月9日）：服药后大便渐畅，睡眠较前好转，但仍多梦易醒，余症基本同前。舌暗红，边有瘀，苔薄白，脉细。前法已效，微调以加强通络之力，三诊方去五指毛桃、秦艽，予加肿节风15g，络石藤15g加强通络之功。14剂，每日1剂，水煎服。

五诊（2013年3月6日）：仍四肢麻木，胸腹部束带感，乏力感较前加重，口干，大便溏，舌红，苔薄黄，脉细滑。考虑目前肝肾不足、气阴两虚，兼见脉络瘀阻；故治疗以益气养阴，滋补肝肾，活血通络为主。处方：黄芪45g，太子参20g，生山萸肉15g，丹参15g，五加皮10g，白芍15g，女贞子15g，郁金15g，五指毛桃30g，威灵仙10g，肿节风15g，徐长卿15g。21剂，每日1剂，水煎服。

六诊（2013年4月17日）：四肢远端麻木较前好转，仍有胸腹部束带感，双下肢拘紧乏力感，易抽筋，口干，纳、眠尚可，小便调，大便溏，舌暗红，边有瘀斑，苔薄黄，脉弦细。考虑气阴不足、湿邪阻滞，予益气养阴、除湿通络。处方：黄芪45g，太子参20g，生山萸肉15g，郁金15g，生地黄15g，白芍20g，豨莶草15g，木瓜15g，地龙10g，威灵仙10g，肿节风20g，徐长卿20g。14剂，每日1剂，水煎服。

该患者以六诊方为基础连服半年，双下肢麻木、胸腹部束带感等不适基本缓解。

按语：本病多属本虚标实之证，治疗上以补虚培补为要，兼祛瘀化痰通络等。久病患者，多合并下肢屈曲拘挛，体瘦肤干，表现为阴精亏损、肝肾亏虚、髓枯肢痿，正如《医宗必读·痿》："阳明虚则血气少，不能润养宗筋，故弛纵；宗筋纵则带脉不能收引，故足痿不用。"《儒门事亲·指风痹痿厥近世差玄说》有云："痿之为状……由肾水不能胜心火……肾主两足，故骨髓衰竭，由使内太过而致然。"故治疗上必须健脾气、滋肾柔肝、强壮筋骨。临床上常选用黄芪、党参、太子参、熟地黄、当归、鸡血藤、白芍、杜仲、龟甲胶、山萸肉、菟丝子等，而无论何证，皆可因邪壅经脉，影响气血运行致瘀血内停，或日久气血运行不畅，瘀阻经脉而加重肢体萎缩，此时临床可酌情选用毛冬青、王不留行、红花、丹参、蜈蚣、全蝎等活血祛瘀通络之药物。刘老师认为，本例患者的病机关键在于肝脾肾虚、气血不足，痰瘀为患，脉络瘀阻，故在治疗上，即予以健脾气、益肝肾、通经络贯穿始终。

案 2：三叉神经瘤——痰瘀夹热案

本案患者右侧面部麻木日久，病程固定，结合四诊，辨为无形之痰与有形之瘀所致，病机为痰瘀阻络，治以化痰通络为主，故得效。

黄某，女，33 岁。首诊日期：2014 年 1 月 23 日。

患者因"右侧面部麻木 7 个月余"就诊，伴右侧耳部疼痛，症状基本呈持续存在，病情总体有所加重，外院颅脑 MR 示：右侧三叉神经半月节水平结节状增粗，大小约 15mm×21mm，考虑三叉神经瘤可能性大。

初诊症见：右侧面部麻木持续，木甚于麻，伴耳部胀闷疼痛不适，影响日常生活或睡眠，无明显扳机点；口唇淡紫暗，无肢体麻木乏力、言语不利及头晕头痛，稍口干喜饮，二便通调，睡眠尚可，月经规律、色暗红量略少，舌暗红，苔薄黄腻，脉细滑。

对本病的诊疗，刘老师认为，此患者痛处不定，嘴唇紫暗，结合舌苔及脉象，考虑为痰瘀为病。痰、瘀均是病理产物，痰瘀既成，又常交结，留于经络肌肤，阻遏气血，荣卫涩滞，可致麻木日久不愈。湿瘀郁遏经气运行，其常重着不移；若郁久化热，化为痰热湿火，则麻木常有异常灼热疼痛之感。四诊合参，辨证为痰瘀夹热、痹阻经络，治以化痰活血通络，佐以养阴清热。处方：茯苓 15g，法半夏 10g，胆南星 10g，川芎 10g，丹参 15g，肿节风 15g，猫爪草 15g，七叶一枝花 10g，夏枯草 15g，太子参 15g，北沙参 20g，甘草 5g。7 剂，每日 1 剂，水煎服。中成药：西黄胶囊，每次 4 粒，每日 2 次，以清热解毒、散结止痛。

二诊（2014 年 2 月 12 日）：服药后面部麻木改善，疼痛减轻，无头晕头痛，无口干，二便调，舌尖红，苔薄黄腻，脉细滑。效不更法，续以化痰通络为主，结合患者舌尖红等，加强清热之力。上方调整如下：茯苓 15g，法半夏 10g，肿节风 15g，七叶一枝花 10g，夏枯草 15g，太子参 15g，北沙参 20g，石上柏 20g，浙贝母 20g，赤芍 15g，牡丹皮 15g，甘草 5g。14 剂，每日 1 剂，水煎服。西黄胶囊续用。

三诊（2014年3月5日）：患者诉服药后面部麻木及疼痛明显减缓，已基本不影响生活，口干，喜饮不明显，月经色红、量可，胃口稍欠佳，二便调，舌淡红，苔薄黄，脉细滑。辨证如前，仍以化痰通络为主，适当减轻寒凉之品，并兼顾健脾胃。处方：茯苓15g，法半夏10g，陈皮10g，石菖蒲15g，黄芪30g，白术15g，地龙10g，天麻15g，丹参15g，赤芍15g，牡丹皮15g，甘草5g。14剂，每日1剂，水煎服。益脑安胶囊，每次3粒，每日3次。

患者服上药后，未见麻木、疼痛发作。

按语：刘老师认为，该患者病程半年以上，辨证为痰瘀交阻，胶固沉着，故麻木固定一处，尤以木感甚于麻感，诚如丹溪云"木是湿痰死血"，甚则木然不知痛痒。血瘀痰阻，气郁难行，经脉涩滞，故患处可有郁胀疼痛之感。气血不畅、痰瘀夹热，故见唇舌暗滞、月经暗红量少等症。根据其局部麻木、疼痛特点，结合患者苔腻、脉滑，应为合并无形之痰，总属痰瘀夹热、闭阻经络之证。刘老师认为，从古人之说"怪病多痰""怪病责之于痰"来看，"无形之痰（内痰）"是一种病因病机之推断。在多年的临床工作中，他认为对于疑难脑病如中风、呆病、痫病等，重视"无形之痰（内痰）"论治是符合临床客观实际的。在临床上，常用治脑病之痰药有法半夏、制胆星、陈皮、茯苓、天竺黄、远志、竹茹、石菖蒲、海藻等，并且认为致疑难脑病之"无形之痰"多与风、瘀等兼夹为病，故治疗时祛痰药常与息风通络、活血祛瘀之品合用，如天麻、蒺藜、全蝎、蜈蚣、地龙、水蛭、当归、川芎、丹参等。

案3：多发性硬化——脾肾不足，寒湿阻络案

本案患者中年女性，以肢体麻木、大便障碍及视力异常为主症，诊断为多发性硬化，复发后疗效不佳，中医考虑为脾肾亏虚、寒湿阻络，治以标本兼顾，获得疗效。

李某，女，47岁。首诊日期：1996年4月9日。

病史：患者以"肢体麻木、大便困难4个月，再发伴视力障碍2个月"来诊，1995年12月患者始觉胸部以下麻木、乏力，行走不便，大便困难，外院诊为"多发性硬化"，经激素等规范治疗后症状缓解；1996年2月初，又出现右上肢麻木、视力减退、便秘，考虑多发性硬化再发，

经西医治疗后，症状稍好，见痛性强直性肌痉挛发作，患者要求中医治疗。

初诊症见：神疲乏力，反应迟钝，视力减退，双下肢、右上肢麻木或冷痛，或时见肢体抽搐牵扯疼痛，胸以下感觉减退，腰膝酸软，纳差，失眠，便结，舌质暗红、苔白，脉弦细。

对于本病的诊治，刘老师分析，患者以肢体麻木为主症，病情反复，并见肢体抽搐冷痛等症，结合病史、四诊，其病在肝脾肾虚为本，并见寒湿之标，治以补益肝肾、健脾益气、祛湿散寒、活血止痛为法。处方以独活寄生汤加减：独活12g，桑寄生12g，黄芪45g，细辛5g，淫羊藿12g，杜仲18g，穿山甲15g，怀牛膝18g，秦艽18g，土鳖虫9g，何首乌30g，甘草6g。7剂，每日1剂，水煎服。

二诊（1996年4月16日）：肢体抽搐冷痛未发作，双下肢、右上肢麻木、乏力，腰膝酸软，纳差，视力减退，失眠，便结，舌质淡红苔白，脉弦细。寒湿已退，以肝肾亏虚，气血虚弱，痰瘀流窜经络为主证，治以扶正为主。处方：黄芪45g，党参30g，白芍18g，丹参20g，怀牛膝18g，何首乌30g，当归9g，鸡血藤30g，益母草30g，秦艽18g，土鳖虫9g，桂枝6g。14剂，每日1剂，水煎服。

三诊（1996年4月30日）：近无肢体冷痛抽搐，右上肢偶有麻木，乏力大减，双下肢仍麻木、少力，可缓慢行走，无疼痛，睡眠可，纳食增加，二便调，舌质淡红、苔白，脉弦细。久病必虚，久病入络，在益气养血基础上，加用虫类药搜络剔邪，驱逐经络顽痰死血。三诊方去益母草、秦艽、丹参，加白花蛇15g，全蝎6g，7剂，每日1剂，水煎服。

四诊（1996年5月14日）：右上肢麻木、乏力症状不明显，唯感双下肢稍麻木，行走可，饮食、睡眠、二便均正常，舌淡红、苔薄白，脉细弱。现以肝肾虚损，气血不足为主，久病缓图，以下方为基本方，共为细末，炼蜜为丸，每丸9g，早晚各服1丸。处方：黄芪45g，党参20g，补骨脂15g，怀牛膝18g，何首乌30g，当归9g，桑寄生12g，鸡血藤30g，杜仲18g，土鳖虫9g，白花蛇15g，全蝎6g，白芍18g，菟丝子15g，穿山甲15g，甘草6g。

该患者以上药连服半年，恢复良好。随访2年，唯觉双下肢稍麻木，不影响行走等日常，余症未再复发。

按语： 多发性硬化，现代医学尚无法根治，主要是遏制病情进展，减少复发，减轻神经功能障碍所带来的痛苦。该患者临床以麻木为主症，故中医诊断考虑为"麻木"，病机多为肝脾肾亏虚，夹有湿热、血瘀、风痰、痰湿等邪。此病在西医没有新的治疗方法突破前，临床应注重以下几个方面：综合性探索，开拓思维，不局限于一种病因、一种机理、一方一法之治疗，应多因素多渠道进行探索治疗；大补脾肾，肾为先天之本，肾主骨、生髓，脑为髓海，肾与神经、免疫等密切相关；脾为后天之本，主肌肉、四肢，亦与免疫、抗病毒能力有关；使用虫类、动物类药物，如全蝎、蜈蚣、乌梢蛇、鹿茸、阿胶、鹿角胶、龟甲胶、紫河车之类；联合应用针灸、按摩、外洗等疗法。该患者的治疗亦遵此原则，以补益肝肾，健脾为主，兼祛瘀化痰，通络止痛而取效。